面向人民健康
提升健康素养

相约健康百科丛书

面向人民健康
提升健康素养

相约健康百科丛书

口腔健康系列

儿童口腔保健

主编 周学东 邹静

人民卫生出版社
·北京·

丛书专家指导委员会

丛书工作委员会

本书编委会

主　编　周学东　邹　静

副主编　汪　俊　周陈晨　舒　睿

编　者　（按姓氏笔画排序）

王　瑞　吉林大学口腔医院
王媛媛　北京大学口腔医院
尹　伟　四川大学华西口腔医院
刘　飞　西安交通大学口腔医院
刘月华　上海市口腔医院
孙志达　南京医科大学附属口腔医院
杜　芹　电子科技大学附属四川省人民医院
李艳红　昆明医科大学附属口腔医院
吴礼安　空军军医大学第三附属医院
吴志芳　浙江大学医学院附属口腔医院
邹　静　四川大学华西口腔医院
汪　俊　上海交通大学医学院附属第九人民医院
张　琼　四川大学华西口腔医院
张红梅　重庆医科大学附属口腔医院
范志朋　首都医科大学附属北京口腔医院
周　青　中国医科大学附属口腔医院
周陈晨　四川大学华西口腔医院
周学东　四川大学华西口腔医院
赵　玮　中山大学附属口腔医院
袁国华　武汉大学口腔医院
葛少华　山东大学口腔医院
蒋备战　同济大学附属口腔医院
程　磊　四川大学华西口腔医院
舒　睿　四川大学华西口腔医院
潘　爽　哈尔滨医科大学附属第一医院

学术秘书　张　琼　四川大学华西口腔医院

陈竺院士
说健康

总　序

人民健康是现代化最重要的指标之一，也是人民幸福生活的基础。党的二十大报告明确到 2035 年建成健康中国。社会各界，尤其是全国医疗卫生工作者，要坚持以人民为中心的发展思想，把保障人民健康放在优先发展的战略位置，加快推进健康中国建设，全方位全周期保障人民健康，为实现“两个一百年”奋斗目标、实现中华民族伟大复兴的中国梦打下坚实的健康基础，为共建人类卫生健康共同体作出应有的贡献。

为助力健康中国建设，提升人民健康素养，人民卫生出版社（以下简称“人卫社”）联合相关学（协）会、平台、媒体共同策划，整合各方优势、创新传播途径，打造高质量的纸数融合立体化传播健康知识普及出版物《相约健康百科丛书》（以下简称“丛书”）。丛书通过图书、新媒体、互联网平台等全媒体，努力为人民群众提供全生命周期的健康知识服务。在深入了解丛书的策划方案、组织管理和工作安排后，我欣然接受了邀请，担任丛书专家指导委员会主任委员，主要基于以下考虑。

建设健康中国，人人享有健康。党的十八大以来，以习近平同志为核心的党中央一直高度重视、持续推动健康中国建设。2016 年党中央、国务院印发的《“健康中国 2030”规划纲要》指出，推进健康中国建设，是全面建成小康社会、基本实现社会主义现代化的重要基础，是全面提升中华民族健康素质、实现人民健康与经济社会协调发展的国家战略。健康中国的主题是“共建共享、全民健康”，共建共享是基本路径，全民健康是根本目的。人人参与、人人尽力、人人享有，实现全民健康，需要全社会共同努力。党的二十大对新时代新征程上推进健康中国建设作出新的战略部署，赋予了新的任务使命，提出“把保障人民健康放在优先发展的战略位置，完善人民健康促进政策”。丛书建设抓住了健康中国建设的核心要义。

提升健康素养，需要终身学习。健康素养是人的一种能力：它能够帮助个人获取和理解基本的健康信息和服务，并能运用其作出正确的判断和决定，以维持并促进自己的健康。2008 年 1 月，卫生部发布《中国公民健康素养——基本知识与技能（试行）》，首次以政府文件的形式界定了居民健康素养，我很高兴签发了这份文件。此后，我持续关注该工作的进展和成效。经过多年的不懈努力，我国健康素养促进工作蓬勃发展，居民健康素养水平从 2009 年的 6.48% 上升至 2021 年的 25.4%，人民健康状况和基本医疗卫生服务的公平性、可及性持续改善，主要健康指标居于中高收入国家前列，为以中国式现代化全面推进中华民族伟大复兴奠定了坚实的健康基础。健康素养需要持续地学习和养成，丛书正是致力于此。

健康第一责任人，是我们自己。2019 年 12 月，十三届全国人大常委会第十五次会议通过了《中华人民共和国基本医疗卫生与健康促进法》，该法第六十九条提出“公民是自己健康的第一责任人，树立和践行对自己健康负责的健康管理理念，主动学习健康知识，提高健康素养，加强健康管理。倡导家庭成员相互关爱，形成符合自身和家庭特点的健康生活方式。”从国家法律到健康中国战略，都强调每个人是自己健康的第一责任人。只有人人都具备了良好的健康素养，成为自己健康的第一责任人，健康中国才有了最坚实的基础。丛书始终秉持了这一理念，能够切实帮助读者承担起自己的健康责任。

接受丛书编著邀请后，我多次听取了丛书工作委员会和人卫社的汇报，提出了一些建议，并录制了“院士说健康”视频。我很高兴能以此项工作为依托，为人民健康多做些有意义的工作。丛书工作委员会和人卫社的同仁们一致认为，这件事做好了，对提高国民特别是青少年健康素养意义重大！

2022 年 11 月，在丛书启动会议上，我提出丛书建设要做到心系于民、科学严谨、质量第一、无私奉献四点希望。2023 年 9 月，丛书“健康一生系列”正式出版！丛书建设者们高度负责、团结协作，严谨、创新、务实地推进丛书建设，让我对丛书即将发挥的作用充满了信心，也对健康科普工作有了更多的思考。

一是健康科普工作需把社会责任放在首位。丛书为做好顶层设计，邀请一批院士担任专家指导委员会的成员。院士们的本职工作非常繁忙，但他们仍以极高的热情投入丛书建设中，指导把关、录制视频，担任健康代言人，身体力行地参与健康科普工作。全国广大医务工作者也要积极行动起来，把社会责任放在首位，践行习近平总书记提出的“科技创新、科学普及是实现创新发展的两翼”之工作要求，把健康科学普及放在与医药科技创新同等重要的位置，防治并重，守护人民健康。

二是健康科普工作应始终心系于民。健康科普需要找准人民群众普遍关心的健康问题，有针对性地开展工作，方能事半功倍。丛书每一个系列都将开展健康问题征集活动，“健康一生系列”收集了两万余个来自大众的健康问题，说明人民群众的健康需求是旺盛的，对专家解答是企盼的。丛书组织专家对这些问题进行了认真的整理、分析和解答，并在正式出版前后组织群众试读活动，以不断改进工作，提升质量，满足人民健康需求，这些都是服务于民的重要体现。丛书更是积极尝试应用新技术新方法，为科普传播模式创新赋能，强化场景化应用，努力探索克服健康科普“知易行难”这个最大的难题。

三是健康科普工作须坚持高质量原则。高质量发展是中国式现代化的本质要求之一。健康科普工作事关人民健康，须遵从“人民至上、生命至上”的理念，把质量放在最重要的位置，以人民群众喜闻乐见的方式，传递科学的、权威的、通俗易懂的健康知识，要在健康科普工作中塑造尊重科学、学习科学、践行科学之风，让“伪科学”“健康谣言”“假专家”无处遁形。丛书工作委员会、各编委会坚持了这一原则，将质量要求落实到每一个环节。

四是健康科普工作要注重创新。不同的时代，健康需求发生着变化，健康科普方式也应与时俱进，才能做到精准、有效。丛书建设模式创新也是耳目一新，比如立足不同的应用场景，面向未来健康需求的无限可能，设计了“1+N”的丛书系列开放体系，成熟一个系列就开发一个；充分发挥专业学（协）会和权威专家作用，对每个系列的分册构建进行充分研讨，提出要从健康科普“读者视角”着眼，构建具有中国特色的国民健康知识体系；精心设计各分册内容结构和具有中华民族特色的系列 IP 形象；针对人民接受健康知识的主要渠道从纸媒向互联网转移的特点，设计纸数融合图书与在线健康知识问答库结合，文字、图片、视频、动画等联动的全媒体传播模式，全方位、全媒体、全生命周期服务人民健康等。

五是健康科普工作需要高水平人才队伍。人才是所有事业的第一资源。丛书除自身的出版传播外，着眼于健康中国建设大局，建立编写团队组建、遴选与培养的系列流程，开展了编写过程和团队建设研究，组建来自全国，老、中、青结合的高水平编者团队，且每个分册都通过编写过程的管理努力提升作者的健康科普能力。这项工作非常有意义。希望未来，越来越多的卫生健康工作者能以高度的社会责任感、职业使命感，以无私奉献的精神参与到健康科普工作中，以更多更好的健康科普精品，服务人民健康。

衷心希望，通过驰而不息的建设，丛书能让健康中国、健康素养、健康第一责任人的理念深入人心，并转化为建设健康中国的重要动力，成为国民追求和促进健康的重要支撑。

衷心希望，能以大型健康科普精品丛书为依托，培养一支高水平的健康科普作者队伍，增强文化自信的建设力量，从而更好地为中华民族现代文明贡献健康力量。

衷心希望，读者朋友们积极行动起来，认真汲取《相约健康百科丛书》中的健康知识，把它们运用到自己的生活里，让自己更健康，也为健康中国建设作出每个公民的贡献！

中国红十字会会长
中国科学院院士
丛书专家指导委员会主任委员

2023 年 7 月

相约健康百科丛书

出版说明

健康是幸福生活最重要的指标，健康是 1，其他是后面的 0，没有 1，再多的 0 也没有意义。提升健康素养，是提高全民健康水平最根本、最经济、最有效的措施之一。党的二十大报告要求，加强国家科普能力建设，深化全民阅读活动。习近平总书记指出，科技创新、科学普及是实现创新发展的两翼，要把科学普及放在与科技创新同等重要的位置。在这一重要指示精神的指引下，人民卫生出版社（以下简称“人卫社”）努力探索让科学普及这“一翼”变得与科技创新同样强大，进而助力创新型国家建设。经过深入调研，团结广大医学科学家、健康传播专家、学（协）会、媒体、平台，共同策划出版《相约健康百科丛书》（以下简称“丛书”）。

为了帮助读者更好地了解和使用丛书，特将出版相关情况说明如下。

一、丛书建设目标

丛书努力实现五个建设目标，即：高质量出版健康科普精品，培养优秀的健康科普团队，创新数字赋能传播模式，打造知识共建共享平台，最终提升国民健康素养，服务健康中国行动落实和中华民族现代文明建设。

二、丛书体系构建

1. 丛书各系列分册设计遵从人民至上的理念，突出读者健康需求和视角。各系列的分册设计经过多轮专家论证、读者健康需求调研，形成从读者需求入手进行分册设计的共识，更好地与读者形成共鸣，让读者愿意读、喜欢读，并能转化为自身健康生活方式和行为。

比如，丛书第一个系列“健康一生系列”，既不按医学学科分类，也不按人体系统分类，更不按病种分类，而是围绕每个人在日常生活中会遇到的健康相关问题和挑战分类。这个系列分别针对健康理念养成，到人生面临的生、老、病问题，再到每天一睁眼要面对的食、动、睡问题，最后到更高层次的养、乐、美问题，共设立 10 个分册，分别是《健康每一天》《健康始于孕育》《守护老年健康》《对疾病说不》《饮食的健康密码》《运动的健康密码》《睡眠的健康密码》《中医养生智慧》《快乐的健康密码》和《美丽的健康密码》。

2. 丛书努力构建从健康知识普及到健康行为指导的全生命周期全媒体的健康知识服务体系。依靠权威学（协）会和专家的反复多次研究论证，从读者的健康需求出发，丛书构建了“1+N”系列开放体系，即以“健康一生系列”为“1”；以不同人群、不同场景的不同健康需求或面临的挑战为“N”，成熟一个系列就开发一个系列。“主动健康系列”“应急急救系列”“就医问药系列”“康养康复系列”“肿瘤防治系列”“心理健康系列”“口腔健康系列”“健康体检系列”在“十四五”期间陆续启动和出版。

3. 丛书建设有力贯彻落实“两翼论”精神，推动健康科普高质量创新发展。丛书除自身的出版传播外，还建立编写团队组建、遴选与培养的系列流程，开展了编写过程和团队建设研究，组建来自全国，老、中、青结合的高水平编者团队，并通过编写过程的管理努力提升作者的健康科普能力。丛书建设部分相关内容还努力申报了国家“十四五”主动健康和人口老龄化科技应对重点专项；以“《相约健康百科丛书》策划出版为基础探索全方位、立体化大众科普类图书出版新模式”为题，成功获得人卫研究院创新发展研究项目支持。

三、丛书创新特色

1. 体现科学性、权威性、严谨性。为做好丛书的顶层设计、项目实施和编写出版工作，保障科学性，成立丛书专家指导委员会、工作委员会和各分册编委会。

第十二届、十三届全国人大常委会副委员长，中国红十字会会长陈竺院士担任丛书专家指导委员会主任委员，国家卫生健康委员会副主任李斌、中国计划生育协会常务副会长于学军、中华预防医学会名誉会长王陇德院士、中国健康促进基金会创会理事长白书忠等担任副主任委员，三十余位院士应邀担任委员。专家们积极做好丛书顶层设计、指导把关工作，录制“院士说健康”视频，审阅书稿，甚至承担具体编写工作……他们率先垂范，以极高的社会责任感投入健康科普工作，为全国医务工作者参与健康科普工作树立了榜样。

人民卫生出版社、中国健康促进基金会、中国计划生育协会、中华预防医学会、中国科普研究所、全国科学技术名词审定委员会、健康报社、新华网客户端《新华大健康》等机构负责健康科普工作的领导和专家组成了丛书工作委员会，并成立了丛书工作组，形成每周例会、专题会、组建专班等工作机制，确保丛书建设的严谨性和高质量推进。

各系列各分册编委会均由相关学（协）会、医学院校、研究机构等领域具有卓越影响力的专家组成。专家们面对公众健康需求迫切，但优秀科普作品供给不足、科普内容良莠不齐的局面，均以极大的热忱投入丛书建设与编写工作中，召开编写会、审稿会、定稿会等各类会议，对架构反复研究，对内容精益求精，对表达字斟句酌，为丛书的科学性、权威性和严谨性提供了可靠保证。

2. 彰显时代性、人民性、创新性。习近平总书记在文化传承发展座谈会上发表重要讲话，强调“在新的起点上继续推动文化繁荣、建设文化强国、建设中华民族现代文明，是我们在新时代新的文化使命”。丛书以“同中国具体实际相结合、同中华优秀传统文化相结合”理念为指导，彰显时代性、人民性、创新性。

丛书高度重视调查研究工作，各个系列都会开展面向全社会的问题征集活动，并将征集到的问题融入各个分册。此外，在正式出版前后都专门开展试读工作，以了解读者的真实感受，不断调整、优化工作思路和方法，实现内容“来自人民，根植人民，服务人民”。

在丛书整体设计和 IP 形象设计中，力求用中国元素讲好中国健康科普故事。丛书在全程管理方面始终坚持创新，在书稿撰写阶段，即采用人卫投审稿平台数字化编写方式，从源头实现“纸数融合”。在图书编写过程中，同步建设在线知识问答库。在图书出版后，实现纸媒、电子书、音频、视频同步传播，为不同人群的不同健康需求提供全媒体健康知识服务。

3. 突显全媒性、场景性、互动性。丛书采取纸电同步方式出版，读者可通过数字终端设备，如电脑、手机等进行阅读或“听书”；同时推出配套数字平台服务，读者可通过图书配套数字平台搜索健康知识，平台将通过文字、语音、直播等形式与读者互动。此外，丛书通过对内容的数字化、结构化、标引化，建立与健康场景化语词的映射关系，构建场景化知识图谱，利用人们接触的各类健康数字产品，精准地将健康知识推送至需求者的即时应用现场，努力探索克服健康科普“知易行难”这个最大的难题。

四、丛书的读者对象、内容设计和使用方法

参照《中国公民健康素养66条》锁定的目标人群，丛书读者对象定为接受九年义务教育及具备以上文化水平的人群，采用问答形式编写，重点选择大众日常生活中“应知道”“想知道”“不知道”和“怎么办”的问题。丛书重在解决“怎么办”，突出可操作性，架起大众对“预防为主”和“一般健康问题”从“为什么”到“怎么办”的桥梁，助力从“以治病为中心”向“以健康为中心”转变。

丛书是一套适合普通家庭阅读、查阅和收藏的健康科普书，覆盖日常生活中会遇到的常见健康问题。日常阅读，可以有效提升健康素养；遇到健康问题时查阅对应内容，可以达到答疑解惑、排忧解难的目的。此外，丛书还配有丰富的富媒体资源，扫码观看视频即可接收来自专家针对具体健康问题的进一步讲解。

《庄子·内篇·养生主》提醒我们：“吾生也有涯，而知也无涯，以有涯随无涯，殆已！”如何有效地让无穷的医学知识转化为有限的健康素养，远远不止“授人以渔”这么简单，这需要以大型健康科普精品出版物为依托，培养一支高水平的健康科普作者队伍；需要积极推进相关领域教育、科技、人才三位一体发展，大力弘扬科学精神和科学家精神；还需要社会各界积极融健康入万策，并在此基础上努力建设健康科学文化，增强文化自信的建设力量，从而更好地为中华民族现代文明建设贡献健康力量。

衷心感谢丛书建设者们和读者们的大力支持，让我们共同努力，为健康中国建设和中华民族现代文明建设作出力所能及的贡献。

丛书工作委员会

2023年7月

前　言

人民健康事关国民福祉，是社会文明进步的基础，是民族昌盛和国家富强的重要标志。人民卫生出版社推出新时代大型健康科普精品力作《相约健康百科丛书——儿童口腔保健》。儿童是祖国的未来，口腔健康是儿童身心健康的重要组成部分。良好的口腔健康不仅关乎儿童口颌系统发育和生理功能，更关乎全身健康和心理健康。近年来，随着社会对儿童健康关注度的不断提高，家长和基层医务工作者对系统性、通俗性、实用性儿童口腔保健综合读物的需求也日益增长。

《相约健康百科丛书——儿童口腔保健》由四川大学华西口腔医院周学东教授和邹静教授担任主编，组织全国 19 所口腔医疗机构的 20 余位专家共同编写完成。本书主要面向儿童的家长、幼儿园和学校教师、儿童口腔健康管理人员及社区口腔科医护人员，以家长日常关心的口腔健康问题为切入点，从儿童口腔发育到口腔常见疾病防治，从个体护理到社区管理，内容涵盖儿童口腔各阶段发育特点与常见问题，包括儿童口腔的基本知识、乳牙和恒牙的替换、龋病与牙髓根尖周病、牙周病与口腔黏膜疾病、牙外伤急救、口腔发育异常、错𬌗畸形早期干预、儿童口腔颌面外科常见病管理和儿童口腔健康维护，并特别关注了残疾儿童的口腔保健。

王松灵院士
说健康

本书旨在提升全社会儿童口腔健康素养，树立口腔健康全身健康理念，强化家长是儿童口腔健康的第一责任人理念。本书编写科学严谨、文字精练、语言通俗、图文并茂、案例生动，是一部看得懂、学得会的科普图书，是一部为家长、儿童、社区医生提供的科学权威、实用性强的儿童口腔健康指导书。

衷心感谢《相约健康百科丛书》专家指导委员会的信任！衷心感谢全体参与《相约健康百科丛书——儿童口腔保健》撰写、审稿、编辑工作的专家和同行！感谢各位编委在繁忙的工作之余，坚持将科普知识传播视为一种社会责任，认真撰稿。同时，也要特别感谢所有关心儿童口腔健康的保健人员，是你们的持续关注与积极推动，让我们的工作更有价值和意义。

周学东　邹　静

2025年3月

目录

第一章 儿童口腔的基本知识

三 乳恒牙替换过程中常出现的问题 58

第三章 儿童龋病

一 乳牙龋 74

二 儿童牙周病

第六章 儿童口腔黏膜疾病

一 口腔黏膜溃疡及感染性疾病

第九章 儿童错殆畸形

第十一章 残疾儿童口腔常见病及处理

第十二章 儿童口腔健康维护

第一章

儿童口腔的基本知识

一

儿童牙齿的发育

1. 孩子应该什么时候**长牙**

健康术语

关键词

乳牙　牙齿萌出

长牙

即牙齿萌出，是指牙齿从孩子牙龈中生长出来的过程。牙囊形成的引导索是牙齿萌出的通道，发育中的牙齿通过这条通道向口腔黏膜移动。在牙齿萌出过程中，牙囊可形成引导牙齿萌出的通道，牙槽骨内存在广泛的骨改建，牙槽骨吸收与新生协调进行，牙齿才能正常萌出。

乳牙

是人类在儿童时期长出的第一副牙齿，共计20颗。通常在孩子出生后6个月左右开始萌出，直到2岁半到3岁全部萌出。乳牙包括乳切牙、乳尖牙和乳磨牙，主要功能是帮助儿童咀嚼食物，同时也为将来恒牙的生长预留空间。

恒牙

是人类在儿童期乳牙脱落后长出的第二副牙齿，一般为28~32颗，包括切牙、尖牙、前磨牙和磨牙。恒牙通常从孩子6岁左右开始萌出，逐渐替换乳牙。恒牙一旦因龋病、牙外伤或其他原因而丢失，通常不会再自然长出新牙。因此，保护恒牙的健康非常重要。

专家说

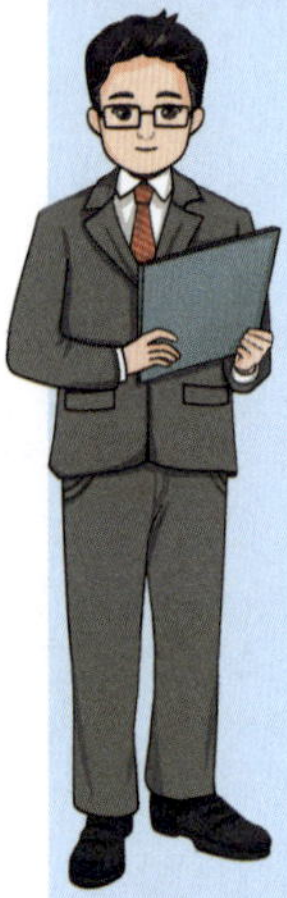

第一颗乳牙的萌出时间

孩子的第一颗乳牙一般在出生后 6 个月左右萌出，由于存在个体差异，有的孩子可能 4 个月时萌出第一颗乳牙，有的则可能 12 个月时萌出，甚至更晚。一般情况下，女孩比男孩萌出时间早；生长在寒冷地区的孩子比炎热地区的孩子牙齿萌出晚。如果超过 1 岁仍未长牙，建议及时就医，排除可能的全身健康问题。

影响乳牙萌出时间的因素

孩子乳牙萌出时间存在较大差异，既有遗传因素的影响，如种族、性别等；也有环境因素的影响，如气温、营养、疾病等。其中，环境因素的影响更为普遍。

（1）**遗传因素：**如果父母小时候长牙晚，孩子也可能长牙晚。

（2）**营养因素：**孩子营养不均衡，特别是维生素 D 和钙摄入不足，可能会影响牙齿的萌出。营养良好的孩子比营养差的孩子牙齿萌出早。

（3）**全身性疾病：**如佝偻病、甲状腺功能减退症等，都可能导致孩子长牙晚。

（4）**牙胚发育异常：**如果孩子先天性牙胚缺失，也会导致乳牙不萌出。

健康加油站

如果担心孩子的牙齿萌出异常，可采取哪些措施

（1）确保孩子摄入足够的维生素D和钙：牛奶是维生素D的重要来源，每100毫升牛奶中含有100~200国际单位的维生素D；蘑菇中含有丰富的维生素D，鱼类、蛋类、牛肉、燕麦也是天然维生素D的重要来源。建议孩子的饮食多选用这些富含维生素D和钙的食品。

（2）多带孩子进行户外活动：适当进行户外活动、晒太阳是获取维生素D的有效途径，散步、轻度徒步等不仅能提供维生素D，还有益于身心健康。

（3）定期进行专业的口腔健康检查与评估，以便及时发现问题并采取措施：带孩子进行定期口腔健康检查，可让专业的口腔医生及早识别口腔健康风险，及时阻断，维护儿童口腔健康。

（邹　静）

2. 孕妈妈妊娠期的健康会影响孩子长牙吗

关键词

牙齿发育 妊娠期

因为牙齿的发育开始于妊娠期，所以孕妈妈妊娠期的全身健康及口腔健康状态均会影响孩子牙齿的发育、结构、萌出时间及以后在口腔中的抗龋能力。

健康术语

牙齿发育

是指牙齿从形成到萌出，以及后续替换的整个过程。人类是二生齿类，先发育的是乳牙，以后再替换为恒牙。从胚胎第 6 周开始乳牙胚开始发生，到第三磨牙牙根发育完成，整个发育过程需要约 20 年的时间，这个过程包括牙胚发育、牙齿萌出、替换和成熟，牙齿发育是一个复杂的过程，涉及遗传、环境、营养、药物等多因素。

专家说

牙齿的形成和发育

孩子乳牙的形成开始于胚胎第 5~7 周，经过外胚叶组织诱导上皮增生，原发性上皮板发育成牙胚。牙齿的牙釉质来源于牙胚的成釉器，牙本质来源于牙胚的牙乳头外层细胞。在牙体组织的形成过程中，牙釉质和牙本质的形成交替进行，层层沉积，直至整个牙

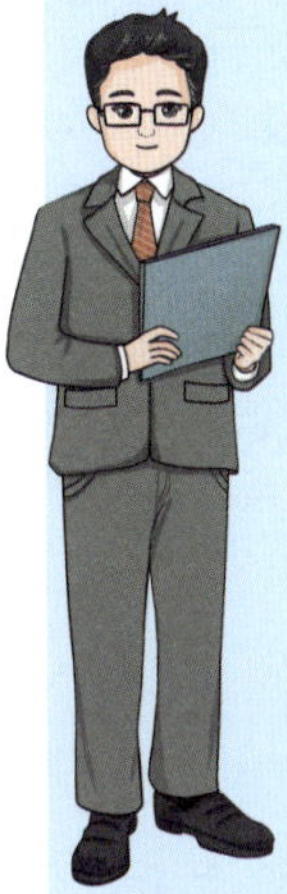

冠发育即将完成时，牙根开始发育，随着牙根的发育，牙胚来源的牙囊细胞形成牙周组织。

牙齿的萌出

牙齿的萌出是指牙冠从牙槽骨内逐渐突破牙龈（即破龈）进入口腔的过程，也称出龈（图 1-1）。牙齿萌出有一定的规律性。通常左右成对萌出，下颌牙先于上颌牙萌出；牙齿萌出是儿童生长发育过程中的重要环节，受到遗传和环境等多种因素的影响。

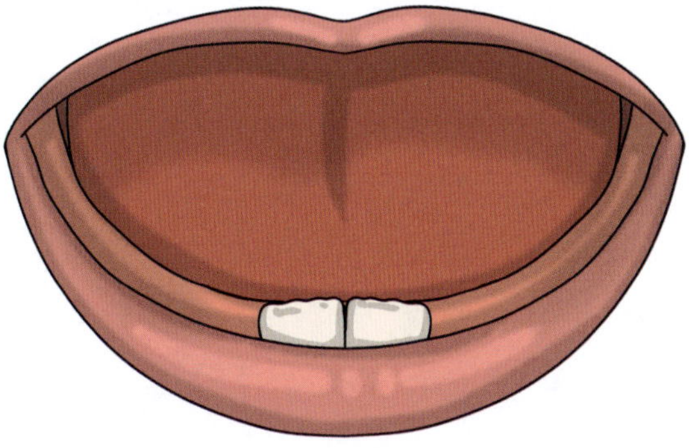

图 1-1　下颌乳中切牙萌出

健康加油站

孕妈妈妊娠期的健康状态为什么会影响孩子出生后的长牙

孕妈妈妊娠期的健康状态通过多种途径影响孩子的牙齿发育，包括营养供应、遗传因素、口腔健康状况和全身健康状况等。

（1）营养供应：孩子乳牙的形成开始于胚胎期，如果孕妈妈在妊娠期营养不良，可直接影响乳牙的形成与矿化，导致出生后萌出的乳牙容易发生龋病。

（2）遗传因素：孩子长牙时间的早晚主要受到遗传因素的影响。如果父母长牙时间偏晚，孩子长牙时间也有可能较晚。一些牙釉质发育不全和牙本质发育不全的疾病，也与遗传相关。

（3）口腔健康状况：孕妈妈妊娠期出现口腔疾病，如牙周炎可能增加早产、低出生体重儿的风险，同时也可能影响胎儿的口腔健康，因此建议备孕前进行专业的口腔检查与治疗。

（4）全身健康状况：孕妈妈的身体健康状态与孩子牙发育密切相关，孕妈妈妊娠期营养不良常导致低出生体重儿，并与乳牙的牙釉质发育不全相关；孕妈妈妊娠期全身疾病，如糖尿病，可能与乳牙发育异常相关。

健康云课堂

呵护牙齿，从小做起

（邹　静）

3. 为什么孩子**长牙**时喜欢**咬东西**

关键词

长牙　乳牙　恒牙

很多家长发现在孩子开始长牙的时候喜欢啃咬东西，还流口水，这是怎么回事呢？

专家说

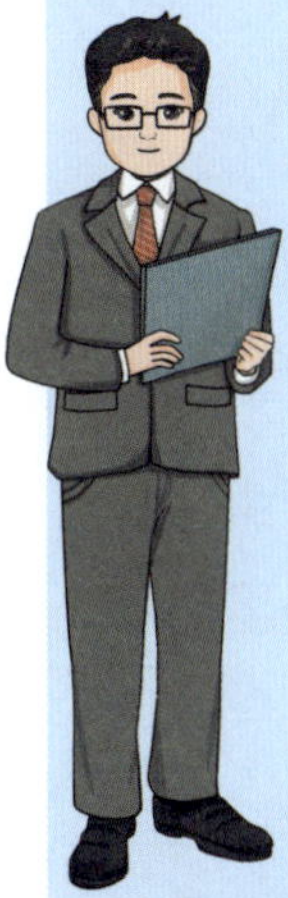

孩子长牙时喜欢啃咬东西的原因

孩子长牙，即乳牙萌出的过程伴随着一些常见的症状，例如流口水、喜欢啃咬东西、牙龈红肿等，主要有以下几个原因。

（1）缓解不适：长牙过程中，牙齿穿破牙龈时会引起不适和疼痛，孩子通过啃咬东西来缓解这种不适感。

（2）探索世界：啃咬东西是孩子探索世界的一种方式，通过啃咬不同材质的牙胶或咬胶，可以感受不同的触感和味道。

（3）锻炼颌面部肌肉：啃咬东西可以帮助孩子锻炼口腔颌面部肌群，这对孩子日后的咀嚼和语言能力发展很重要。

（4）自我安慰：咬东西可能是一种自我安慰的行为，可以让孩子感到安全和舒适。

（邹　静）

4. 为什么孩子长牙时会流口水

关键词

唾液 流涎

许多年轻父母观察到孩子在长牙过程中经常流口水，有些孩子戴上围兜，一会儿围兜就被口水打湿了，这些口水是从哪里来的呢？为什么孩子在长牙的时候会出现流口水的现象呢？

专家说

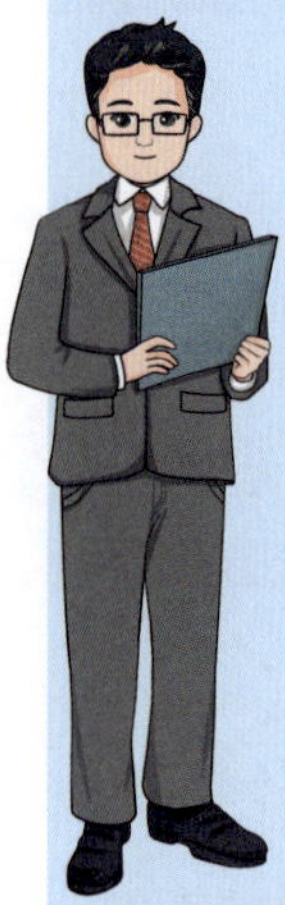

孩子长牙时流口水

孩子长牙期间流口水是一种正常的生理现象（“口水”专业术语为“唾液”，“流口水”专业术语为“流涎”），主要和以下因素有关。

（1）唾液分泌增加：长牙期间，孩子的牙龈会受到牙齿萌出的刺激，这种刺激会引起唾液分泌量显著增加。长牙期间唾液分泌增加也是一种保护机制，增加的唾液可以润滑牙龈，减少牙齿萌出时对牙龈的摩擦和损伤，同时唾液中的抗菌成分（如溶菌酶和免疫球蛋白）可以减少细菌感染的风险。

（2）吞咽功能尚未发育完善：乳牙萌出期的婴幼儿口腔小且运动能力尚未完全建立，吞咽动作不够协调。当唾液分泌增加时，会出现无法及时有效吞咽过多的唾液，导致唾液积聚在口腔内并流出的现象。

可见，孩子长牙时流口水主要是唾液分泌增加和吞咽能力不足共同导致的结果，是一种正常的生理现象，通常不需要特别干预，大多数孩子在牙齿萌出后，随着口腔运动能力的逐渐成熟，流口水的情况会自然减轻或消失。

（邹　静）

关键词

牙齿颜色　乳恒牙替换

5. 为什么孩子**新换**出来的**牙齿**比原来的乳牙**颜色黄**

很多家长发现孩子新长出来的恒牙比原来的乳牙颜色偏黄，以为孩子缺钙，其实这是正常的生理现象。

专家说

牙齿颜色

牙齿的颜色由牙釉质和牙本质共同决定。最外层的牙釉质呈半透明状，构成牙齿主体的牙本质为淡黄色。孩子新萌出的恒牙牙釉质矿化程度较乳牙牙釉质高，透明度也更高，因此更容易透出牙本质的黄色，使牙齿呈现淡黄色，这属于正常的生理现象。但如果新萌出的恒牙呈现不均匀的、缺乏光泽的黄色斑块，需要警惕牙釉质发育不全，这可能是恒牙胚发育过程中受到感染等影响所致，此时需要及时就医，避免更为严重的并发症发生。

健康加油站

哪些因素会影响牙齿颜色

牙釉质是半透明的，而牙本质是淡黄色的。健康牙齿的牙釉质矿化程度高，透明度高，因此更容易透出牙本质的黄色，使牙齿呈现淡黄色。以下是影响牙齿颜色的一些主要原因。

（1）外源性因素：长期食用有色食物和饮料如咖啡、茶，以及吸烟等，造成色素渗透到牙齿表面，附着于牙釉质表面，使牙齿变色。

（2）牙釉质发育不全：这是一种牙齿发育异常，可能造成牙齿色泽和透明度改变，形成白垩色、棕黄色牙釉质，表面还可出现不规则牙体缺损。

（3）疾病因素：某些口腔疾病如龋病、酸蚀症等，也会导致牙齿颜色发生变化。

（4）药物因素：妊娠期、哺乳期妇女或 8 岁以下的孩子服用了四环素类药物，四环素钙螯合物容易沉积于牙齿，可能使孩子牙齿呈现黄色或暗灰色。因此，四环素类药物在妊娠期、哺乳期及儿童（特别是 8 岁以下）阶段不建议使用，避免对胎儿和儿童的牙齿及骨骼发育造成不良影响。

（邹　静）

6. 为什么孩子**新换**出来的**前牙**呈“**锯齿状**”

关键词：混合牙列期　缺钙

许多家长发现混合牙列期孩子新换出来的前牙不平整，常呈“锯齿状”，这是新萌出切牙正常的生理结构，并非因为孩子缺钙，家长不用太担心。

健康术语

混合牙列

是指儿童在乳牙逐渐替换为恒牙的过程中，口腔中同时存在乳牙和恒牙的状态。这一时期通常从6岁开始，一直持续到12岁左右，这个阶段是儿童颌骨和牙弓的主要生长发育期，也是恒牙建立的关键时期。

专家说

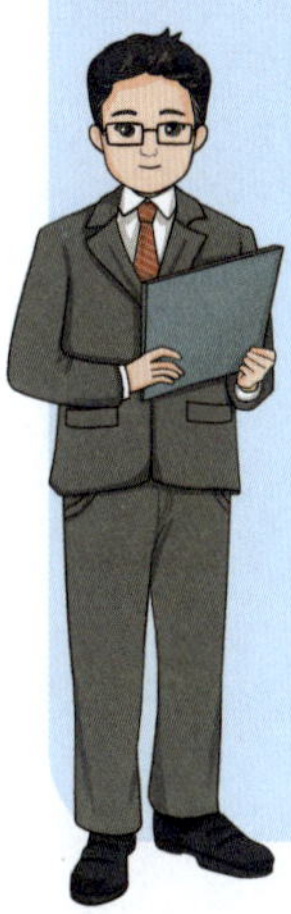

牙为什么会呈“锯齿状”

牙由牙槽骨中的牙胚发育而来，先形成牙冠，再逐渐发育牙根，这是一个连续的过程，牙根发育至全长的2/3左右时，牙齿萌出于口腔。乳恒牙替换往往从孩子6~7岁开始，到12~13岁结束，年轻父母观察到的孩子第一颗萌出的恒牙通常是下颌中切牙，这颗牙齿在牙胚生长发育期由几个生长叶融合而成，因此在萌出时常可看见生长叶融合后留在切缘的两个发育沟，呈“锯齿状”（图1-2）。

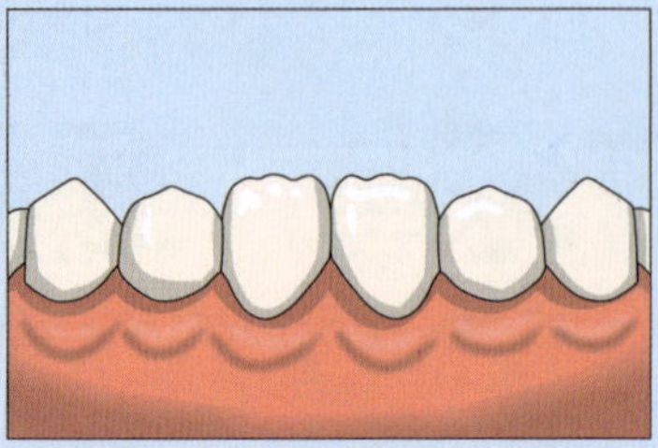

图 1-2　新萌出呈“锯齿状”的下颌中切牙

钙与牙齿健康

钙是构成牙齿的主要成分，特别是在牙釉质中，钙含量非常高。牙齿的矿化过程主要在儿童时期完成，这个时期钙的摄入对牙齿的健康至关重要。儿童和青少年可通过食用富含钙的食物，如牛奶、奶酪、豆制品等来补充钙质。缺钙对牙齿的生长发育有显著影响。牙胚生长发育期缺钙，会直接影响牙釉质、牙本质的形成和结构，引起牙釉质、牙本质发育不全，影响牙齿抵抗龋病的能力。由于萌出口腔的牙齿矿化过程已基本完成，通过补钙来改善牙齿的健康状况效果有限，因此在牙齿发育期间确保充足的钙摄入对于牙齿的健康和矿化非常重要。

孩子牙齿为什么长得形态各异

不同形态的乳牙承担着各自不同的功能。孩子从出生 6 个月左右开始萌出的牙齿称为乳牙，根据萌出位置和功能的不同，乳牙从前往后分别为乳切牙、乳尖牙和乳磨牙。顾名思义，切牙因切端薄而具有切割食物的功能，尖牙因切端有一长大的牙尖而具有穿刺、撕裂食物的功能，磨牙的主要功能是磨细食物。

健康加油站

儿童时期的乳牙和年轻恒牙承担着哪些重要功能

（1）咀嚼功能：形态各异、不同类型的牙齿是行使咀嚼功能的直接器官。食物进入口腔后，经过切牙的切割、尖牙的撕裂、磨牙的磨细等一系列机械加工，同时与唾液混合，形成食团，便于吞咽。儿童的牙齿在行使咀嚼功能时，还可刺激颌面部的正常生长发育。

（2）辅助发音和语言：牙在牙列中排列的位置及与唇、舌之间的关系，对儿童发音和语言的准确度、清晰度有着重要作用。若前牙缺失，儿童唇齿音、齿音等的发音会受到很大影响。

（3）维持颜面部的协调美观：健康的牙、牙弓和上下颌正常的咬合关系可使颌面部形态正常，颜面美观。

（邹　静）

二

牙列与咬合发育

7. 为什么孩子口腔中“六龄齿”的咬合关系很重要

关键词

牙列不齐　咬合稳定　颌面发育

第一磨牙是孩子口腔中最早萌出的恒牙，通常在孩子 6 岁左右萌出，又称“六龄齿”。“六龄齿”对孩子颌面部发育、营养吸收、心理健康都至关重要。守护“六龄齿”，就是守护孩子的健康成长！

专家说

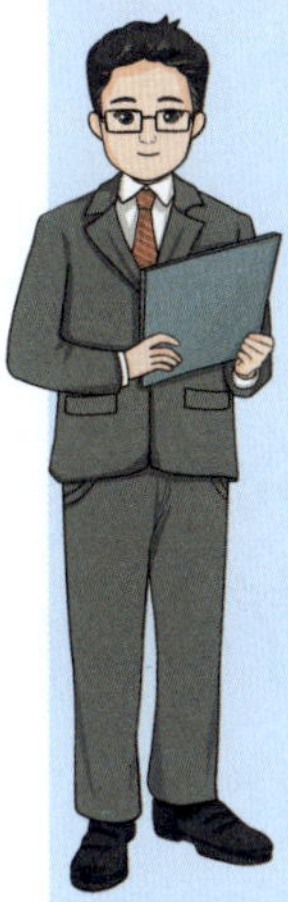

“六龄齿”对孩子的颌面部发育、营养吸收至关重要

（1）“六龄齿”萌出时间早、体积大、牙面窝沟多。“六龄齿”通常是口腔中最早出现的恒牙，标志着孩子开始进入混合牙列期。它的牙冠体积大，牙根多且粗壮，为后续恒牙的萌出和排列发挥重要的支撑和稳定作用。其牙面窝沟多且深，食物残渣易残留，易发生龋病。

（2）“六龄齿”位置恒定、定位引导恒牙萌出、维持牙列整齐。“六龄齿”萌出后位置相对恒定，不像乳牙会被替换，是建立正常咬合关系的关键牙齿，对其他恒牙的萌出和排列起到引导作用，就像“定海神针”！如果“六龄齿”的咬合关系不良，可能会影响其他恒牙的萌出轨迹，导致牙列不齐、拥挤等问题。这不仅影响美观，还会增加口腔清洁难度，从而增加患龋病等口腔疾病的风险。

（3）“六龄齿”稳定的咬合对孩子发音、面容美观及颌骨发育至关重要。咬合不良则可能导致发音不清、面部畸形、颌骨异常，影响颌面部形态、功能及心理健康。

健康加油站

如何保护“六龄齿”

保护“六龄齿”需要注重日常清洁，早晚刷牙、使用牙线；控制饮食，少吃甜食；定期进行口腔检查与窝沟封闭；在专业指导下合理使用氟化物增强牙齿抗龋能力。多措并举，共同维护“六龄齿”健康。

（范志朋）

8. 为什么孩子**前牙替换**后**牙齿**变得**不整齐**了

孩子 6 岁左右开始进入换牙期，新换的前牙不仅个头大、颜色偏黄、边缘带锯齿，排列也变得参差不齐或出现明显牙缝（专业术语为“牙间隙”）。这是孩子颌面部发育中特有的“丑小鸭阶段”（图 1-3），本质上是牙量与骨量暂时性不协调的自然表现，家长不用太过担心。

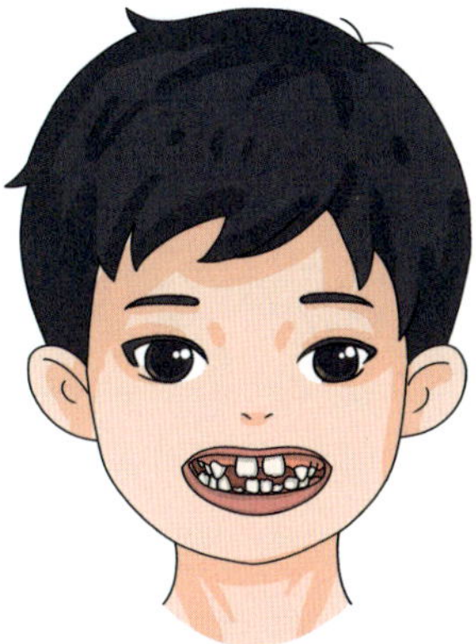

图 1-3　处于乳恒牙替换时期的混合牙列

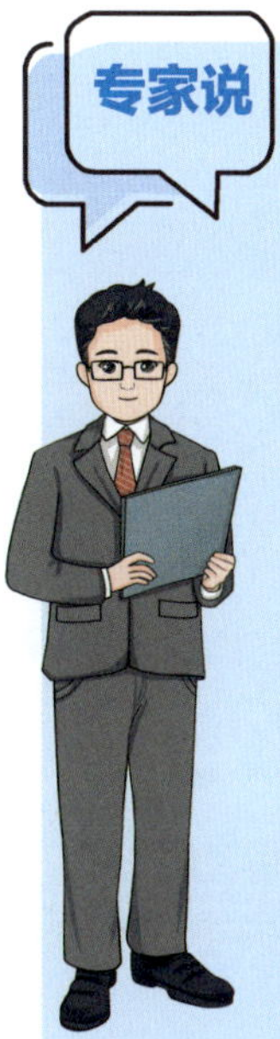

"丑小鸭阶段"是暂时性的牙量与骨量不协调

孩子在开始换牙的时候，需要替换的牙齿牙冠已经发育完成，无论萌出与否，其形态与大小已经确定，而孩子的颌骨及面部仍然在不断发育，因此会出现暂时性牙量与骨量不协调的现象。

从生物学角度而言，恒牙的体积通常比乳牙大15%~30%，但此时孩子的颌骨尚未完成发育。6~9岁孩子下颌骨长度仅有成年时的一半左右，导致恒牙萌出时面临"大牙齿、小地基"的矛盾。牙弓长度不足时，前牙区常出现拥挤或扭转；当颌骨生长速度暂时超过牙齿萌出速度时，又可能形成暂时性牙间隙。这些看似异常的表现，实则是牙齿与骨骼发育不同步的阶段性特征。随着青春期颌骨二次发育高峰的到来（女孩 10~12 岁，男孩 12~14 岁），发育的颌骨可为牙齿排列提供充足空间。

值得关注的是，新牙的“不完美”恰是健康的标志：微黄颜色表明恒牙牙釉质矿化程度更高；锯齿状切缘是牙齿生长叶的原始形态；暂时性牙间隙则为后续恒牙预留萌出位置。上颌侧切牙牙胚在萌出时挤压中切牙牙根，可能会使新长出的两颗上颌中切牙之间产生缝隙，随着上颌侧切牙的萌出，间隙会自然消失。请家长重点关注孩子的口腔清洁，避免乳牙早失导致牙间隙丧失，同时定期进行专业检查。只有当出现恒牙阻生、反𬌗或严重拥挤时，才需要早期干预。理解这种生理性不协调的过渡本质，有助于缓解焦虑，静待成长的自然馈赠。正如丑小鸭最终会蜕变成美丽的天鹅一样，这个阶段只是成长路上的短暂插曲，随着时间的推移，牙齿和面部会逐渐发育得更协调美观。

（范志朋）

9. 为什么孩子**牙齿排列**不齐会影响**颌骨发育**

孩子牙齿排列不齐是很多家长关心的问题。颌骨就像房子的地基，如果地基不稳固，整个房子的结构就会受到影响，而孩子的牙齿排列不齐，也会直接影响颌骨的发育和面部美观。

专家说

儿童时期各个阶段的牙列特点

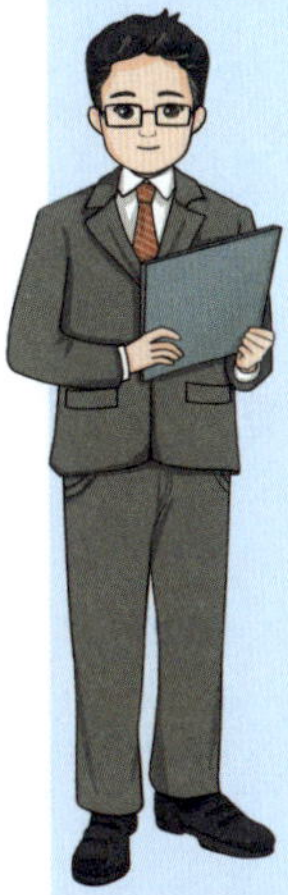

（1）乳牙列阶段（6 个月 ~6 岁）：正常情况下，乳牙列形态较为规整，上下颌牙齿紧密咬合，咀嚼力均匀分布在颌骨上，促进颌骨宽度和长度的适度发展。但如果有多颗乳牙因龋损而缺失，颌骨就得不到充分刺激，可能导致发育不足；若还有吮指、咬唇等不良习惯，牙齿可能会被推得歪七扭八。这种情况需要尽早干预，必要时配戴矫治器。如果孩子有轻微牙齿拥挤，但无不良习惯，那么这是乳牙萌出过程的正常现象，随着颌骨生长，牙间隙会自行调整，家长定期带孩子检查即可。

（2）混合牙列阶段（6~12 岁）：这个阶段乳牙陆续“退役”，恒牙“接棒”萌出。此阶段，口腔内既有乳牙，也有恒牙，是儿童颌骨和牙弓的主要生长发育期，也是恒牙 建立的关键时期。此时期，新萌出的恒牙矿化程度低，耐酸性差，窝沟深，积存食物不易清洁，是新生恒牙龋病的高发时期，家长应高度关注此时新萌出的恒牙，并尽早进行防治。

（3）年轻恒牙列阶段（12~15 岁）：恒牙基本“各就各位”，牙齿排列和颌骨形态基本定型。这时候，整齐的牙列能高效咀嚼食物，使颌骨受力均匀，维持面部正常轮廓。此阶段，由于牙齿结构和解剖形态的特点，年轻恒牙患龋率较高，龋损也较严重。此外，这个阶段孩子进入青春期，好发青春期龈炎，因此，家长在此时期应高度重视孩子的龋病、牙周疾病的预防和治疗。

总之，在孩子成长各阶段，牙齿排列和颌骨发育紧密相连。家长们多留意儿童牙齿变化，有问题早发现、早处理，让儿童带着健康整齐的牙齿，自信微笑成长。

（范志朋）

10. 在孩子咬合发育过程中应注意什么

随着孩子的成长，咬合发育成为家长关注的焦点。它不仅关系到牙齿排列，还影响颌骨和面部形态，以及咀嚼功能和自信。因此，掌握咬合发育规律，定期进行口腔检查，及时纠正不良习惯，对孩子的健康成长至关重要。

健康术语

咬合发育

是指从孩子乳牙萌出开始，到恒牙完全替换并排列整齐的一个动态连续的生理过程，以及在此过程中颌骨、面部结构的生长和变化。它确保了牙齿能够正常咀嚼食物，同时保持面部的美观和协调。

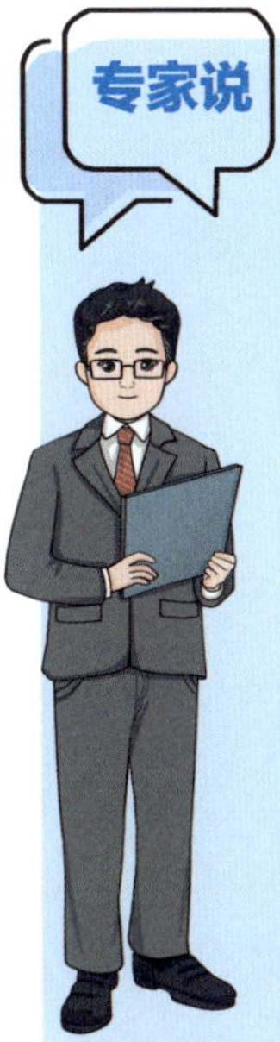

孩子咬合异常是否需要干预

首先，确定是否有必要进行干预。建议定期进行口腔检查，观察孩子是否有牙齿排列不齐、咬合错位、面部不对称等症状。其次，若家长发现异常或有疑问，应及时咨询专业医生。对于反殆、深覆殆、深覆盖等异常情况，早期矫治有助于引导牙齿和颌骨的正确发育。最后，纠正孩子的不良习惯，如吮指、咬唇、吐舌，对正常发育同样有益。

家长在孩子咬合发育过程中应注意什么

（1）关注乳牙的发育，包括乳牙的萌出时间和顺序，乳牙的形态和颜色。

（2）合理饮食，适当添加富含膳食纤维的食物，促进孩子咀嚼能力的提高，避免长期食用过软的食物。

（3）培养良好的口腔习惯，避免吮指、咬唇等不良习惯，并注意喂养姿势。

（4）妊娠期和婴幼儿期的预防措施，包括母亲保持身心健康和营养均衡、避免孩子头部受压变形和关注孩子心理健康。

（5）定期进行口腔检查，及时发现并纠正咬合异常，如反殆、深覆殆，并积极配合医生的治疗。

孩子的咬合发育需要家长的细心关注，包括调整饮食、监测发育状况、培养良好口腔卫生习惯等。科学引导孩子的咬合发育，有助于他们拥有健康的牙齿和自信的笑容。

（范志朋）

关键词

舌位引导　吞咽模式　口腔功能

11. 在孩子**咬合发育**阶段，**舌头的作用**是什么

舌头能够产生向前、向外的强大推动力，这种力量在孩子的正常咬合发育过程中扮演着不可或缺的重要角色。

健康术语

舌位

正常舌位包括静态和动态两种情况。静态舌位，又称静息舌位 / 舌休息位，即舌在自然放松时所处的位置。正常情况下，舌尖位于左右侧上颌中切牙后约 5mm 的切牙乳头处，又称舌位，即拼音“n”发音结束时舌尖的位置，舌背贴于腭部后牙区。静息舌位会根据体位改变，直立姿势时，舌靠近前磨牙，对口腔前后部位的压力降低；仰卧位时，舌更靠近磨牙，舌尖靠在上腭前部。

专家说

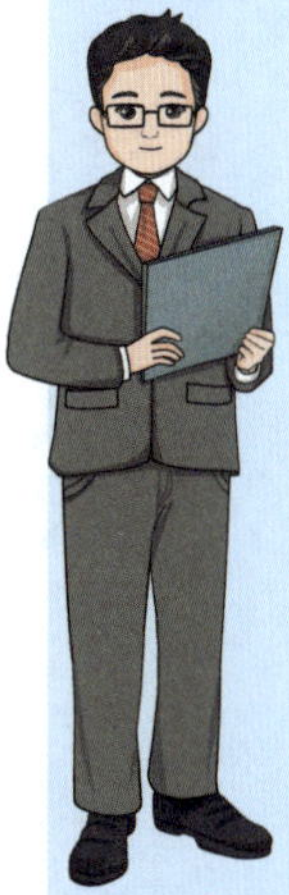

舌的作用

在个体的咬合发育过程中，舌参与了口颌系统的构造，对口颌系统的平衡发育产生着极其重要的影响，为一生的口腔健康奠定坚实的基础。舌主要通过三个重要方式影响咬合发育。

（1）舌位引导发育：正确贴在上腭的舌像天然的“矫治器”，持续轻柔的推力帮助上颌骨横向发育，形成正常的颌骨结构，预防形成尖窄的面部轮廓。舌的正常位置及运动，对于牙齿的正确排列与发育具有积极作用。在咀嚼与吞咽的过程中，舌对牙齿及颌骨施加适当的压力，有助于牙齿在适宜的位置上健康成长，进而预防牙齿排列错乱等问题。

（2）吞咽模式：在吞咽过程中，舌尖顶住上腭前部的动作，类似按门铃，有助于促进牙弓的正常发育。如果在吞咽时错误地使用嘴唇发力，而不是舌尖顶住上腭，这种不正确的吞咽方式可能会导致前牙逐渐突出，进而影响口腔的整体美观和功能。

（3）口腔功能训练：在进行言语表达和咀嚼食物时，舌的规律性运动类似对面部肌群进行的一种特殊“体操练习”。这种运动方式有助于保持颌骨、牙齿及口腔周围肌肉的均衡发展，从而确保口腔结构的稳定性和功能的协调性。

（范志朋）

三

儿童乳牙的重要性

12. 健康乳牙对孩子的口腔发育有什么重要作用

关键词

乳牙 口腔发育

乳牙一般从婴儿 6 个月左右开始萌出，到学龄期 6~12 岁逐步被恒牙替换，健康乳牙对孩子口腔发育具有重要的作用。

专家说

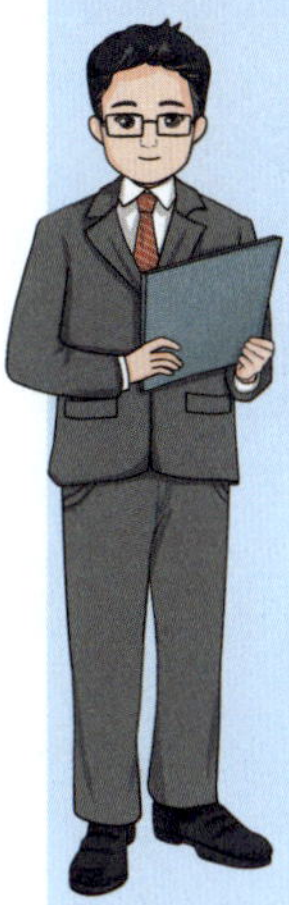

健康乳牙对孩子口腔发育的重要作用

（1）**咀嚼功能**：乳牙列期是孩子生长发育的旺盛期，健康的乳牙使孩子拥有良好的咀嚼功能。乳牙是孩子咀嚼食物的主要器官，通过牙齿研磨食物，利于消化和吸收，促进孩子的全身生长发育。

（2）**面部发育**：正常咀嚼动作通过乳牙对颌骨施加良性刺激，有助于孩子颌骨、口颌系统肌肉及颜面部正常发育；反之可能会影响孩子的面部对称性和美观。

（3）**发音功能**：乳牙列期是孩子开始发音和学习说话的主要时期，健康和完整的乳牙列能够使孩子在发音时，舌头、唇部与牙齿之间协调运动，发出清晰、准确的语音。如果乳牙由龋病或其他原因导致缺损或缺失，尤其是前牙区牙齿缺损或缺失，将会影响孩子发音的清晰度和准确度。

（4）恒牙替换与生长：完整的乳牙列为下方恒牙（继承恒牙）的萌出预留了排列空间，健康乳牙可以引导继承恒牙的萌出方向，促进继承恒牙在正确的位置萌出并行使功能。乳牙邻面龋或过早缺失会使后方牙齿向前移动、牙弓长度缩短，恒牙萌出空间不足，导致恒牙扭转、拥挤、异位萌出等错𬌗畸形；长期的慢性乳牙根尖周炎症可能会影响继承恒牙牙冠和牙根的发育，或者导致恒牙萌出时间和方向异常；长期、多发的乳牙龋损还会影响孩子口腔微生物环境，大量的致龋微生物也会使刚萌出的恒牙更易患龋（图 1-4）。

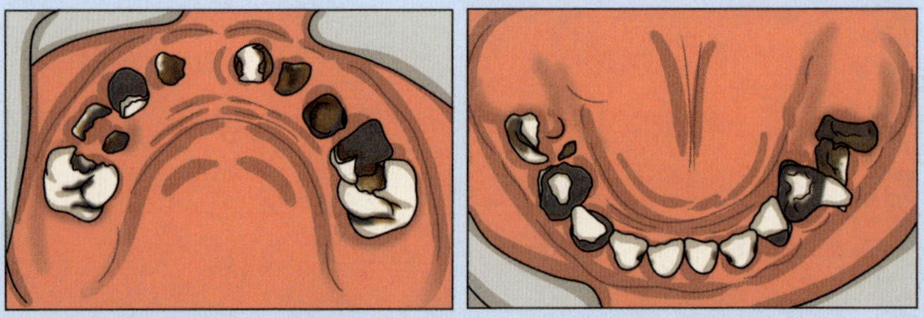

图 1-4　严重的乳牙疾病

（刘　飞）

13. 孩子的“上门牙”没了会影响发音吗

关键词

上颌切牙　发音

上颌前牙包括中切牙、侧切牙和尖牙。其中，上颌中切牙、侧切牙合称上颌切牙，俗称“上门牙”，不仅可维持孩子的美观和切咬功能，还具有辅助发音的重要作用。

专家说

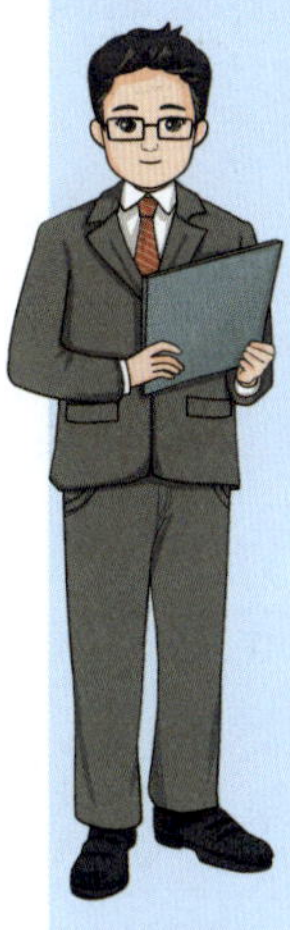

上颌切牙对发音的重要作用

当孩子的上颌切牙缺失时，可能会出现以下问题。

（1）发音困难：唇齿音（如 f 和 v 等）需要上颌切牙与下唇接触发出，齿槽音（如 s 和 z 等）需要借助舌和牙齿间隙发出。上颌切牙缺失可能导致孩子在发音时出现“漏风”情况，难以形成正确的发音姿势。

（2）发音清晰度下降：牙齿缺失可能会改变口腔内的气流路径及声音的共鸣，除唇齿音和齿槽音外，上颌切牙的缺失还会影响其他很多辅音和元音的发音效果，从而降低发音的整体清晰度。

（3）语言连贯性降低：当发音清晰度下降时，语言的连贯性和可理解性也随之降低。

（4）影响心理健康：孩子在发音时遇到困难，可能会影响他们与他人交流的能力，严重时会导致自信心受损，甚至引发沟通障碍。

以上这些影响可能因儿童的年龄、个体差异、缺失牙齿的具体位置和数量不同而有所差异。对于年龄较小的孩子，因为他们的发音系统还在发育、语言能力尚在学习，影响可能会更加明显。上颌切牙的长期缺失影响孩子的面部美观，出现前牙切咬功能受限、邻牙向缺牙处倾斜、对颌牙向缺牙处伸长等不良后果，也不容忽视。

健康加油站

上颌切牙缺失该怎么办

如果孩子的上颌切牙缺失，建议家长及时带孩子进行检查和治疗。医生会根据孩子的具体情况给出合适的治疗建议，如配戴间隙保持器。同时，鼓励孩子多进行语音练习和发音训练。

（刘　飞）

14. 乳牙龋病会影响换出来的新牙吗

关键词

乳牙　龋病　恒牙

一些家长认为："乳牙龋不用治疗，过几年换牙后长出新牙就好了。"这是一类很常见的错误认知，换出的新牙健康与否与乳牙有非常密切的关系。

专家说

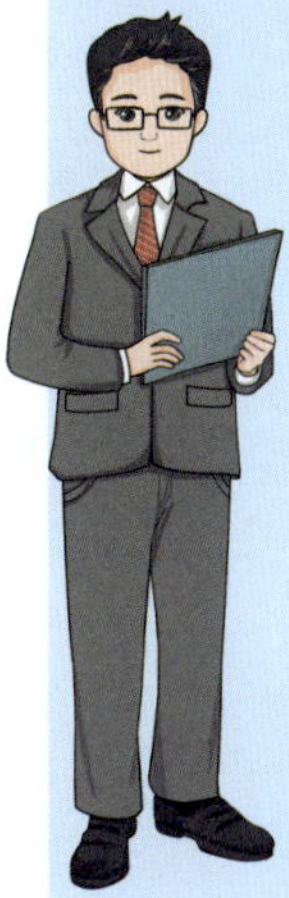

乳牙龋对换出的新牙（恒牙）的影响

（1）增加恒牙患龋易感性： 龋病是在以细菌为主的多种因素影响下，发生在牙体硬组织的慢性进行性破坏性疾病。长期、多发的乳牙龋损会影响口腔中微生物平衡，大量的致龋微生物会让刚萌出的恒牙更易患龋。

（2）影响恒牙发育： 乳牙龋病不及时治疗，可能发展至牙髓根尖周病；感染物质可能会影响乳牙下方的恒牙胚发育，导致继承恒牙结构或位置异常。

（3）影响恒牙萌出与排列： 乳牙邻面龋或过早缺失会使后方牙齿向前移动、牙弓长度缩短，导致恒牙的萌出空间不足，造成恒牙扭转、拥挤、异位萌出等错𬌗畸形（图 1-5）。

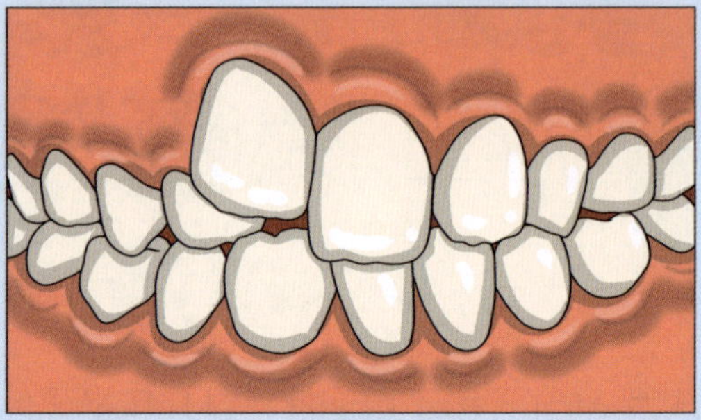

图 1-5　乳牙过早缺失导致恒牙萌出空间不足

（4）影响恒牙咬合关系建立及颌面部发育：当乳牙龋损较深，或者已经造成牙髓根尖周病时，孩子进食时会出现明显的疼痛，进而影响患侧咀嚼功能，养成偏侧咀嚼、下颌前伸等口腔不良习惯。在恒牙萌出后，这些不良口腔习惯可能依旧存在，影响恒牙列正常咬合关系的建立，造成面部肌肉不平衡，甚至颌骨发育异常等。

（刘　飞）

四

乳牙与全身健康的相关性

15. 为什么健康乳牙是颜面美观的关键

关键词

颜面发育 咀嚼 牙列不齐

乳牙排列整齐能够促进颌骨均衡发育，维持面部对称性，引导恒牙的正常萌出。保护乳牙健康有助于维护口腔功能、面部美观和整体形象。

健康术语

牙髓根尖周病

是指与牙髓及周围组织，如根尖周围的骨组织相关的疾病。这类疾病通常是牙髓感染或炎症引起的，症状可能包括疼痛、牙龈肿胀等。

专家说

健康乳牙有哪些作用

健康乳牙对颜面美观非常重要，乳牙的龋损或过早脱落会对孩子颜面部美观产生重要影响。

（1）颌骨发育：乳牙在面部发育中起着重要的支撑作用，其健康和排列整齐对上下颌骨的正常发育具有刺激和引导作用。整齐健康的乳牙能够促进颌骨的均衡发育，使面部比例更加协调。

（2）恒牙发育：乳牙的健康为恒牙的正常萌出奠定了良好的基础。乳牙不仅为恒牙提供必要的生长空

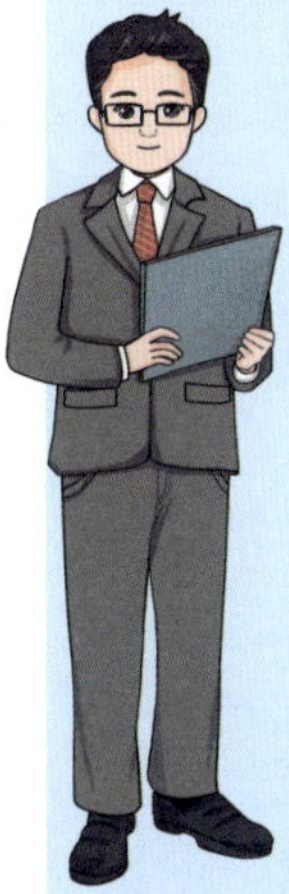

间，还起到引导作用。如果乳牙过早脱落，恒牙可能因此出现错位、拥挤等错𬌗畸形表现。

（3）心理健康：整齐洁白的牙齿不仅让孩子更乐于微笑，还能增强自信，塑造阳光健康的形象。乳牙出现龋病或排列不齐，可能使孩子在社交场合感到自卑，不敢露齿微笑，影响孩子正常的社交互动。

（4）发音：整齐健康的牙齿有助于发音更加清晰，面部表情更流畅与自然。

（5）避免舌位和咀嚼习惯的异常：不良的咀嚼习惯或不正确的舌位可能导致面部肌肉的异常发育，从而影响面部轮廓。如果乳牙出现问题，孩子可能会无意识地改变咀嚼方式或舌位，这不仅影响面部的对称性，还可能破坏整体美观。

（杜　芹）

关键词

龋损　全身性疾病

16. 乳牙龋病可能引起哪些全身性疾病

龋病是一种以细菌为主的微生物感染性疾病，与全身系统性疾病如呼吸系统疾病、心血管疾病、肾脏疾病、消化系统疾病等具有一定相关性。此外，龋齿引起的咀嚼困难可能导致营养不良和生长发育迟缓。预防和及时治疗乳牙龋损对孩子全身健康至关重要。

专家说

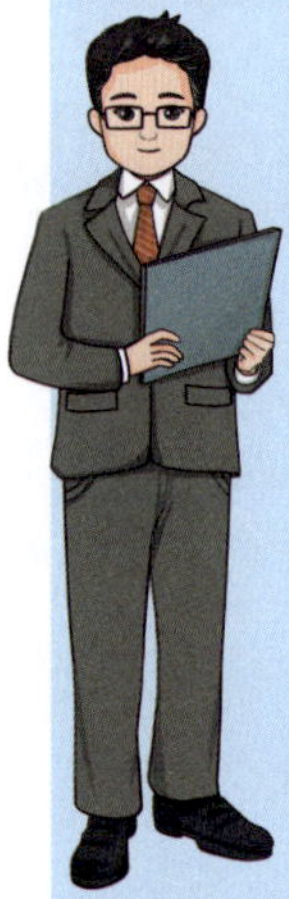

乳牙严重龋损可能引发一系列全身系统性疾病

（1）**呼吸系统疾病：**乳牙严重龋损可能导致口腔细菌扩散至鼻腔或咽喉部，引发扁桃体炎、鼻窦炎和咽炎等呼吸道疾病。严重时，细菌可能通过呼吸道进入肺部，引发肺炎等更为严重的并发症。

（2）**心血管疾病：**乳牙严重龋病是动脉粥样硬化的一个潜在独立危险因素，其严重程度与主动脉粥样硬化的进程呈现出正相关，这一状况与儿童期的口腔感染体征紧密相关，预示着可能对成年后动脉粥样硬化的风险产生长远影响。研究发现，儿童和青少年时期的龋病还可能成为原发性高血压的触发因素。多颗牙龋损会显著提升高血压患者罹患心血管疾病的风险。

（3）**肾脏疾病：**乳牙龋引发的口腔感染如果得不到有效控制，细菌可能通过血液循环扩散到身体其他器官，包括肾脏。牙源性感染可能导致急性肾炎、肾盂肾炎等肾脏疾病，尤其是在免疫力较弱的孩子中更易发生。

（4）**消化系统疾病：**龋齿会影响孩子的咀嚼功能，从而引发消化不良。食物未经充分咀嚼便进入胃肠道，可能加重胃肠负担，长期如此，甚至可能引发胃炎、腹胀、便秘等消化系统问题。

（5）**营养不良和生长发育迟缓：**牙齿疼痛或龋齿引起的咀嚼困难，可使孩子拒绝进食某些富含营养的食物，导致偏食或食欲缺乏。长期如此，可能导致营养不良，进而影响全身正常发育。

（6）**颌面部感染及骨髓炎：**严重乳牙龋损引发牙髓炎和根尖周炎，继而蔓延至颌骨，导致颌骨骨髓炎等严重的颌面部感染。

（7）**免疫系统功能受损：**长期的慢性口腔感染会损坏孩子免疫系统，导致身体免疫力下降。龋齿引发的持续性炎症还可能干扰免疫系统的正常功能，增加患上其他疾病的风险。

（8）**心理健康问题：**乳牙严重龋损会引发剧烈的牙痛，影响孩子的正常生活。持续的疼痛和不适感可能导致孩子情绪不稳定、焦虑，甚至影响学习和社交活动（图 1-6）。

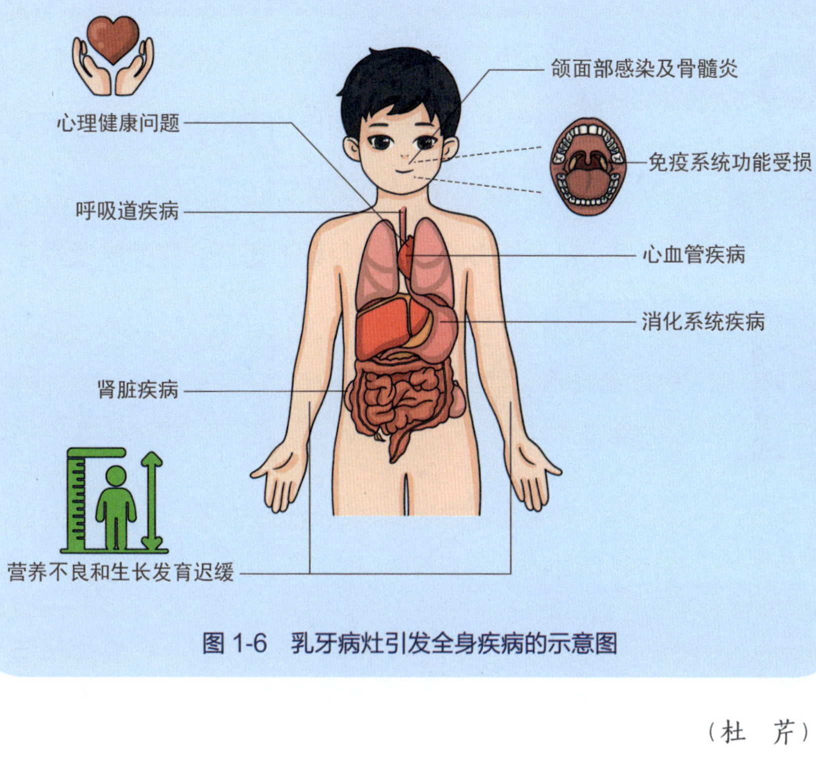

图 1-6　乳牙病灶引发全身疾病的示意图

（杜　芹）

17. 乳牙哪些异常提示孩子可能患有全身性疾病

关键词：乳牙异常　全身性疾病

通过对乳牙颜色、形状的观察，我们能够获得哪些可能的全身性疾病的提醒呢？家长可以定期带孩子进行口腔健康检查，及早发现孩子口腔发育的异常，排查潜在的系统性疾病，避免更严重的健康问题发生。

专家说

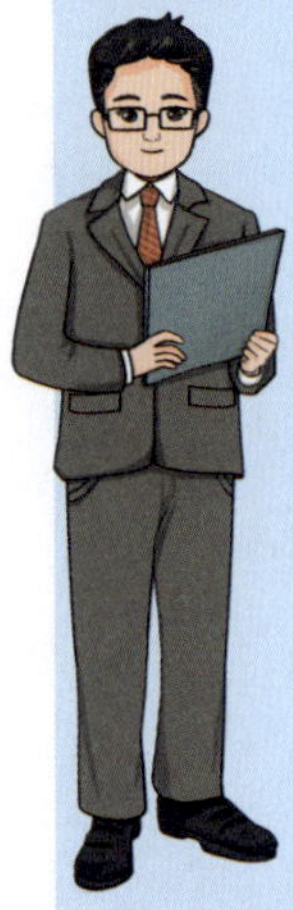

乳牙异常可能指示的全身性疾病

（1）牙齿形态异常或颜色异常可能提示的疾病

1）遗传性疾病：一些遗传性疾病可能影响牙齿发育，导致牙萌出形态或颜色的异常。

2）先天性梅毒：导致月牙形切牙，称为哈钦森牙（Hutchinson teeth）。

3）维生素 D 缺乏性佝偻病：牙釉质发育不良，牙齿表面不光滑。

4）慢性全身性疾病：如低出生体重、早产、营养不良等可能影响乳牙牙釉质的形成。

5）脑垂体前叶功能亢进（巨人症）：常见普遍性牙过大。

6）脑垂体功能低下：常见普遍性牙过小。

（2）乳牙牙龈炎症、出血及乳牙早期脱落可能提示的疾病

1）血液系统疾病：如白血病和血小板减少症，常伴牙龈出血、肿胀或其他口腔感染。

2）糖尿病：未得到控制的患者，可能会出现明显的牙龈炎症，严重时可形成牙龈瘤。

3）低磷酸酯酶症：为常染色体显性或隐性遗传病，典型的口腔表现为牙根形成不全或发育不良，牙根表面牙骨质缺失，表面存在一层厚菌斑，导致牙齿的过早脱落。

4）掌跖角化牙周病综合征：为常染色体隐性遗传病，主要口腔表现为严重的牙周破坏，导致牙槽骨丧失及早期乳牙脱落。

5）朗格汉斯细胞组织细胞增生症：为朗格汉斯细胞克隆性增生造成的疾病，口腔表现主要是早期的牙周及骨的破坏，牙槽骨丧失，乳牙脱落。

6）中性粒细胞减少症：出现早期牙周炎症及牙槽骨破坏。

（3）乳牙生长延迟或牙齿缺失可能提示的疾病

1）营养不良或缺乏维生素：维生素 D、钙或铁的缺乏可能导致乳牙萌出迟缓或缺失，从而影响牙齿的正常发育。

2）遗传性发育障碍：遗传性疾病（如先天性无牙症或染色体异常）可能导致乳牙萌出延迟或缺失。

3）内分泌或代谢性疾病：生长激素缺乏或甲状腺功能减退，

可能导致乳牙生长延迟。

（4）牙齿的发育不对称可能提示的疾病：颌面部发育异常，指遗传性疾病或颌骨发育障碍可能导致乳牙生长方向不一致，从而造成牙列不对称。

如果发现乳牙异常可能提示的疾病，应考虑进行进一步的全身检查，排查潜在的系统性疾病，避免更严重的健康问题发生。

（杜　芹）

18. 牙齿发育与第二性征发育相关吗

专家说

牙齿发育与第二性征发育有相关性吗

牙齿的发育与第二性征的发育在生理机制上属于不同系统调控的独立过程，通常并不存在直接的因果关系。然而，在整体生长发育的背景下，两者可能通过一些间接因素，如激素水平、遗传因素或营养状况表现出一定的时间相关性，尤其是在青少年阶段。

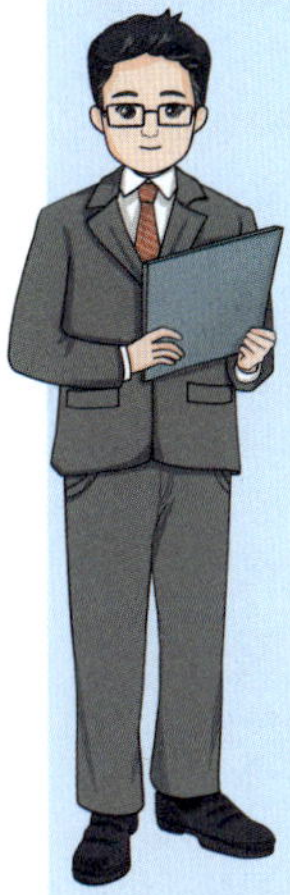

（1）遗传性疾病：某些染色体异常（如唐氏综合征）或遗传疾病（如先天性肾上腺皮质增生症）可能导致牙齿发育异常（如牙釉质缺陷、萌出延迟）和性征发育障碍（如青春期延迟）。

（2）内分泌或代谢异常：生长激素缺乏可能延迟颌骨发育，影响牙齿排列，同时导致青春期延迟。甲状腺功能减退可能阻碍恒牙萌出，并抑制性激素分泌。营养不良或慢性病，长期缺乏钙、维生素 D 或蛋白质，可能同时影响牙齿矿化和性成熟。

（3）激素的间接作用：性激素（如雌激素）可促进骨骼生长，间接影响颌骨发育，但不会直接影响牙齿本身的萌出时间或结构。

健康加油站

孩子生长发育中出现哪些异常应及时就医

在孩子的生长发育过程中如同时出现以下问题，应及时排查全身性疾病：显著的牙齿发育延迟，如在 14 岁时仍未完成恒牙的替换；第二性征发育异常，如女孩在 16 岁时尚未出现乳房发育，男孩在 18 岁时没有睾丸增大。此外，若伴随身材矮小、骨骼畸形、皮肤色素异常等其他症状，可能与内分泌疾病（如垂体功能减退）、染色体异常（如特纳综合征）或慢性消耗性疾病有关。如有以上情况，建议及时就医并进行全面检查。

（杜　芹）

第二章

乳牙和恒牙的替换

一

乳牙牙根的吸收

1. 为什么孩子**脱落**的**乳牙没有牙根**

很多家长都会有一个疑问：为什么孩子掉下来的乳牙看起来只有一个小小的牙冠，没有牙根呢？其实，这和乳牙的自然生长与替换过程密切相关，是一个正常的生理现象。乳牙在最初长出来时是有牙根的，它们像小树根一样牢牢地固定在牙槽骨里。当孩子长大、恒牙开始发育并逐渐向上移动时，就会发生一个自然现象——乳牙的根会逐渐被“吸收”掉，这个过程在医学上叫作“牙根吸收”。

关键词

乳牙　牙根

专家说

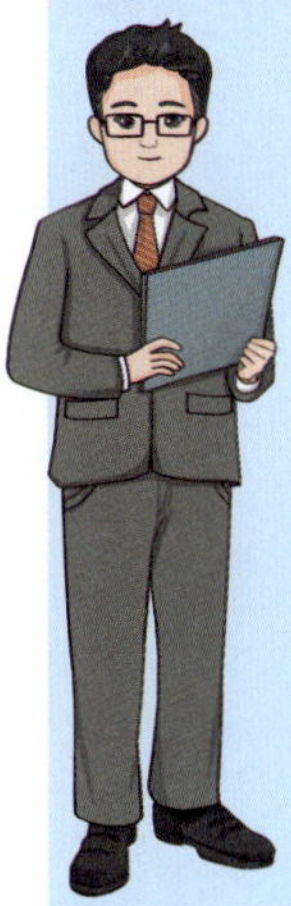

“牙根吸收”是一个怎样的过程

当恒牙胚（即未长出的恒牙）开始发育并向乳牙牙根靠近时，会释放一种特殊的信号，让乳牙的牙根逐渐溶解、吸收。随着牙根的吸收，乳牙变得越来越松动，直到只剩下牙冠部分，最终完全脱落。

牙根吸收的过程是由身体内的特殊细胞完成的，这些细胞在恒牙胚发育时被激活，逐步将乳牙牙根吸收干净，为恒牙的萌出“扫清道路”。破骨细胞是专门分解骨组织和硬质牙根的细胞，成纤维细胞负责处理牙根周围的软组织，包括牙髓组织和根周膜。这些细胞通过释放分解酶，将软组织分解为可吸收的小分子物质，逐渐清除掉乳牙的根部结构。当恒牙胚逐渐发育到接近乳牙牙根时，会释放一系列化学信号，这些信号能够激活破骨细胞，并抑制成骨细胞的活性，从而加速乳牙牙根的吸收。整个过程是精确且协调的，既不会过早地吸收乳牙，也能为恒牙的萌出提供足够的时间与空间。一旦乳牙的牙根被完全吸收，只剩下牙冠，乳牙就会自然脱落。这种生物调节机制既确保口腔内的牙齿排列有序，也为恒牙的发育提供了保障。

牙根吸收的速度和过程因个体差异有所不同。有的孩子牙根吸收较快，乳牙很快松动脱落；有些孩子则需要更长的时间完成这一过程。如果乳牙迟迟未脱落，或者恒牙胚发育异常，都可能干扰牙根吸收的自然进程，此时需要及时就医。

健康术语

牙根吸收

是指牙根逐渐变小、萎缩，甚至消失的过程。牙根吸收有时是正常的（生理性吸收），比如小朋友换牙时，乳牙的牙根会慢慢被吸收，直到乳牙松动脱落，恒牙长出来。但也有不正常的牙根吸收（病理性吸收），可能是炎症或其他问题引起的。在小朋友换牙的过程中，乳牙的牙根会被恒牙“推着”逐渐吸收。恒牙在乳牙下方的颌骨里慢慢长大，等到恒牙准备长出来时，它会压迫乳牙的牙根，让乳牙的牙根一点点被吸收掉。最后，乳牙的牙根完全消失，乳牙就自然脱落，恒牙顺利长出来，这是正常的换牙过程！

破骨细胞

起源于造血系统的单核巨噬细胞谱系，是一种特殊的终末分化细胞，是骨吸收的主要功能细胞，在骨发育、生长、修复、重建中具有重要的作用。

成纤维细胞

是一种很常见的细胞，是疏松结缔组织的主要细胞成分，由胚胎时期的间充质细胞分化而来。它们像“建筑工人”一样，负责修复和建造身体的“支架”。成纤维细胞在人体中广泛分布，主要存在于皮肤、骨骼、肌肉、内脏、血管等组织中。成纤维细胞对不同程度的细胞变性、坏死，组织缺损，以及骨创伤的修复有着十分重要的作用。比如当身体受伤，出现皮肤划伤或骨头断裂时，成纤维细胞就会赶紧行动起来，帮助修复受损的组织。

（吴志芳）

关键词

乳牙　牙根吸收

2. 乳牙牙根什么时候开始吸收算正常

人类一生中只有两副牙齿：乳牙（20 颗）和恒牙（28~32 颗）。乳牙一般 6 岁左右开始陆续脱落，到 12 岁左右全部被恒牙替换。随着孩子年龄的增长，乳牙的牙根开始吸收变短，当吸收到一定程度时，乳牙便出现松动、脱落。

健康术语

乳牙牙根的稳定期

通常指的是乳牙从牙根完全形成至牙根吸收前的这段时期。乳牙的稳定期对于维持儿童口腔的正常功能和咬合关系非常重要。如果乳牙过早脱落或受到损伤，可能会影响恒牙的正常萌出和排列。因此，保持乳牙的健康和稳定对于儿童的口腔发育至关重要。

专家说

乳牙的牙根什么时候开始吸收算正常

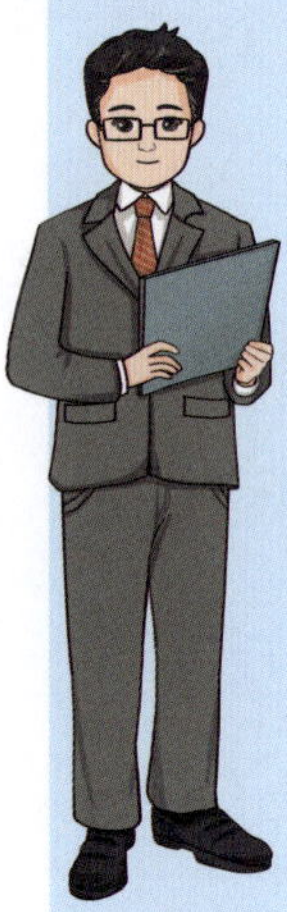

乳牙的牙根是人体唯一可以自行吸收的组织，乳牙牙根的吸收是一种正常生理现象。每一颗乳牙下面都有一个相对应的恒牙，随着年龄的增长，下面的恒牙就会慢慢往上生长，挤压上面的乳牙，乳牙收到信号后就开始执行牙根吸收的任务。一般情况下左右同名乳牙同时出现牙根吸收。乳牙牙根从开始吸收到脱落需要一段时间，并且按照一定顺序进行。一般乳牙牙根正常开始吸收的时间：乳中切牙（4 岁）、乳侧切牙（5 岁）、乳尖牙（7 岁）、第一乳磨牙（8 岁）、第二乳磨牙（8 岁）。如果家长发现孩子乳牙没有按时吸收、松动、脱落，那怎么办呢？这有可能是牙齿替换出现异常了，此时需要到医院及时就诊。

健康加油站

乳牙牙根形成、稳定、吸收及脱落的时间

乳牙牙根发育经历形成、稳定、吸收到脱落一系列过程。乳牙牙根形成、稳定、吸收及脱落的时间，见表 2-1。

表 2-1　乳牙牙根的稳定期

单位：岁

乳牙名称	牙根形成	牙根开始吸收	脱落期	牙根稳定期
乳中切牙	1.5	4	6~7	2~4（约 2 年）
乳侧切牙	1.5~2.0	5	7~8	2~5（约 3 年）
乳尖牙	3.5	7	9~12	4~7（约 3 年）
第一乳磨牙	2.5	8	9~11	3~8（约 5 年）
第二乳磨牙	3.0	8	10~12	3~8（约 5 年）

（吴志芳）

关键词　乳牙　牙根吸收

3. 哪些原因可**影响**乳牙的**牙根吸收**

临床中经常见到小朋友乳牙不松，但是继承恒牙已经长出来了，形成了“双排牙”。家长经常会问这种情况是什么原因导致的？这是由于乳牙的牙根没有“按时”吸收，恒牙就长了出来。

健康术语

乳牙滞留

是继承恒牙已萌出，乳牙未能按时脱落，或者乳牙保留在应为恒牙列中的现象。

牙齿固连

是牙骨质与牙槽骨的直接结合，固连部位的牙周膜丧失，患牙殆面低于邻牙正常的殆平面，也称为下沉牙或低殆牙。

先天缺牙

是在牙胚形成过程中或牙胚发育早期出现异常，牙胚未能发育或未形成牙齿而造成的缺牙。

专家说

乳牙牙根生理性吸收受哪些因素影响

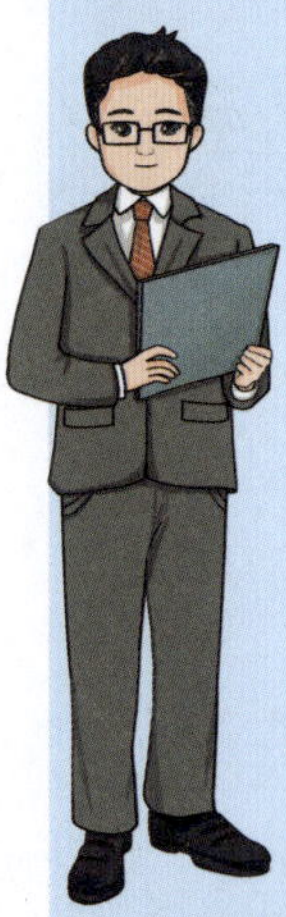

乳牙牙根生理性吸收的机制很复杂，受多种因素共同调控，如继承恒牙的萌出压力、咀嚼能力，以及是否存在恒牙胚等。

（1）继承恒牙的萌出压力和咀嚼能力：乳牙下方的继承恒牙在向上萌出的过程中，会对上方的乳牙形成一种压力，促进乳牙的牙根吸收。如果恒牙萌出方向出现异常，乳牙牙根不能充分吸收，可能导致乳牙不能及时脱落，出现“双排牙”现象，即乳牙滞留。在乳恒牙替换时期，适当的咀嚼压力刺激可以促进乳牙牙根吸收。因此，我们不能让孩子一直进软食，而是应该鼓励孩子多吃玉米、苹果等富含膳食纤维的食物，增强咀嚼能力，以促进乳牙及时脱落、继承恒牙正常萌出。

（2）是否存在恒牙胚：继承恒牙的存在并不是乳牙牙根吸收的必要因素。如果继承恒牙先天缺失，乳牙仍可发生吸收脱落，但脱落时间存在较大的个体差异性，部分成年人口内还保留有未脱落的乳牙。继承恒牙先天缺失的患者，乳牙发生脱落后会产生间隙，这时需要医生综合评估患者，是否需要行间隙保持或通过正畸治疗关闭间隙。

健康加油站

牙根吸收有哪些类型

牙根吸收分为生理性吸收和病理性吸收。正常乳牙替换时发生的牙根吸收为生理性吸收。乳牙牙根吸收呈间断性，包含活动期和静止期，临床检查时可发现乳牙时而松动，时而稳固。活动期和静止期表现为两种相反的组织变化，活动期发生乳牙牙根和局部骨质吸收，结缔组织溶解；静止期则表现为结缔组织增生，局部骨组织和牙骨质增生。

（吴志芳）

二

乳恒牙替换的时间和顺序

4. 孩子**几岁**开始**换牙**，几岁换完

关键词：乳恒牙替换 牙齿发育 恒牙萌出

在孩子的成长过程中，乳恒牙替换是一个重要的生理阶段。大部分孩子在 6 岁左右会开始出现第一颗乳牙脱落并有恒牙萌出，而整个换牙过程通常会持续到 12 岁左右。在 6~12 岁的混合牙列期，孩子的乳牙逐渐被恒牙取代。混合牙列期不仅有牙齿的变化，还涉及骨骼、牙龈与牙根的相互作用。

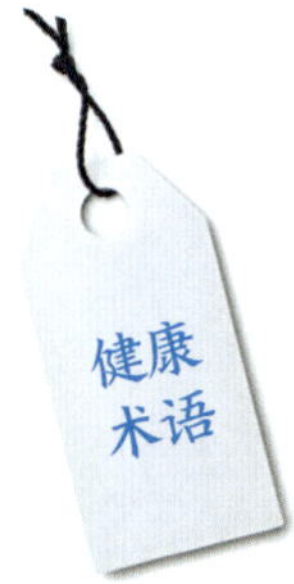

颌骨

支撑牙齿的面部骨骼，包括上颌骨和下颌骨。

专家说

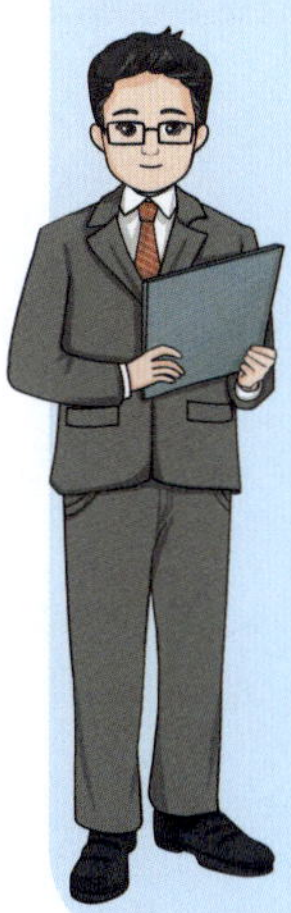

乳恒牙的替换及恒牙的发育时间

大多数孩子的牙齿替换时间相对固定，但每个孩子都有自己的具体生长节奏，影响替牙时间的因素包括遗传、饮食和口腔健康状况等。恒牙早在出生时就开始发育，并储存在颌骨中等待替换的时机。当孩子的乳牙牙根逐渐吸收、松动脱落时，恒牙从下方的颌骨中萌出，最终取代乳牙的位置。

家长最常见的担忧就是牙齿替换不在正常时间进行。若乳牙迟迟不脱落、恒牙未正常萌出，家长应带

孩子去做口腔健康检查，通常口腔专业医生会通过临床检查和X线片来评估恒牙的发育情况，以及是否需要进行干预。乳牙的过早或过晚脱落，会对继承恒牙的排列和发育产生不良影响，乳牙过早脱落可能发生间隙丧失，影响继承恒牙萌出方向和位置。

（吴志芳）

5. 乳恒牙的替换有先后顺序吗，每个孩子的换牙顺序都一样吗

在孩子的成长过程中，乳牙逐渐脱落并被恒牙替代是一个自然的生理过程。乳恒牙替换的顺序和时间遵循一定的规律。了解顺序和时间对家长来说非常重要，有助于判断孩子的口腔发育是否正常。

专家说

乳恒牙替换过程

乳恒牙的替换从前牙开始，逐步向后延伸。最早脱落的乳牙通常是乳中切牙，紧接着是乳侧切牙。最先替换的恒牙是下颌中切牙，可保证前牙咬合功能；

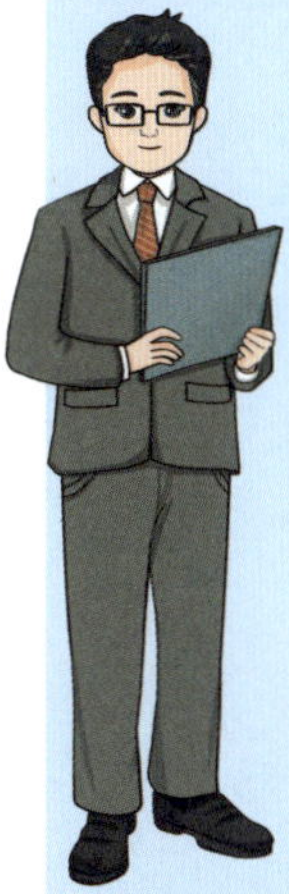

后续替换的尖牙、前磨牙、第二磨牙，则决定了咀嚼能力和面部的骨骼发育（表 2-2）。

表 2-2　常见的恒牙萌出顺序

恒牙名称	恒牙萌出时间 / 岁
下颌第一磨牙	6~7
上颌第一磨牙	6~7
下颌中切牙	6~7
上颌中切牙	7~8
下颌侧切牙	7~8
上颌侧切牙	8~9
尖牙	9~12
前磨牙	10~12
第二磨牙	11~13

恒牙的萌出时间通常开始于 6 岁，并持续到 12~13 岁，这些时间仅为参考值，每个孩子的具体替牙过程可能略有不同，但基本顺序通常一致。正常的乳恒牙替换顺序有利于保持良好的咬合功能，家长可以根据替牙顺序判断孩子牙齿发育是否按预期进行。虽然具体替牙时间可能有所不同，但如果替换顺序出现明显异常，建议及时就医。

（吴志芳）

6. 孩子换牙期间怎么维护口腔健康

关键词

混合牙列期 年轻恒牙 口腔护理

在孩子的乳恒牙替换期间，容易出现龋病、龈炎、错䏡畸形、牙外伤等口腔问题，在此期间应采取多方面的护理措施。

健康术语

牙线

是用于清除牙齿之间食物残渣和牙菌斑的工具，特别适合清洁混合牙列期恒牙的牙间隙。

涂氟

是通过在牙齿表面涂抹氟化物，增强牙齿抗龋能力的专业处理，常用于预防龋病。

窝沟封闭

是通过在牙表面涂上一层保护性的封闭剂，封闭牙齿表面的深窝沟，防止食物残渣和细菌堆积，降低龋病发生率的方法。

专家说

孩子在混合牙列期的口腔护理

孩子进入混合牙列期可以从以下几方面进行口腔健康管理。

（1）保持口腔清洁：混合牙列期，乳牙与恒牙并存，口腔卫生更为复杂。家长应帮助孩子养成每天早晚 2 次刷牙的习惯，使用含氟牙膏，正确使用牙线。

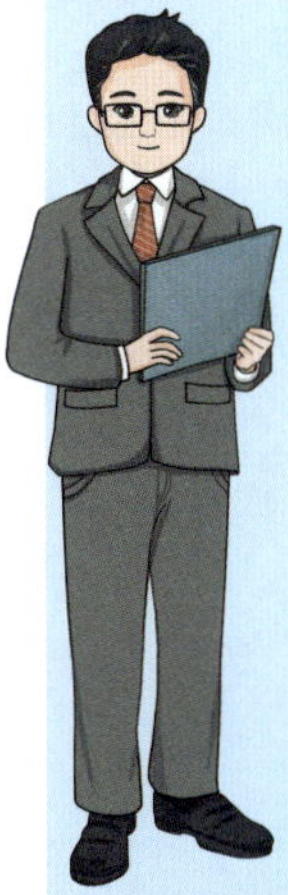

（2）合理饮食：孩子在混合牙列期应多摄入富含钙、维生素 D 和磷的食物，如奶制品、绿色蔬菜和鱼类等，帮助牙齿和骨骼健康发育。还应养成健康均衡的饮食习惯，充分发挥咀嚼器官的功能，促进颌骨的正常发育。应科学合理摄入糖，含糖饮食一般建议在一日三餐中或餐前食用，两餐之间应尽量不再摄入糖和甜食；要少进食黏性大的含糖食品，睡前刷牙后不再吃东西。

（3）预防龋病：通过定期涂氟、窝沟封闭等预防儿童龋病。涂氟是通过在牙齿表面涂抹氟化物，增强牙齿抗龋能力的技术。窝沟封闭是另一种预防龋病的有效措施，当刚萌出的恒牙有深窝沟时，建议及时行窝沟封闭，封闭牙齿表面的深窝沟，防止细菌和食物残渣堆积，降低龋病发生率。

（4）防治错𬌗畸形：早期纠正儿童口腔不良习惯，必要时可戴破除不良习惯的矫治器；乳牙龋损要及时治疗，维护牙弓的长度和宽度；及时拔除额外牙和滞留乳牙。

（5）预防牙外伤：孩子在参加体育活动和游戏时，建议穿胶底防滑鞋，避免剧烈运动；在进行高强度、高风险运动时应佩戴头盔、护齿套等防护用具，降低牙齿受伤的风险；平时不要用牙齿咬过硬的东西，如坚果壳类，以免牙齿隐裂和崩裂。牙外伤后出现牙龈出血、折断、松动、移位时应立即到医院就诊。

（吴志芳）

三

乳恒牙替换过程中常出现的问题

7. 为什么孩子的“六龄齿”刚萌出时会有点松动

关键词

牙齿萌出　牙齿发育

在孩子 6 岁左右，许多家长会发现孩子的口腔后部悄悄长出一颗大牙，这颗牙齿学名“第一恒磨牙”，又称为“六龄齿”。作为人生中第一颗萌出的恒牙，它不替换任何乳牙，而是直接“破龈而出”，承担起未来几十年咀嚼食物的重任。然而，许多家长发现这颗牙齿刚萌出时竟然有些轻微松动，不免担心：“这是乳牙还是恒牙？松动是正常现象吗？”

专家说

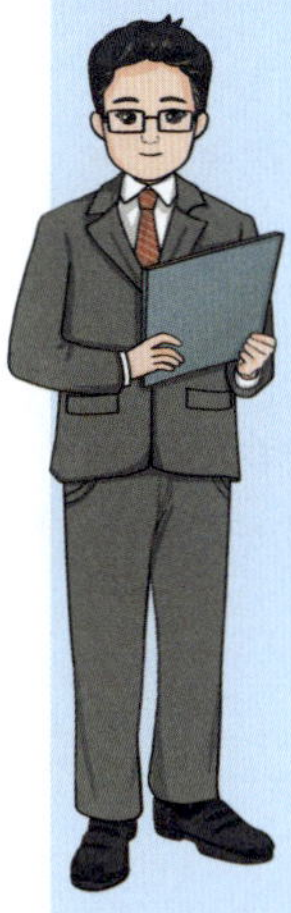

“六龄齿”刚萌出时轻微松动正常吗

“六龄齿”刚萌出时的轻微松动属于正常生理现象，主要与牙齿发育的阶段性特点相关。

牙齿萌出时，牙根的发育仅完成约 2/3，剩余部分需要 1~2 年时间逐步生长闭合。此时的牙根短小且呈喇叭口状，与牙槽骨的结合尚不紧密，类似于“树苗刚扎根时不够稳固”。随着牙根继续发育变长、根尖逐渐闭合，牙齿的稳定性会显著增强。

牙齿的稳固性依赖于牙周膜和牙槽骨的支撑。“六龄齿”萌出初期，周围牙槽骨的改建尚未完成，牙周膜纤维也未完全适应新位置。就像新移植的树木需要时间适应土壤，牙齿也需要数周至数月与周围组织建立牢固连接。

牙齿在萌出时会经历破龈、部分暴露、完全萌出的过程。此阶段牙龈可能轻微红肿，牙齿因局部受力不均出现晃动，尤其在咀嚼较硬食物时更明显。随着牙齿完全萌出至正常咬合位置，松动会逐渐消失。

若牙齿轻微晃动且无疼痛属正常范围，无须干预；若松动幅度大、伴随牙龈红肿出血、咀嚼疼痛或牙齿明显移位，则需要警惕牙髓感染、外伤或先天性牙根发育异常，应及时就医检查。

叮嘱孩子勿用手摇动牙齿或用舌头舔舐，以免加重松动或影响萌出方向。早期避免用该侧咀嚼过硬食物，如坚果、冰块等，待稳固后再正常使用。

“六龄齿”的萌出是孩子换牙期的重要里程碑，初期轻微松动是牙齿“扎根生长”的必经阶段。这颗牙齿最终会成长为坚固的“咀嚼主力军”。家长只需要保持观察、加强护理，与其过度担忧，不如借此机会培养孩子良好的护牙习惯——毕竟，守护“六龄齿”，就是守护孩子一生口腔健康的第一步。

（王嫒嫒）

8. 乳牙脱落了，为什么恒牙迟迟不萌

关键词：牙齿迟萌　乳牙　恒牙

专家说

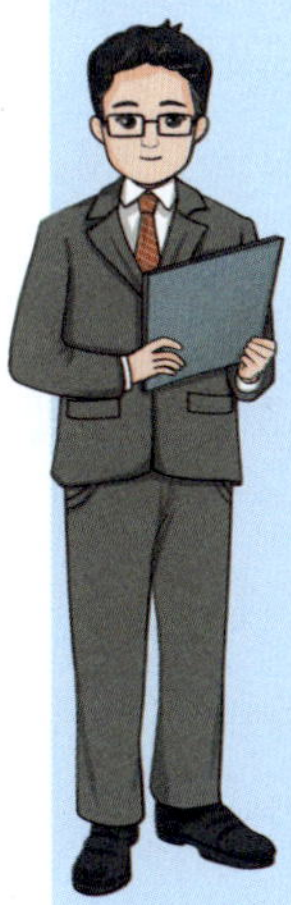

乳牙脱落后，对应的恒牙还未萌出怎么办

一般来说，乳牙脱落后恒牙不是即刻就萌出的，乳牙脱落只是为恒牙的萌出提供一个空间。但是如果同名恒牙已经萌出，脱落乳牙对应的恒牙还未萌出的话，就需要引起家长的高度关注，可能与以下因素相关。

（1）乳牙相关因素：如果乳牙因外伤或疾病过早脱落，恒牙的萌出时间会距离乳牙脱落时间相对较长；同时，如果严重的乳牙根尖周病变或牙外伤未得到及时有效的治疗，可能会导致下方恒牙胚萌出位置异常。

（2）恒牙阻生：恒牙可能因空间不足或其他阻碍无法正常萌出，如囊肿、额外牙等，局部牙槽骨或牙龈组织过厚也会阻碍牙的正常萌出。

（3）恒牙发育延迟：恒牙的萌出时间因人而异，可能与遗传、营养或整体发育有关。一般恒牙是对称萌出的，但也存在个别牙发育延迟的情况，如果恒牙

尚未发育完全，萌出时间就会推迟，这种情况可以定期复查恒牙的发育情况。

（4）先天缺牙：少数情况下，恒牙可能先天缺失，导致无法萌出。

（5）全身相关因素：某些全身性疾病或营养不良可能影响恒牙的发育和萌出。

不论是哪种因素导致的恒牙迟萌，都建议家长及时带患儿就诊。通过进一步检查评估恒牙的位置和发育情况，必要时采取干预措施，防止错失助力恒牙正常萌出的最佳时机。

（王嫒嫒）

9. “六龄齿”萌出时，怎么前面的牙齿松动了

当孩子的“六龄齿”开始萌出时，有些家长会发现前面的乳牙或其他大牙出现了松动甚至移位的现象。这种现象通常与“六龄齿”的异位萌出有关。当“六龄齿”萌出时偏离正常的路径，顶住前方乳牙，导致乳牙松动，甚至提前脱落，医学上将这种现象称为“第一恒磨牙异位萌出”。

健康术语

第一恒磨牙异位萌出

是指第一恒磨牙萌出时近中阻生，同时伴有第二乳磨牙牙根吸收和间隙丧失。

专家说

“六龄齿”异位萌出的原因有哪些

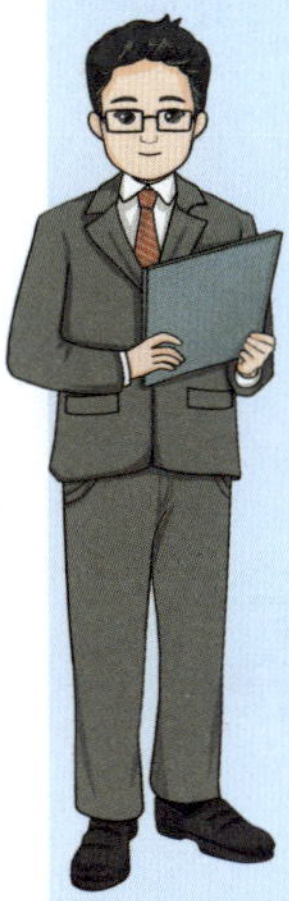

“六龄齿”异位萌出的原因多种多样，主要包括以下几个方面：①颌骨发育滞后于牙齿萌出，颌骨短小，特别是上颌结节发育不足；②组织差异性发育失衡，异位萌出牙齿同侧的牙槽骨、软组织障碍；③第一恒磨牙萌出角度异常。上颌第一恒磨牙异位萌出的发生率远高于下颌。

若上颌第一恒磨牙异位萌出未得到及时治疗，可能会发生以下危害，影响儿童的口腔健康：①第一恒磨牙与相邻的第二乳磨牙远中面形成的间隙易造成食物残渣及细菌堆积，从而导致第二乳磨牙患龋率上升；②相邻乳牙牙根吸收导致乳牙过早脱落，异位的第一恒磨牙近中移位，导致同侧其余恒牙萌出空间不足，牙列拥挤且牙弓发育不足；③异位萌出的上颌第一恒磨牙不能与对颌牙建立正常咬合关系，可影响该侧的咀嚼效率，导致对颌牙伸长、增加颞下颌关节疾病发生风险。

对于轻中度的第一恒磨牙异位萌出，通常采取保守治疗，观察 3~6 个月；而对于观察仍不能正常萌出的第一恒磨牙，以及重度、极重度的第一恒磨牙异位萌出，则需要及时治疗。第一恒磨牙的异位萌出是影响儿童口腔健康、咬合发育的常见问题，早期治疗有利于改善儿童的口腔健康状况。当然，家长朋友们无须过度焦虑，发现相关问题及时就诊即可。一般情况下，建议儿童在第一颗乳牙萌出后开始口腔检查，随后每 3~6 个月进行定期检查，做到早发现、早诊断、早治疗。

（王媛媛）

10. 孩子**换牙**时**牙龈**又**红肿**又**疼痛**是怎么回事

健康术语

萌出性龈炎

是儿童牙齿萌出，局部菌斑堆积引起的局部性龈炎。

专家说

换牙时牙龈红肿疼痛正常吗，需要怎么做

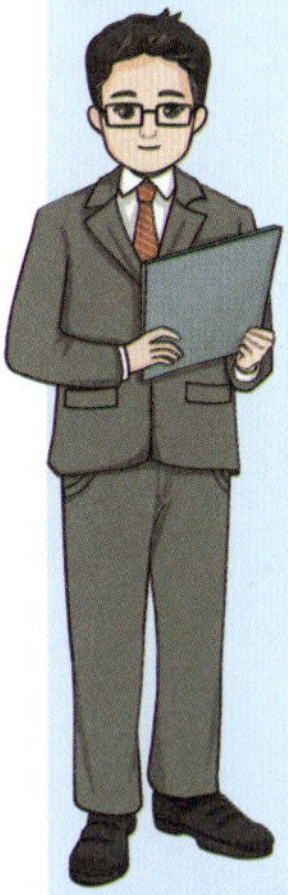

萌出性龈炎与孩子牙齿的萌出过程密切相关。当孩子的恒牙胚发育成熟并开始向口腔内萌出时，它会顶开乳牙和牙龈，导致局部牙龈受到刺激或压迫，引发炎症。随着恒牙的萌出，牙龈组织需要适应恒牙的生长和位置变化，这个过程中可能会导致牙龈变得红肿、敏感，甚至疼痛。这种不适感可能会让孩子感到烦躁，尤其是在恒牙萌出时，牙龈会变得特别敏感，偶尔出现小溃疡或出血。

萌出性龈炎是牙齿的萌出压力引发的生理性反应，因此通常不需要过度担心。牙龈的红肿和疼痛一般会在恒牙完全萌出后自行缓解。这一过程的持续时间因个体差异而有所不同，通常会在 1~2 周内消退。如果孩子的牙龈红肿、疼痛持续时间较长，或伴随有严重出血、口腔异味等症状，可能就不只是萌出性龈炎，而是其他口腔问题的表现，此时需要及时就医。

虽然萌出性龈炎是正常的生理现象，但家长仍然可以通过一些方法来缓解孩子的不适。保持良好的口腔卫生是关键。家长应帮助孩子正确刷牙，避免食物残渣积聚在牙齿和牙龈之间，防止细菌感染。对于牙龈肿痛较为严重的情况，家长可以使用温盐水漱口的方式来缓解牙龈炎症。盐水具有一定的抗菌作用，可以减少局部的细菌数量，帮助减轻炎症。

家长可以给孩子提供一些较软的食物，避免摄入刺激性食物和硬质食物，减轻牙龈的负担。同时，可以用冷敷的方式缓解

牙龈的肿痛感，有助于消肿和减轻疼痛。对于疼痛较为剧烈的情况，医生可能会推荐一些温和的口腔护理产品，如含有抗炎成分的牙膏或漱口水，缓解牙龈不适。

虽然大多数情况下，萌出性龈炎属于自限性疾病，经过一段时间会自然好转，但如果不及时处理，也可能导致口腔其他问题。如果孩子在换牙过程中出现了持续性红肿、出血或其他异常症状，如口腔溃疡、体温升高等，家长应及时带孩子去看口腔医生，排除其他口腔疾病的可能性。

（王媛媛）

关键词 补钙 牙齿钙化

11. 换牙时多补钙，新牙就会又白又不容易坏，是真的吗

健康术语

牙齿钙化

分为生理性钙化和病理性钙化两个不同的过程，生理性钙化是牙齿发育过程中的自然现象，在牙齿发育期间，牙冠和牙根形态发育完成，牙体硬组织中的钙离子增多，使牙齿硬度增加。

专家说

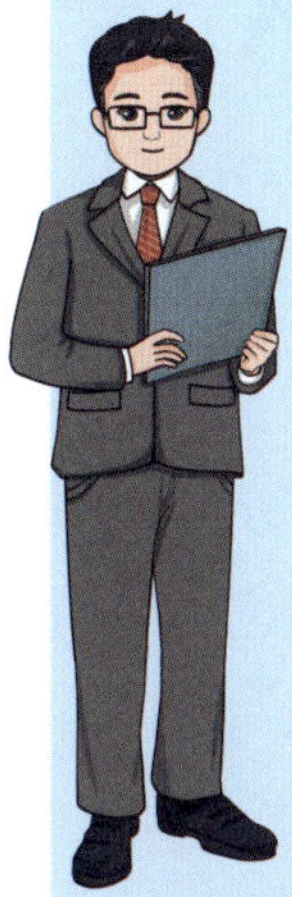

换牙期间需要给孩子补钙吗

乳牙牙体硬组织自胚胎第 4 个月开始到出生后 1 年左右钙化完成，只有在此期间补钙和维生素 D，才对牙齿钙化有意义，之后再补钙对乳牙的硬度没有帮助了。恒牙除“六龄齿”在新生儿时期有小部分牙尖钙化外，其余都是在出生后到 7~8 岁时逐渐完成钙化。在此期间，适当补钙有助于增强恒牙的强度。但钙并不能直接让牙齿“更白”。牙齿的颜色主要取决于牙釉质的透明度和其下方牙本质的颜色，而这些特性更多地受到遗传因素和饮食习惯的影响。

家长需要注意的是，过量补钙可能会带来副作用，比如增加肾脏的负担，甚至引发结石。因此，补钙应适量，推荐通过日常饮食摄入足够的钙，如奶制品、豆类、绿色蔬菜等富含钙的食物，而不是盲目依赖钙片或其他补充剂。

新牙是否容易患龋，牙齿强度并不是决定性因素。龋齿的形成主要是因为细菌分解食物中的糖分后产生酸性物质，这些酸会侵蚀牙釉质并导致龋洞的出现。如果孩子的口腔卫生习惯不好，如不刷牙、不用牙线，或者频繁摄入甜食，会增加龋齿的风险。新长出的恒牙可以通过窝沟封闭、涂氟等方式增强牙齿的抗龋能力；同时，均衡的营养摄入和良好的口腔卫生习惯对预防龋病具有重要意义。

（王媛媛）

12. 为什么孩子的乳牙“越长越矮”

关键词

乳牙固连　牙根

很多家长发现，孩子的乳牙在萌出过程中，似乎“越来越矮”，尤其是临近换牙的阶段更为明显。正常情况下，乳牙替换时牙根会逐渐吸收而松动脱落，为恒牙萌出让出空间。如果乳牙在换牙过程中“越长越矮”并没有伴随松动，甚至一直无法脱落，这可能是一种病理现象，医学上称为“乳牙固连”。

健康术语

乳牙固连

是牙骨质与牙槽骨直接的结合，固连部位的牙周膜丧失，患牙的𬌗面低于正常的𬌗平面，也可称为下沉牙或低𬌗牙。下沉牙并非真正下沉，只是因为患牙处于萌出停滞状态，而相邻的牙齿在萌出，周围的牙槽骨在发育，使得患牙的𬌗面低于正常的𬌗平面，看起来好像“下沉”一样。

专家说

乳牙为什么看起来“越来越矮”，要怎么应对

正常情况下，乳牙牙根通过牙周膜与牙槽骨相连，牙周膜能够为牙齿提供一定的灵活性，并允许乳牙在换牙时逐渐脱落。但在乳牙固连的情况下，牙周膜部分或完全消失，乳牙和牙槽骨牢固相连，使乳牙无法正常脱落。

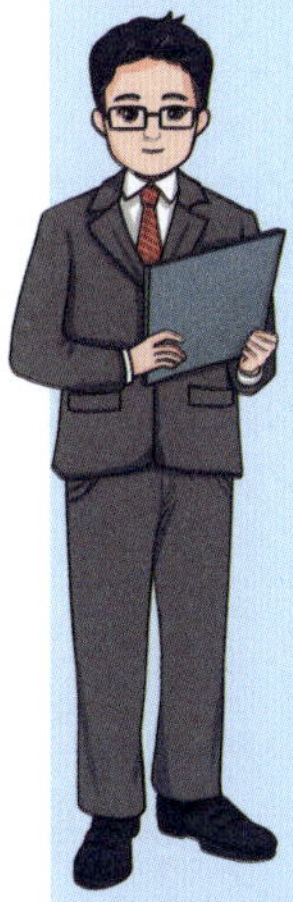

乳牙固连的具体原因尚未完全明确，可能与以下因素有关。

（1）**牙槽骨发育异常**：牙槽骨在乳牙萌出时可能发育异常，导致牙齿与牙槽骨直接融合。

（2）**创伤或感染**：乳牙外伤或牙根周围发生感染，可能引发与牙槽骨的异常粘连。

（3）**遗传因素**：某些家族遗传问题可能会导致乳牙固连。

（4）**恒牙胚缺失**：如果继承恒牙牙胚发育异常或缺失，乳牙替换过程可能受阻，增加固连的风险。

乳牙固连的典型表现：①乳牙看起来“越来越矮”，是因为随着孩子颌骨和其他牙齿的正常发育，固连的乳牙高度相对较低，逐渐被周围的牙齿“淹没”；②固连的乳牙通常不会像正常乳牙那样松动脱落，家长可能会发现乳牙在换牙年龄仍然牢牢地固定在原位；③乳牙固连还可能导致恒牙无法顺利萌出，进而引发牙列不齐、咬合异常等问题。如果长期不处理，可能会对孩子的口腔功能和颌骨发育产生影响。

乳牙固连通常需要干预。在固连较轻的情况下，通过轻微的正畸牵引或松解术来帮助乳牙与牙槽骨分离；若乳牙固连较严重且已经影响恒牙萌出，建议拔除固连乳牙，并根据具体情况采取进一步措施，比如安装间隙保持器，防止恒牙萌出空间被占用。

（王媛媛）

13. 同龄小朋友都**开始换牙**了，为什么我的孩子还没有换牙

关键词

乳牙 恒牙 混合牙列期

当孩子到了换牙的年龄，很多家长会发现班上的小朋友已经开始长新牙了，而自己孩子的牙齿似乎还没有动静，甚至怀疑孩子牙齿发育是否存在问题。

专家说

孩子换牙时间晚于同龄小朋友该怎么办

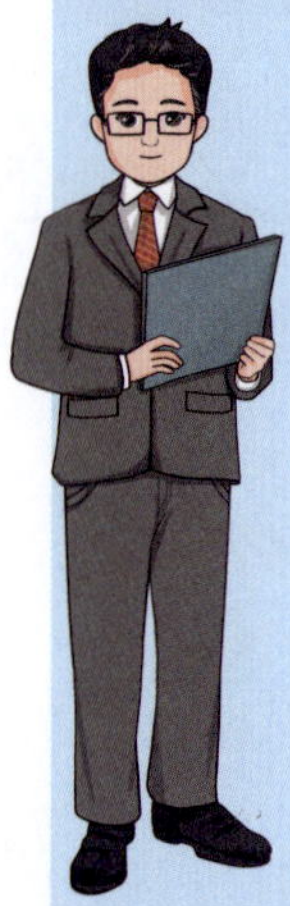

每个孩子的生长发育节奏有所不同，具体换牙的时间也不完全一致。换牙通常从 5~7 岁开始，有的孩子可能会提前到 4 岁半，有的可能晚到 8 岁。换牙的时间主要受遗传因素、个体发育情况、牙齿和颌骨生长状态的影响。如果家族中普遍换牙较晚，那孩子可能也会有类似的情况。

孩子乳牙脱落和恒牙萌出的过程是一个复杂的生物学过程，需要恒牙胚逐渐发育和乳牙牙根吸收来配合完成。如果恒牙胚发育较慢，乳牙牙根吸收也会慢一些，就可能导致换牙时间稍晚。换牙早晚与牙齿的健康并没有直接关系，乳牙脱落时间晚，并不代表恒

牙会有问题；换牙早的孩子也不一定会比换牙晚的孩子牙齿更健康。

家长更应该关注孩子牙齿萌出是否正常，牙齿排列是否整齐，而不是单纯关注换牙的时间。即使比同龄孩子换牙稍晚，只要乳牙和恒牙的替换顺利进行，通常不会对牙齿健康造成影响。那些看似“没有换牙”的孩子，家长可以检查一下是否有“六龄齿”悄悄萌出，避免遗漏对恒牙的护理。如果对孩子的换牙情况存在疑问，建议及时咨询口腔医生，通过专业检查评估孩子的牙齿发育状况。

（王媛媛）

第三章

儿童龋病

一

乳牙龋

1. 乳牙龋病有哪些表现

关键词：乳牙　龋病　奶瓶龋　环状龋

乳牙是儿童在生长发育过程中长出的第一副牙齿，通常在6个月至2岁半之间陆续萌出，建立乳牙列，6~12岁逐渐被恒牙替换。在乳牙行使功能期间，可能会发生龋病，影响乳牙功能。什么是乳牙龋？

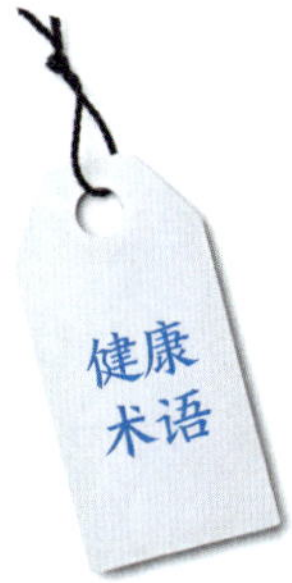

乳牙龋

发生在儿童乳牙的龋病，具有发病早、患龋率高、龋损发展速度快等特点。

专家说

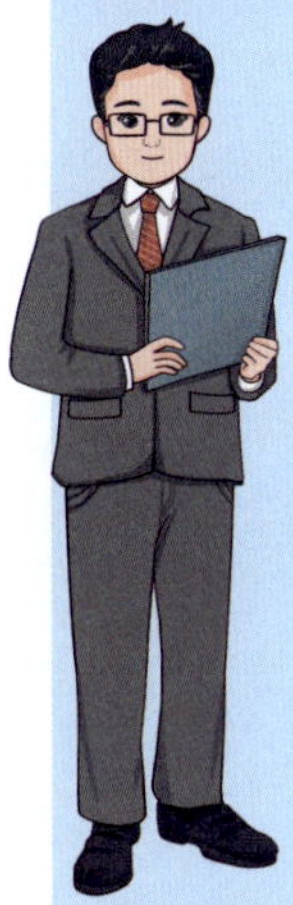

什么是龋病

龋病是指宿主、细菌和饮食等多方面因素作用下的牙体硬组织慢性进行性破坏性疾病。龋病的临床表现主要是牙体硬组织在颜色、形状、质地各方面发生异常，这种异常随时间的推移会逐渐进展，从牙齿表面出现白色或黄褐色斑点逐渐发展至牙齿组织缺损、龋洞形成。不同于身体其他组织器官，牙体硬组织缺乏自身修复能力，龋洞一旦形成，不能自行修复。

乳牙龋的类型

乳牙极易患龋，在6~7个月婴儿第一颗乳牙初萌时即可发生。在6岁前随年龄增长，乳牙患龋率逐渐上升。

乳牙龋最好发的牙位是上颌乳切牙和下颌乳磨牙；不同年龄好发牙面不同，1~2 岁主要发生于上颌乳前牙的唇面和邻面，这往往与乳牙萌出后含奶瓶入睡、喂夜奶等不良习惯有关，这种乳牙龋又称为“奶瓶龋”“喂养龋”。一些婴幼儿乳前牙的唇面、邻面龋进展较快，形成围绕牙冠的广泛性的环形龋，呈卷脱状，又称为“环状龋”。随着儿童年龄增长，乳磨牙逐渐萌出并建𬌗，3~4 岁儿童乳磨牙𬌗面的窝沟易患龋，而 4~5 岁儿童由于食物嵌塞，乳磨牙邻面易患龋。

（袁国华）

关键词：乳牙龋　发病因素　患龋风险

2. 哪些原因可导致乳牙发生龋病

乳牙龋病主要与牙齿本身的结构特点、不良的饮食习惯、家长的错误认识及口腔卫生维护不足等因素相关。

健康术语

患龋风险

是指个体患龋病的可能性大小。这与个体的自身因素、家庭因素等多方面均有关联，对患龋风险的评估可指导患者针对风险因素进行预防，从而降低龋病的发生率。

专家说

乳牙容易患龋的原因

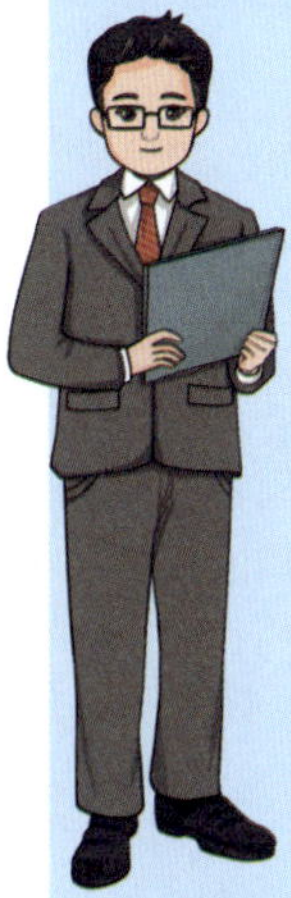

（1）乳牙自身因素： 乳牙牙颈部明显缩窄，牙冠近颈 1/3 处隆起，牙与牙之间的接触为面接触，牙列中存在生理间隙，容易积聚食物残渣和细菌；乳牙的牙釉质和牙本质薄，冠部存在深窝沟或裂沟等特殊结构；且乳牙的矿化程度较恒牙低，抵抗细菌产酸的能力较弱。此外，还有遗传因素或环境因素导致的牙齿发育异常疾病，如牙釉质发育异常、牙本质发育异常等，此类牙齿结构异常导致的患龋风险更高。

（2）不良饮食习惯： 频繁摄入含糖食物是引发乳牙龋的重要原因，糖被细菌代谢产酸，侵蚀牙齿组织，导致脱矿和龋洞形成。尤其是睡前食用含糖食品又未能及时清洁口腔时，由于睡眠中唾液的冲刷作用较弱，为口腔内细菌产酸提供了温床，可加速对牙齿的侵蚀。

（3）口腔卫生维护不足： 儿童刷牙方法不正确、刷牙时间不足可导致牙菌斑滞留，细菌代谢口腔内残留食物残渣，分解糖类产酸，引发龋病。若未正确使用牙线等工具清洁牙间隙，细菌代谢牙间隙中的食物残渣，可导致乳牙邻面龋。

（4）儿童全身健康状况： 一些影响唾液分泌的疾病，包括先天性唾液腺缺失、唾液腺管堵塞等，导致唾液分泌不足，对牙面食物残渣的冲刷作用及对细菌产酸的缓冲作用较弱，造成患龋风险升高。部分孤独症、智力发育障碍等疾病患儿因缺少必要的口腔清洁，患龋风险也较高。肾脏疾病、钙磷代谢缺陷等全身性疾病会影响乳牙的发育和矿化，增加乳牙患龋风险。

（5）家庭和社会经济状况：对于经济发展较落后的地区、经济条件相对有限的家庭而言，儿童可能面临家庭口腔卫生保健意识不足、可获取的口腔保健资源与服务有限等情况，这在一定程度上增加了儿童的患龋风险。

（袁国华）

3. 乳牙龋病有哪些特点

在一些自身和外在危险因素的作用下，乳牙患龋的风险较高，而与恒牙龋相比，乳牙龋也具有独特之处。了解这些特点有助于儿童、家长和口腔卫生服务从业者更好地预防和治疗乳牙龋病。

专家说

乳牙龋的特点

（1）患龋率高：由于乳牙自身的结构特点、儿童喜好甜食等，儿童的乳牙龋患病率较高，2017 年

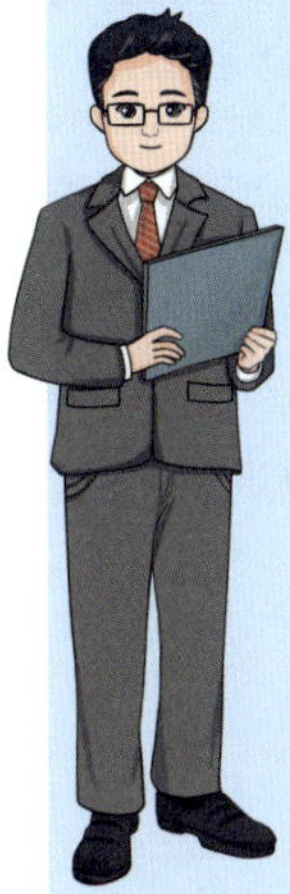

第四次全国口腔健康流行病学调查结果显示，我国 3 岁、4 岁、5 岁组儿童的乳牙患龋率分别为 50.8%、63.6%、71.9%，乳牙患龋状况在该年龄段随年龄增加而加重。

（2）进展速度快：乳牙的牙釉质和牙本质较薄，矿化程度较低，细菌产酸可迅速导致硬组织脱矿，形成龋洞，且由于乳牙髓腔大、髓角高，龋病极易进展波及牙髓，导致牙髓炎、根尖周炎；儿童可能会频繁进食，尤其是频繁进食甜食，为细菌提供持续的底物来源，促进龋病的快速发展。

（3）主观症状不明显：儿童患乳牙龋后可能并不表现出明显的主观症状，导致治疗延误，加上乳牙龋进展速度较快，许多乳牙龋已发展至牙髓根尖周炎时才被家长发现。

（4）龋损范围广：乳牙龋往往不是单颗牙孤立发生的，而是多颗牙同时受到影响，尤其是上颌乳前牙和上下颌乳磨牙。同一颗牙齿的龋损也可能同时发生在多个牙面上。乳牙龋往往呈现对称性，即一侧牙发生了龋病，对侧的同名牙也很可能受到影响。

（袁国华）

口腔健康系列

4. 乳牙患龋后有哪些危害

关键词

牙体缺损　冷热刺激痛　全身健康

乳牙不仅在儿童的咀嚼、发音和美观方面发挥着重要作用，更是恒牙正常萌出和排列的引导者。而乳牙龋病，作为儿童时期常见的口腔疾病，会给孩子带来哪些危害呢？

健康术语

牙体缺损

是指龋病、外伤、磨损、酸蚀等多种因素引起的牙体硬组织不同程度的外形和结构的破坏、缺损或发育畸形，造成牙体形态、咬合和邻接关系的异常。

专家说

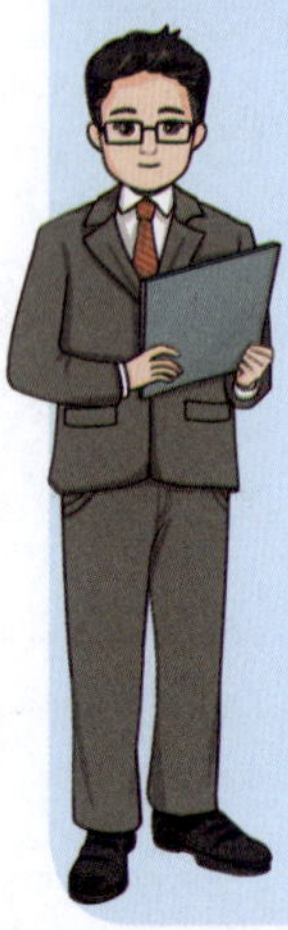

乳牙龋引起的口腔局部危害

（1）造成牙齿缺损，影响功能：乳牙龋病若不及时干预，病损会持续扩大，形成龋洞，甚至出现牙体硬组织片状、块状及更大范围的剥脱，影响前牙的食物切割、发音、美观等功能；当缺损发生在乳磨牙时，会导致咀嚼功能降低，有时还会使儿童形成偏侧咀嚼习惯，甚至导致咬合关系紊乱、面部发育不对称等。

（2）引起不适症状：随着疾病进展，患龋的乳牙可出现各种不适感，包括进食和冷热刺激痛等，影响儿童的正常进食，严重时甚至会影响睡眠及情绪。

（3）影响继承恒牙发育：未及时治疗的乳牙龋病，可进展为牙髓炎、根尖周炎，炎症还可进一步影响继承恒牙牙胚，出现牙釉质发育不全，或者影响继承恒牙的位置和方向（图 3-1）。

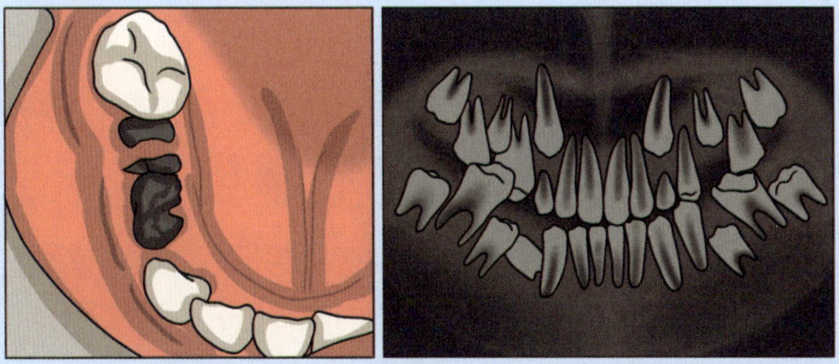

图 3-1　乳牙龋未经治疗影响继承恒牙发育

乳牙龋引起的全身危害和社会危害

（1）全身危害：未经治疗的乳牙龋病可引发一系列的全身健康问题。龋病进展成慢性根尖周炎可成为病灶牙，使机体的其他器官组织发生感染，出现低热、风湿性关节炎、蛛网膜炎、肾炎等。此外，乳牙龋病导致的营养不良、睡眠不足等问题也可能进一步削弱儿童的免疫力，导致孩子身心健康受损。

（2）社会危害：乳牙龋病是社会卫生支出的重要组成之一。许多家长秉持“乳牙迟早要换的，可以不治疗”的错误观念，忽视了对乳牙龋病的治疗，最终导致儿童面临更复杂、更严重的口腔问题，治疗周期更长、治疗费用上升。从群体来看，近几十年来，我国乳牙龋病的患病率居高不下且逐年上升，造成了社会经济负担。

健康加油站

如何对乳牙龋进行早发现、早诊断、早治疗

为了保障儿童的口腔健康，减少乳牙龋病造成的危害，建议乳牙龋病早发现、早诊断、早治疗。

（1）**早发现：**通过自我观察和定期的口腔检查，尽早发现乳牙龋损。家长可检查孩子的牙齿，关注是否有黑点、白斑或牙齿表面不平整的情况。

（2）**早诊断：**在发现可疑龋损后，推荐家长及时带孩子前往医疗机构进行口腔检查，口腔医生会通过临床检查和必要的影像学检查来确定龋病的存在与否、龋病的程度和范围，以便制订合适的治疗方案。

（3）**早治疗：**在确诊龋病后，应尽早开始治疗，防止龋病进展带来更加不利的后果。

健康云课堂

乳牙迟早是要换的，
出现龋齿有必要治疗吗

（袁国华）

5. 如何预防乳牙龋病

乳牙龋病会威胁儿童口腔局部甚至是全身健康，但它并不可怕，只要及时采取恰当的措施，是可防、可控、可治的。采取正确、有效的措施预防乳牙龋，对于维护孩子的口腔健康至关重要。

关键词

清除菌斑 刷牙 牙线

专家说

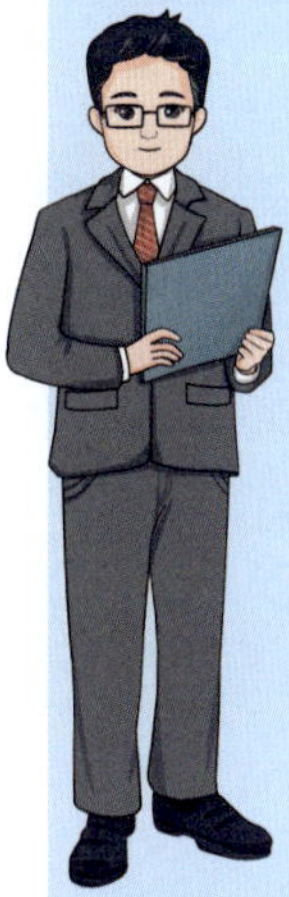

婴儿期（出生后 28 天 ~1 岁）预防方法

从孩子出生后便应强调乳牙龋的预防，清除菌斑的观念在孩子第一颗乳牙萌出前便应养成，家长应用湿润的纱布、指套或特制的婴儿牙刷轻轻擦拭牙龈，去除食物残渣和细菌。当孩子长出第一颗乳牙后，家长应使用适合该年龄的软毛牙刷，每天刷牙 2 次。建议孩子在第一颗乳牙萌出后 6 个月内进行首次口腔检查，根据医生的建议接受口腔治疗及预防，并定期进行口腔复查，一般建议每 3~6 个月进行一次口腔检查。

幼儿期（1~3 岁）预防方法

这一时期是乳牙萌出及乳牙列形成的关键时期，更应保持孩子口腔的清洁，早晚刷牙。孩子在这一阶段仍有吞咽牙膏的风险，需要严格控制牙膏用量，或使用无氟牙膏。养成正确的喂养习惯是至关重要的，提倡减少甜食的摄入。12 个月以上的孩子可适当减少奶瓶喂养，喂养后可喝少量清水或刷牙，避免频繁喂养和夜间喂养。避免在2岁以下孩子的食物中添加糖。鼓励孩子多吃新鲜水果、蔬菜和坚果等健康食物。建议在乳磨牙陆续萌出且孩子能配合口腔治疗后，完成乳磨牙的窝沟封闭，降低乳牙龋的发生率。

学龄前期（3~6岁）和学龄期（6~12岁）预防方法

孩子在学龄前期各项能力明显提升，但应注意的是，由于孩子尚不能完全掌握正确的刷牙方式，家长仍是孩子口腔保健的主要执行者，需要在逐步教会孩子正确刷牙方法的同时，继续帮助孩子进行刷牙。由于该年龄段孩子易发生食物嵌塞，极易发生乳磨牙邻面龋，所以除使用牙刷清洁口腔外，还应使用牙线去除牙齿邻面的食物残渣和菌斑，避免乳牙邻面龋的发生。

8岁以上的孩子应掌握正确的刷牙方法，自己完成早晚刷牙和使用牙线，每次刷牙应持续2分钟以上，确保每个牙面都得到充分清洁。牙刷每3个月更换一次，或当刷毛磨损时及时更换。

（袁国华）

6. 乳牙患龋后该如何治疗

乳牙患龋后不能自行修复，若各类致龋因素持续存在，会导致龋病快速进展，所以乳牙龋病一经发现和诊断，应前往正规的医疗机构接受及时、正确的治疗，那么乳牙龋病有哪些具体的治疗方法呢？

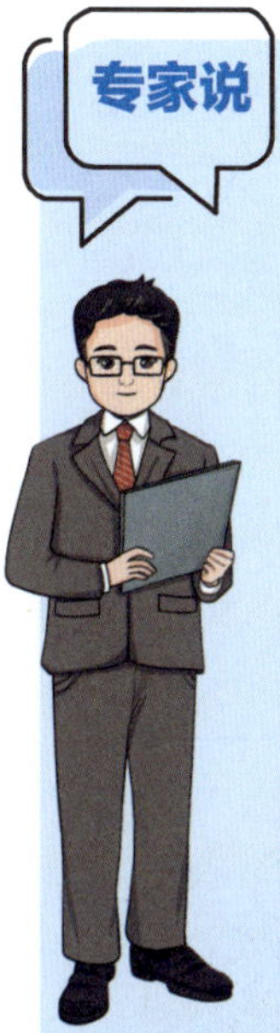

乳牙龋病的治疗目的

通过规范的治疗终止龋病的发展，保护牙髓的正常活力，避免龋病进展至牙髓病、根尖周病，造成各种并发症；恢复牙齿的外形和咀嚼功能，维持牙列的完整性，使乳牙正常地被恒牙替换，有利于颌骨生长发育。由于牙齿也是发音的辅助器官，治疗乳牙龋病有利于儿童的正常发音和美观，为儿童的身心健康保驾护航。

乳牙龋病的治疗方法

总体来说，乳牙龋病的治疗分为两大部分：药物治疗和修复治疗。

（1）药物治疗：乳牙龋病治疗中常用的药物包括氟保护漆、2% 氟化钠溶液、1.23% 酸性氟磷酸钠溶液、10% 氨硝酸银溶液、38% 氟化氨银溶液等。药物治疗主要适用于龋损面广泛的浅龋或剥脱状的环状龋，也可用于乳磨牙的𬌗面和颊面。药物治疗并不能恢复牙体外形，仅能抑制龋病进展，是在无经济、技术条件进行修复治疗时的一种姑息措施。

（2）修复治疗：修复治疗是治疗乳牙龋病的重要方法，通过去除病变组织、恢复牙体外形，达到提高咀嚼功能和促进颌骨发育的作用。修复治疗包括充填治疗和预成冠修复等（图 3-2）。充填治疗是指去除龋损组织后，通过光固化复合树脂、玻璃离子水门汀等材料修补缺损区域，完成对牙体外形的修复。金属预成冠修复是治疗乳磨牙龋病的常用方法，预成冠在外形上类似“小钢牙”，可很好地将牙齿与口腔中的致龋因素隔离，保护牙齿完整性，减少继发龋的发生，同时还有以下优点：牙体预备去除的组织较少，可很好地恢复牙齿的外形和功能，操作较简单。缺点是不够美观。近年来随着材料技术的革新，氧化锆预成冠问世，增加了牙齿修复治疗的选择，也大幅提高了乳牙牙冠的美观性。

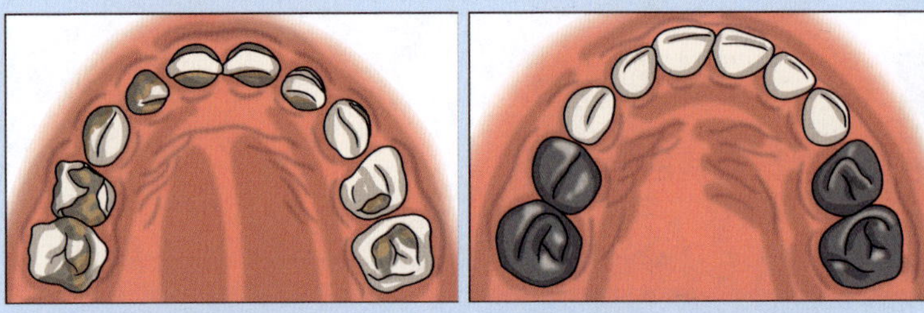

图 3-2　上颌前牙树脂修复，第一、第二乳磨牙金属预成冠修复

（袁国华）

7. 治疗乳牙龋病时，孩子不配合怎么办

我们已经知晓了乳牙龋病治疗的重要性，但儿童不同于成人，对可能产生的疼痛充满恐惧，牙科治疗环境又较为特殊，需要用到各类

尖锐的器械，在治疗中存在喷水、吹气等特殊操作，涡轮机的旋转也会发生刺耳的声响，这些因素往往使孩子不能有效配合医生的治疗，如果遇到孩子不配合治疗乳牙龋病时该怎么办呢？

专家说

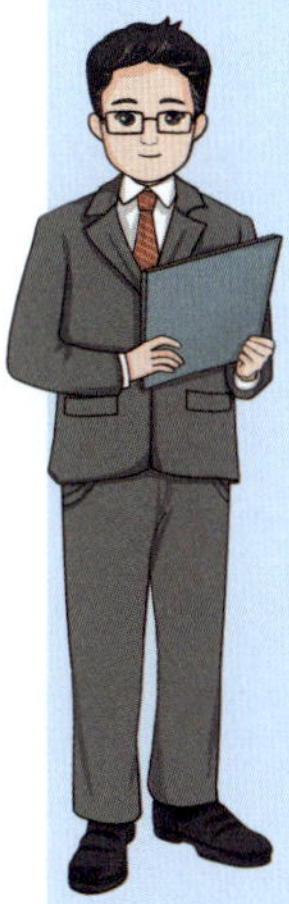

儿童口腔就诊的行为管理

与成人看牙时一对一的医患关系不同，儿童治疗乳牙龋病时，往往是孩子、家长与医护人员构成了一个相互影响的三角关系，共同参与对孩子口腔健康的维护。儿童口腔医生会合理应用多种不同的方法，消除孩子的紧张心理，这些方法包括了非药物行为管理技术和药物行为管理技术两大类。

（1）**非药物行为管理技术**：包括告知-演示-操作、治疗前体验、正强化、分散注意力、示范作用、语音控制、保护性固定等。其中，告知 - 演示 - 操作是医生帮助孩子熟悉器械和诊疗过程，消除紧张情绪的技术；治疗前体验是带孩子前往儿童口腔门诊参观和体验，消除孩子对口腔治疗的恐惧的技术；正强化是医生在诊疗过程中对孩子的良性表现进行夸赞和鼓励，强化这些行为的技术；分散注意力是在治疗过程中使用小玩具、自带电子产品或椅旁电视播放动画片的方式转移孩子注意力，消除恐惧和紧张情绪的技术。

（2）**药物行为管理技术**：包括笑气 - 氧气吸入镇静技术、口服药物镇静技术、静脉注射镇静技术、全身麻醉。尽管大多数孩子可以在非药物行为管理技术下建立良好融洽的医患关系，但仍有一部分孩子不能配合治疗，医生往往需要通过镇静或全麻技术进一步地控制孩子的焦虑和疼痛。不同深度的镇静可以相对减少孩子在口腔治疗过程中的焦虑情绪，并提高疼痛阈值。而全身麻醉则是利用麻醉药物诱导患者丧失意识，由麻醉师保证治疗期间孩子的安全，医生一次性完成孩子口腔中所有龋齿及其并发症等的治疗。近年来，我国可开展全身麻醉下儿童口腔治疗的医疗机构越来越多，这项技术被认为是舒适、安全、高效的，对“牙科恐惧症”儿童的口腔治疗具有重要意义。

（袁国华）

二

年轻恒牙龋

口腔健康系列

8. 什么是年轻恒牙

关键词

年轻恒牙　牙根发育

陪伴我们一生的有两副牙齿：乳牙和恒牙。6 岁的时候恒牙就开始萌出了，大多数人在 12 岁左右除智齿以外的恒牙已经全部萌出，恒牙将陪伴我们整个人生。恒牙在刚萌出不久的时候，称为年轻恒牙，年轻恒牙有其独特之处。

专家说

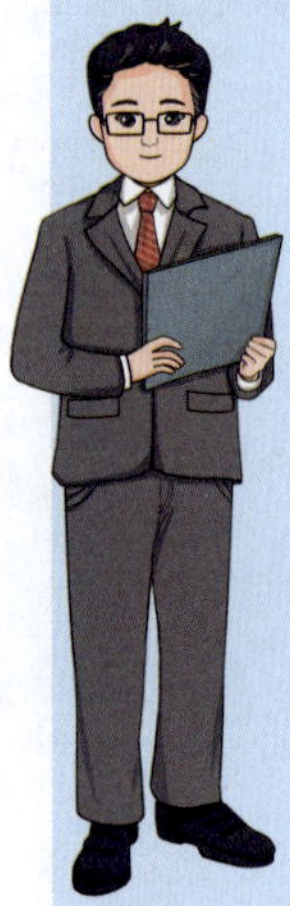

什么是年轻恒牙，其有哪些特点

年轻恒牙是指已经萌出，在形态和结构上尚未完全形成和成熟的恒牙。刚萌出的年轻恒牙牙釉质薄，矿化程度较低，牙根一般只形成了 2/3，萌出后牙根需要继续发育，通常要 2~3 年时间才能达到应有的长度，根尖则需要 3~5 年时间才能发育完成。年轻恒牙刚萌出时牙冠高度较低，从萌出到达咬合平面需要 7~12 个月的时间。此外，年轻恒牙的龈缘附着位置不稳定，会随着牙齿的萌出而不断退缩，需要 3~4 年时间才能稳定。

（程　磊）

9. 为什么孩子的**新牙刚长出来**就**发生龋病**呢

关键词：年轻恒牙　患龋风险

孩子换牙后，新长出的恒牙似乎更容易出现龋病？这一普遍现象背后有着深刻的生物学和生理学原因。年轻恒牙的健康状况直接关系到孩子的饮食、发音乃至自信心，让我们一起来了解年轻恒牙的生理特点，探讨它们为何更易受到龋病的侵害。

专家说

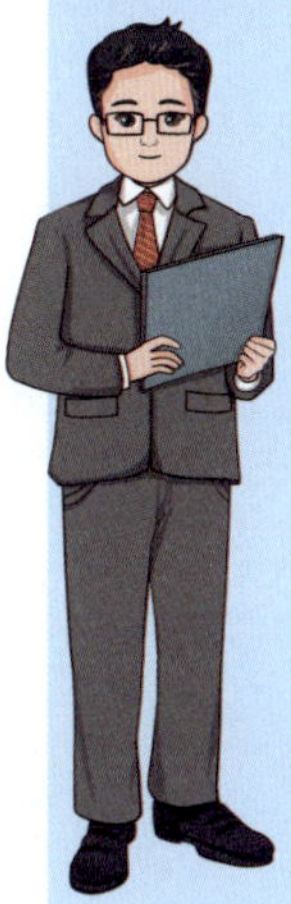

年轻恒牙容易患龋病的原因

细菌可以通过分解食物残渣产生酸性物质，侵蚀牙齿从而造成龋病。年轻恒牙容易患龋主要有以下几个方面的原因：①牙体硬组织矿化程度低，这意味着年轻恒牙抗酸能力较弱，更容易被酸性物质溶解，酸性物质也更容易渗透牙齿内部造成进一步的侵蚀；②年轻恒牙刚刚萌出，磨耗少，咬合面沟嵴明显，形态复杂，自洁性差，容易积累食物残渣和细菌，增加了患龋风险；③年轻恒牙大多处于乳恒牙交替的混合牙列中，也就是说口腔内既有乳牙又有恒牙，牙齿大小参差不齐，食物容易在牙列中嵌塞停留而引起龋病；④儿童和青少年可能存在不良的饮食习惯，如喜食甜食、碳酸饮料等，以及缺乏良好的口腔卫生习惯，这些因素都增加了年轻恒牙的患龋风险。

（程　磊）

10. 和成年人的牙相比，为什么孩子新换的牙齿龋病进展更快

关键词

年轻恒牙　龋病进展

龋洞形成需要一定的时间，成年人的牙齿龋病进展相对孩子的年轻恒牙更慢，在一些容易清洁的光滑面，极少数龋病还可能会停止进展，形成“静止龋”；但是孩子新换的年轻恒牙龋病一般进展较快，短时间之内就能形成龋洞，一旦发现往往已经形成了较深的龋洞，甚至已经波及牙髓了。

健康术语

牙釉质

是覆盖牙冠的高度矿化的硬组织，是人体中最硬的组织，对咀嚼磨耗有较大的抵抗力，是深部牙本质和牙髓的保护层，也是龋病最先侵及的组织。

牙本质

是构成牙主体的硬组织，由成牙本质细胞分泌，硬度比牙釉质低，比骨组织稍高，主要功能是保护内部的牙髓和支持表面的牙釉质。

专家说

年轻恒牙龋病进展快的原因

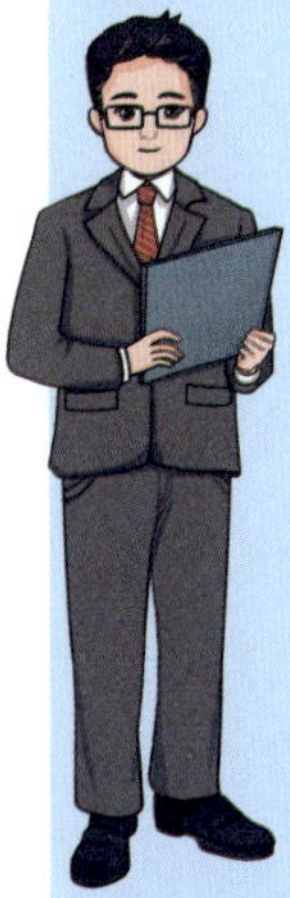

牙冠部是由最外层的牙釉质、中层的牙本质及最内层的牙髓组成的，其中牙釉质和牙本质都属于牙体硬组织，也是龋病发生的“主战场”。年轻恒牙龋病进展更快最主要原因是牙釉质和牙本质矿化程度低，溶解度高，渗透性强，在相同的酸性物质作用下，年轻恒牙比成熟恒牙产生更为严重的脱矿溶解，也就更容易形成龋洞，加之年轻恒牙的牙釉质和牙本质较薄，而成熟恒牙较厚，病损更容易“穿透”年轻恒牙较薄的牙釉质和牙本质，波及牙齿最内部的牙髓，导致更为严重的疾病，如牙髓炎和根尖周炎，因此一旦发现年轻恒牙的龋病，就应该及时治疗。

（程　磊）

11. 如何在**日常生活**中**预防**孩子新换的**牙齿患龋**

关键词

龋病预防　氟化物　窝沟封闭

我们都知道疾病的预防胜于治疗，年轻恒牙的龋病预防也是如此，那么在日常生活中可以采取哪些有效措施，保护孩子新长出来的恒牙免受龋病侵害呢？

专家说

日常生活中可采取哪些措施预防年轻恒牙龋病发生

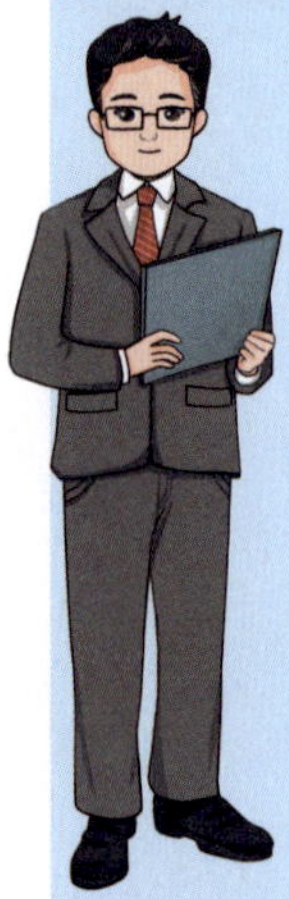

（1）养成良好的口腔卫生习惯：每天需要至少刷牙 2 次（早晚刷牙），每次至少 2 分钟，确保每个牙面都得到充分清洁。牙齿邻面区域往往难以通过刷牙彻底清洁，需要搭配使用牙线；另外，在一些特殊情况下，如接受正畸托槽矫治的儿童，可能还需要辅助使用牙间隙刷进行清洁。

（2）应用氟化物：氟化物可以增强牙齿的抗龋能力，推荐日常使用含氟牙膏。

（3）控制糖的摄入和频次，合理使用糖替代品：过多的糖分摄入会导致口腔内细菌大量繁殖，产生酸性物质侵蚀牙齿，因此需要减少甜食和碳酸饮料的摄入。另外，频繁进食会延长细菌与食物残渣接触的时间，增加酸侵蚀牙齿的风险，应合理控制进食次数。进食后及时漱口，将口腔中的食物残渣和细菌冲洗干净，以减少对牙齿的损害。合理使用糖替代品，如木糖醇，由于细菌无法分解木糖醇产酸，可降低龋病风险。

（4）定期进行口腔检查和专业护理：寻求医生专业护理，进行涂氟、窝沟封闭等预防措施可有效预防年轻恒牙龋；另外，定期进行口腔检查也可及时发现龋病并处理，避免龋病进展，引起牙髓根尖周病。

健康加油站

窝沟封闭是什么

窝沟封闭是世界卫生组织推荐的一种操作简单、效果确切的龋病预防技术，在不损伤牙体组织的情况下，将封闭材料涂布在牙齿的窝沟点隙上，液态时可渗入牙齿表面的沟壑内，光照后固化形成一层保护性的固态屏障，阻止致龋菌及酸性代谢产物对牙体的侵蚀，达到预防龋病的目的。

（程　磊）

关键词

龋病　口腔检查

12. 家长如何**辨识**孩子**新换的牙齿**是否发生**龋病**

年轻恒牙更容易患龋，并且龋病进展很快，也容易导致更严重的疾病，如牙髓炎和根尖周炎等，因此早期发现和及时治疗对于预防龋病的进一步发展至关重要。在孩子换牙期时，怎么判断新长出的恒牙有没有发生龋病？家长在日常生活中怎么做可以及早发现龋病呢？

专家说

如何辨识龋病

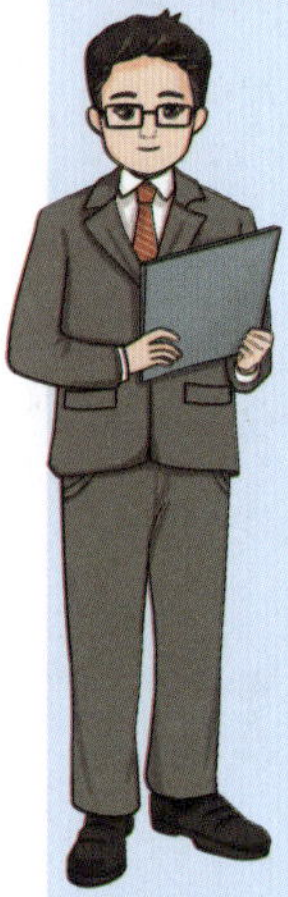

龋病是发生在牙体硬组织的一种慢性进行性破坏性疾病，主要表现为牙齿色、形、质的改变，发展到一定程度可能伴随临床症状，因此可以从以下几个方面来辨识龋病。

（1）观察牙齿颜色变化： 龋病的早期症状之一是牙齿颜色的变化。在观察牙齿颜色时最好能让牙齿表面保持干燥，避免唾液的干扰。最早期的龋损为牙齿表面呈白垩色改变，这是牙齿已经开始脱矿的信号，这个时期牙齿可能还没有形成明显的龋洞，随着病变进展，牙齿继续脱矿，白垩色可进一步发展为浅棕色，甚至棕褐色，此时大多已经形成龋洞。

（2）观察牙齿的形态： 龋病的最终形态变化是牙齿上出现龋洞。如果家长发现孩子牙齿上有洞，这通常意味着龋病已经发展到一定程度；另外，有的龋洞表现出“口小底大”的特点，在牙齿表面可能观察到仅为一个小黑点，但在牙齿内部可能已经形成一个“深洞”，需要及时就医。

（3）检查牙齿的质地： 随着龋病的发展，牙齿矿物质流失，牙齿的质地会变软，牙齿硬度也会下降，因此家长可以留意孩子牙齿是否有软腐的现象来判断。

（4）询问孩子的自觉症状： 龋病发展到较严重的程度可能会激惹牙齿最内部的牙髓。家长可以询问孩子是否有牙齿敏感、疼痛等症状，其中敏感可能表现为冷热敏感，或者进食甜食时敏感，这些可能是龋病的迹象。

（5）定期进行口腔检查：除平时关注和自我检查外，家长应带孩子每 3~6 个月定期进行专业口腔检查，口腔医生可以通过视诊、探诊等方法准确检测和评估龋病的发生发展。

（程 磊）

关键词

龋病治疗 牙髓 牙根发育

13. 为什么孩子新换的牙齿一旦发生了龋病，就要尽早治疗

孩子的牙齿健康对他们的成长至关重要，恒牙作为他们要相伴一生的牙齿，是口腔健康的基础。早期治疗年轻恒牙龋病不仅关乎当前的口腔健康，更关乎孩子的全身健康和生活质量。

专家说

为什么年轻恒牙龋病应尽早治疗

（1）病程进展快，小病不治拖成大病：年轻恒牙龋病进展速度通常比成熟恒牙要快，如果不及时进行治疗，小的龋洞会迅速扩大，最终可能发展成深龋，

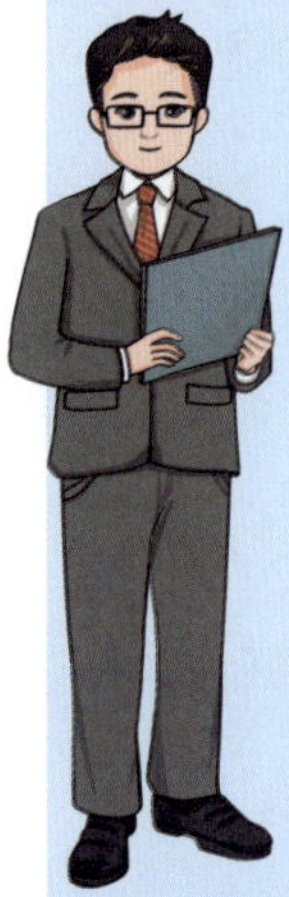

甚至侵犯牙髓，引起牙髓炎或根尖周炎，导致剧烈疼痛和感染。及时治疗可以防止龋病的进一步发展，将病情控制在最简单的阶段，避免复杂和昂贵的治疗，如根管治疗，甚至牙齿拔除。

（2）保护牙髓，保障牙根继续发育：与骨骼内部有“骨髓”一样，牙齿内部也有“牙髓”。牙髓是位于牙齿最内部的软组织，包含了血管和神经，对牙齿的健康和功能至关重要。牙髓不仅为牙齿提供营养，还参与牙齿的感觉功能。如果牙髓受到感染或损伤，可能会导致牙齿变色、变脆。此外，年轻恒牙的牙髓还有一项重要的功能，它是调控牙根发育的“总司令”。年轻恒牙在萌出时，牙根尚未完全形成，通常需要3~5 年时间才能达到成熟牙根的长度和厚度。如果在这个过程中发生龋齿，不仅会影响牙齿的结构完整性，还可能造成牙髓的感染坏死，从而干扰牙根的正常发育，导致牙根短小或形态异常。这种发育不完全的牙根会减弱牙齿的支撑力，使牙齿更容易折断或脱落。

（3）年轻恒牙早期缺失影响口腔健康和心理健康：龋病不及时治疗，可能会造成年轻恒牙早期缺失，影响整个牙列的完整性。由于恒牙的萌出有一定的顺序和时间，缺失的恒牙可能会导致邻近的牙齿移位，造成牙列不齐，影响咀嚼效率、发音和面部美观。牙齿的缺失还会影响孩子的自信心和社交活动，因为不完整的牙列可能会让他们感到尴尬。

（程　磊）

14. 孩子新换的牙齿患龋病后该怎么治疗

关键词

龋病治疗　再矿化治疗　树脂充填

尽管已经很注意孩子的口腔健康卫生，但是一不小心龋病还是找上门来了，一想到要去看牙医，家长还是忐忑不安，不知道治疗龋病是不是复杂？治疗过程会不会疼痛难耐？实际上龋病治疗已经相对成熟，也形成了较为完善的体系。

健康术语

盖髓术

是一种保护活髓的方法，用具有牙髓病变恢复效应的制剂覆盖在近髓的牙本质或已穿露的牙髓创面上，使病变消除，达到保护牙髓的目的。

专家说

年轻恒牙龋病的治疗方法

根据龋病进展的不同程度，年轻恒牙龋病可采用以下几种方法治疗。

（1）早期龋： 对于早期龋病，即牙齿表面出现白垩色斑点但尚未形成龋洞的情况，可以采用无创和微创的治疗方法，如再矿化治疗，这种方法通过应用含有钙、磷和氟化物的溶液，帮助牙齿重新矿化，终止龋病进展。也可以使用渗透树脂治疗，这

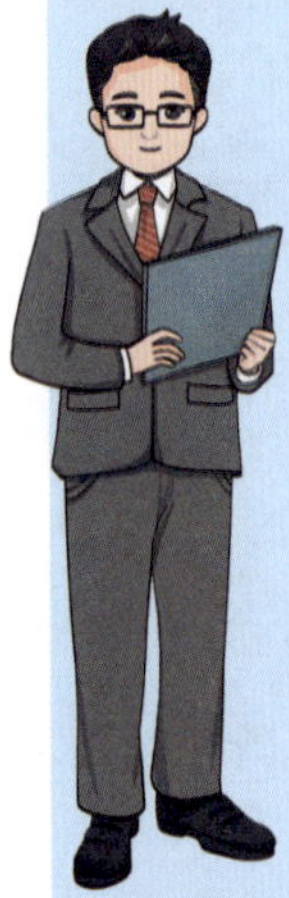

是一项阻止早期龋发展的新技术，医生使用一种低黏性树脂材料，通过毛细虹吸作用渗入到脱矿牙釉质的多孔性的结构中，封闭酸性物质入侵和矿物质溶解流失的通道，从而起到再矿化和治疗早期龋的作用。

（2）已经形成龋洞，牙髓健康：一旦牙齿形成龋洞，牙体硬组织就不可能自行恢复，此时治疗的重点在于去除龋损感染的牙体组织，清洁窝洞，并使用适当的材料进行充填，恢复牙齿的形态和功能。深龋洞可能已经接近或影响牙髓，治疗时需要特别注意保护牙髓，在去除感染组织后，需要使用盖髓术来保护牙髓，然后使用充填材料修复牙齿的形态和功能。目前常用的充填材料有复合树脂、玻璃离子水门汀等。其中，复合树脂因美观性和耐用性，在龋病治疗中，尤其是美学区域的治疗上应用广泛；而玻璃离子水门汀具有良好的粘接性、可持续性释放氟离子、对牙髓基本无刺激等优点，在儿童口腔治疗中应用广泛。

（3）已经形成龋洞，牙髓感染坏死：龋病治疗不及时，发展至牙齿最内部的时候会导致牙髓感染坏死，这时单纯的龋病治疗已经不能阻止感染的进一步发展。需要根管治疗来清除感染的牙髓组织，并消毒、填充根管。在根管治疗完成后，通常需要进行牙冠修复，恢复牙齿的结构和功能，保护剩余的牙齿免受进一步的损害。

健康加油站

龋病治疗中的疼痛控制

年轻恒牙龋病的治疗中，无痛很重要，尤其是深龋近髓时，尤其需要控制疼痛。局部麻醉（简称“局麻”）是在儿童口腔治疗中常用的控制疼痛的方法，可以帮助孩子在治疗过程中减轻疼痛，更舒适地完成治疗。局麻药安全性高，仅麻醉局部神经的末梢，而且代谢快，一般 3~4 小时就代谢完全，不会对孩子的大脑发育和智力产生不良影响。

（程　磊）

关键词

继发龋　再发龋

15. 孩子的**牙齿**在龋病治疗好了之后还会**再患龋**吗

孩子牙齿治疗后，家长们往往会有这样的疑问：龋病可能还会再次发生？事实上的确如此，如果口腔环境得不到改善，致龋因素一直存在的话，新的龋损可能会在同一颗牙齿或另外的牙齿上再次发生。

专家说

年轻恒牙龋病治疗后再次发生龋病的原因

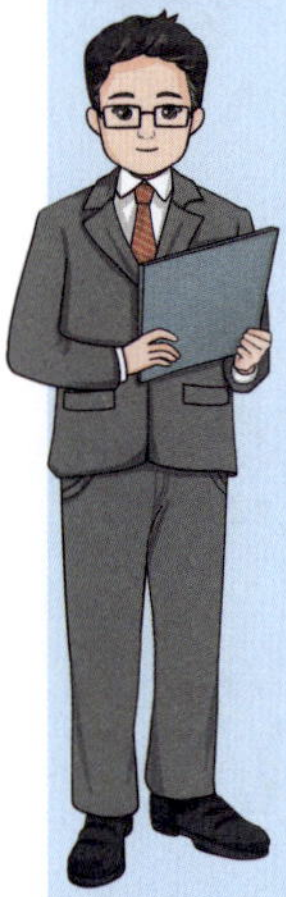

治疗后牙齿有可能再发生龋损，根据龋损位置的不同分为两种。

一种是在原来的充填材料周围又发生了龋损，称为继发龋。主要原因是牙齿和充填材料边缘不密合，产生了微小的裂隙，导致细菌和酸性物质可渗入这些裂隙，造成龋损进展，这可能是因为随着时间的推移，充填材料发生老化导致边缘不密合发生的，也可能是患者在治疗牙后仍旧没有注意改进口腔卫生、改善饮食习惯，造成致龋因素一直存在而又发生龋损。

另一种是同一牙齿另外一个牙面发生龋齿，而原来充填修复（俗称“补牙”）的位置是完好的，称为再发龋。再发龋主要与患者的口腔卫生状况及饮食习惯有关，如孩子没有早晚刷牙，刷牙不认真，或者摄入大量糖分、喜食碳酸饮料等，会导致牙齿一直处于高龋风险环境中，大大增加患龋可能。

有些孩子容易再患龋是一些特殊原因导致的，如放射治疗（简称“放疗”）、化学治疗（简称“化疗”）后的孩子易患进展迅速且不易控制的猛性龋，是因为唾液能缓冲酸性物质，为牙齿提供再矿化所需的钙、磷离子，而孩子放化疗后口腔唾液腺被破坏，唾液分泌减少，形成高致龋环境。

（程　磊）

第四章

儿童牙髓根尖周病

一

儿童牙髓病

1. **牙髓炎**就是“牙神经发炎”吗

关键词

牙髓炎 牙髓

牙髓俗称“牙神经”，牙髓炎常被称作“牙神经发炎”，实际上，牙髓炎是牙髓组织感染或损伤引发的炎症，简单地理解为“牙神经发炎”并不准确。

健康术语

牙髓

是来源于外间充质的疏松结缔组织，位于牙本质形成的髓腔（包括髓室和根管）内，包含细胞、细胞间质、血管和神经。牙髓的主要功能是形成牙本质，营养、感觉、防御及修复。

专家说

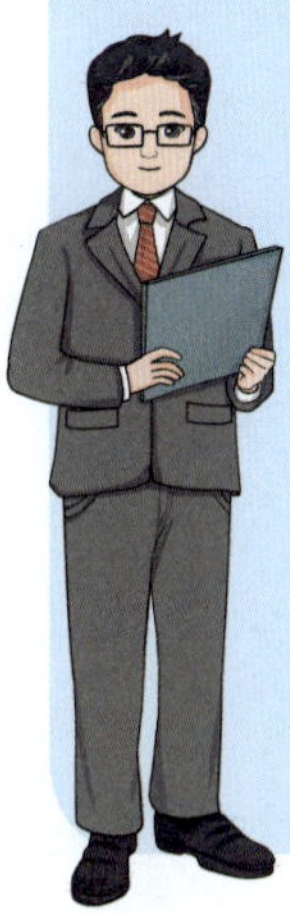

什么是牙髓炎

牙髓炎并不仅仅是“牙神经发炎”。牙髓组织是位于牙齿内部的疏松结缔组织，具有为牙齿提供营养、感知温度和疼痛等功能。牙髓炎指细菌感染或其他各种刺激引起的牙髓组织炎症性病变，可能进一步发展为牙髓坏死。牙髓炎的确涉及痛感，从不典型的隐隐作痛、进食冷热食物痛，到典型的剧烈的自发性、放射性疼痛。由于牙髓炎的病因较为复杂，不同炎症状态时牙髓组织的变化也不同。

（潘 爽）

2. 孩子夜间牙齿痛醒是牙髓“发炎”了吗

关键词

牙痛　夜间痛　自发痛

有时候，孩子会突然喊牙痛，甚至晚上因牙痛而睡不好觉，许多家长会担心是不是得了牙髓炎。孩子牙痛的原因有很多，其中夜间痛是牙髓炎发作的典型表现之一，夜间牙痛非常可能是牙髓炎引起的。但不一定所有的牙痛都是牙髓炎。

专家说

什么样的牙痛可能是发生了牙髓炎

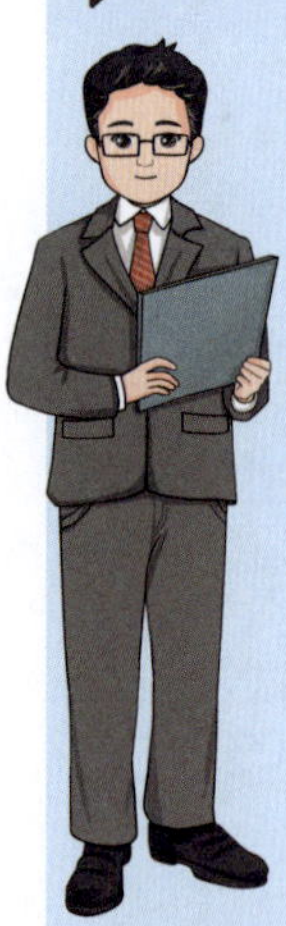

牙髓炎有特征性表现，主要症状是疼痛，当有疼痛的情况发生时常表明牙髓已经有了感染，甚至坏死。根据疼痛的部位，性质（尖锐的疼痛、沉钝的疼痛、跳痛），严重程度，时间，诱发、加重或缓解的因素等，可初步判断疼痛是牙髓源性还是非牙髓源性，即是否为牙髓炎引起的疼痛。

（1）持续性剧烈疼痛： 牙髓炎常会发生持续性的疼痛，可能是尖锐的持续时间相对短暂的疼痛，也可能是持续较长时间的闷痛，这种情况下孩子可能会不停地哭闹、用手捂住牙痛部位，甚至不愿进食。

（2）夜间疼痛加重： 如果孩子在夜间牙痛加剧、

睡觉时被牙痛惊醒，或者一段时间总是啼哭、睡不好觉，可能是牙髓炎发作的表现之一。

（3）冷热刺激引发疼痛：进食冷热食物时，牙齿会感到剧烈疼痛，甚至在停止刺激后疼痛仍持续。

（4）自发性疼痛：不需要任何外部刺激，牙齿也会突然疼痛。

由于乳牙牙髓感染的症状常不明显，有时发生了牙髓坏死可能都没有牙痛的症状。孩子往往无法准确描述自己的疼痛感觉，可能只是不愿意吃东西、咀嚼食物时哭闹，或者表现出烦躁不安。因此，家长需要密切关注孩子的饮食和行为变化。早期发现和治疗可以避免病情加重，保护孩子的牙齿健康。

健康术语

牙髓坏死

是指牙髓组织由病理性损害导致的完全性死亡，包括牙髓内所有细胞和组织的死亡，通常是牙髓炎的进展结果，可能表现为无症状或继发感染后的症状。

（潘　爽）

3. 根管治疗就是“杀（抽）神经”吗

关键词：乳牙根管治疗　儿童口腔舒适化治疗

乳牙的健康对孩子的口腔和全身发育至关重要，乳牙牙髓炎若不及时治疗，可能导致感染扩散、牙齿疼痛，甚至影响恒牙的正常生长。那么乳牙的根管治疗就是俗称的“杀（抽）神经”吗？孩子害怕看牙该怎么办呢？

健康术语

清醒镇静

是指通过药物使患者的中枢神经系统处于抑制状态，在保证自主呼吸的前提下，患者对物理刺激和口头指令可作出反应，并能有目的地响应，从而能够配合治疗的技术。

全身麻醉下儿童口腔治疗

牙科全身麻醉技术（DGA）是通过麻醉药物使患儿处于无意识的状态，结合静脉和吸入方式的麻醉，在完善的监护和气道管理下完成口腔治疗，这种技术对于年龄较小、需要治疗的牙齿数目较多、手术时间较长的口腔疾病患儿效果更佳。

专家说

什么是根管治疗

根管治疗并非简单“杀（抽）神经”，更像是为一颗生病的牙齿进行一次“深度清理”和“充填重建”。

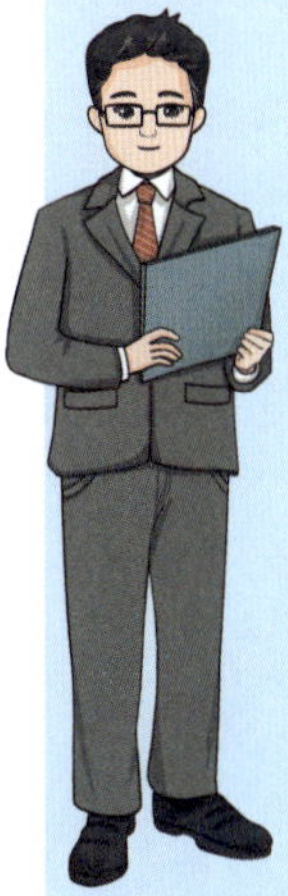

当牙髓因感染或坏死而无法恢复健康时，根管治疗是保留患牙的一种有效手段。通过这一治疗，医生会清除牙齿内部的感染和坏死组织，就像清理已经发霉的房屋中的霉菌一样，通过彻底清理干净牙齿的根管系统，进行全面消毒，再进行严密充填，以防感染扩散到牙齿周围组织。

如果这些感染不及时清除，炎症可能会“潜伏”下来，慢慢侵袭牙根周围的组织，形成根尖周炎，这不仅会加重牙齿问题，甚至可能导致拔牙的后果。

根管治疗的目标正是帮助患者保留原有牙齿，同时维护口腔的整体健康，是“守护天然牙保卫战”中至关重要的一步。

不配合的孩子该如何治疗

面对看牙时不配合的孩子，很多家长都会感到头疼。孩子一哭二闹，诊室仿佛变成了“战场”。其实，这种情况非常常见，尤其是第一次看牙或经历过不良看牙体验的孩子。怎么让孩子配合医生的治疗呢？

首先，家长的态度很重要。就像带孩子去接种疫苗前要安抚情绪一样，看牙前也要提前和孩子沟通。可以用孩子听得懂的语言告诉他/她：“医生会帮忙把牙齿里的虫虫清理掉，这样牙齿才会不痛。”避免使用“疼”“打针”等容易引发恐惧的词语，尽量用轻松的语气和孩子聊聊治疗的过程，比如告诉他们，“牙齿医生就像超级英雄，能帮牙齿打败虫虫”。

其次，选择专业的儿童口腔科就诊。“儿童不是小大人”，专业的儿童口腔医生会根据孩子的年龄和性格，采用适合不同年龄段孩子的沟通方法和循序渐进的治疗办法。在介绍治疗工具时会告诉孩子“这是小喷雾器，会给牙齿洗个澡”。同时治疗时医生也会给牙齿安装“小雨衣”（即橡皮障），这将大大减少患儿口中的水汽，减少恐惧。

对于特别紧张或恐惧的孩子，还可以通过清醒镇静或全身麻醉实现儿童口腔治疗。清醒镇静治疗即患儿可以通过口服、静脉滴注、肌内注射和灌肠等给药方式实现镇静，也可以通过吸入笑气的办法实现舒适化治疗。对于极度恐惧的患儿，可以在完善的术前评估下进行全身麻醉下儿童口腔治疗，通过不同程度的镇静，帮助患儿减轻焦虑、缓解疼痛、消除治疗中的不良记忆，达到愉快轻松治疗口腔疾病的目的。

（潘　爽）

4. 拍摄 X 线片会影响孩子身体发育吗

当孩子被诊断为牙髓炎时，口腔医生常建议拍摄 X 线片，许多家长对此感到担忧：是否真的有必要？会不会对孩子身体造成伤害呢？

健康术语

根尖片

主要用于显示牙体、牙髓腔、根管及根尖周组织。乳牙根尖片还可看到下方继承恒牙牙胚情况。

全口牙位曲面体层片

可显示全口牙列及双侧上下颌骨、上颌窦及颞下颌关节等部位的影像。对于换牙时期的孩子，还可以观察到继承恒牙的数量及萌出状态，便于医生实施有效的干预措施。

锥形线束计算机体层扫描（CBCT）

又称锥形线束 CT，是颌骨、牙齿的三维立体影像，可以从多个维度显示颌骨与牙齿的内部结构。临床中对于埋伏牙、外伤牙和发育异常牙齿的诊断具有很高的参考价值。

专家说

为什么孩子确诊牙髓炎后需要拍摄 X 线片

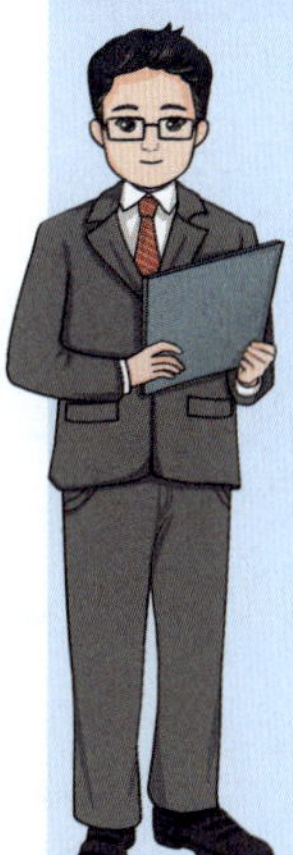

X 线片在牙髓炎的诊断和治疗中有着不可替代的重要作用。口腔治疗中常用的 X 线检查包括根尖片、全口牙位曲面体层片和 CBCT。医生会根据不同的治疗需求选择不同的 X 线检查方式。

首先，通过 X 线片，医生可以清楚地看到牙根是否存在炎症。对于还没换牙的小朋友，X 线片还可以评估乳牙下方恒牙的状况，为治疗方案提供精准依据。

其次，X 线片能够判断炎症的范围和严重程度。结合 X 线表现，医生可判断炎症是否已经波及牙齿根尖甚至邻近组织。

最后，X 线片还是治疗过程中的“导航仪”，能够帮助医生了解根管的情况，确保治疗的安全性和彻底性。

拍摄 X 线片对孩子身体有害吗

很多家长一听到“X 线片”“辐射”，都会下意识地担心：拍 X 线片会不会对孩子的身体造成伤害？这种担忧可以理解，但实际上，现代口腔医学使用的 X 线设备辐射量非常低，对孩子的影响微乎其微。

辐射在日常生活中无处不在，比如阳光、手机信号，甚至天然存在的地质辐射。联合国有关报告表明每人每天的天然本底辐射剂量约为 6.6 微希沃特（μSv）。由于拍片时投照的方式和使用的设备不同，拍摄一张根尖片的辐射量为 1.25~21.60μSv，全口牙位曲面体层片为 14.2~24.3μSv，CBCT 为 41.8~94.9μSv。因此口腔 X 线检查仅相当于数小时到数天的天然本底辐射剂量，诊断用口腔 X 线检查是比较安全的。

临床上拍片时医生会使用防护铅衣来保护孩子的身体，同时设备会精准控制辐射剂量，仅作用在拍摄区域，避免多余的辐射。此外，口腔 X 线检查拍片的时间非常短，仅需要几秒钟，这进一步降低了辐射暴露的风险。

所以，家长完全可以放心，让孩子在需要时拍摄 X 线片。这既是为了更好地治疗口腔问题，也是对孩子健康的科学保障。与其担心辐射，不如积极配合医生的诊疗，让孩子的牙齿早日恢复健康。科学看待 X 线片，健康才有更多保障！

（潘　爽）

5. 乳牙牙髓炎如何治疗

当孩子的乳牙患上牙髓炎时，许多家长会困惑：乳牙会换掉，还需要治疗吗？如果治疗，具体应该怎么做？事实上，乳牙牙髓炎的治疗不仅是为了缓解疼痛，更是为了保留乳牙的功能，确保恒牙的健康发育。治疗乳牙牙髓炎的方法有多种，每一种方法都需要根据炎症的程度和牙齿的状况由医生科学评估后决定。

关键词

乳牙牙髓炎　活髓保存治疗　根管治疗

健康术语

间接牙髓治疗术

是指在治疗深龋近髓患牙时，为避免牙髓暴露，保留龋洞洞底接近牙髓的部分龋损牙本质，用生物相容性材料覆盖牙本质，进而抑制龋病进展，促进被保留的龋损牙本质再矿化及其下方修复性牙本质形成，保存牙髓活力。

直接盖髓术

临床治疗深龋患牙时，牙髓暴露并非罕见。此时，医生会根据露髓原因、露髓孔大小、出血情况及牙髓形态等，去除龋损组织，将生物相容性材料覆盖在牙髓暴露处，进而严密充填保存活髓。

牙髓切断术

深龋患牙龋损组织中的细菌、外伤后细菌及其毒素可引起患牙牙髓炎性反应，早期的炎症仅局限于冠髓。牙髓切断术是去除冠部牙髓、保留根部健康牙髓的治疗方法。

间隙保持器

是通过维持早失牙的间隙以保障牙弓长度的一种口腔装置，能在不影响患儿正常生长发育的同时，为正常咬合关系的建立提供有利条件。

专家说

乳牙发生牙髓炎该如何治疗呢

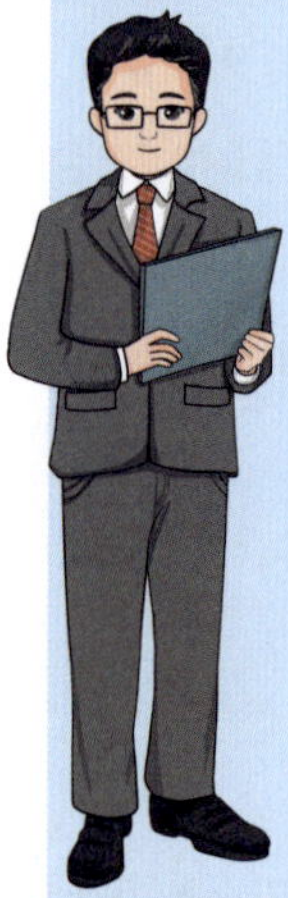

乳牙牙髓炎治疗的目的是清除感染，缓解疼痛，同时尽可能保留乳牙的功能，为恒牙的健康萌出创造良好的条件。根据牙髓炎的严重程度和乳牙的状态，治疗方案主要包括以下几种。

（1）**活髓保存治疗**：对于患可复性牙髓炎的牙齿，医生会建议进行活髓保存治疗，通过间接牙髓治疗术、直接盖髓术或牙髓切断术，保留全部或部分牙髓，从而实现对乳牙牙髓炎的治疗。

（2）**根管治疗**：当牙髓的炎症较为严重，临床上医生诊断为不可复性牙髓炎、牙髓坏死，甚至感染已经影响到根尖部分时，根管治疗是更合适的选择。虽然乳牙的牙髓被清除，但牙齿的外部结构得以保留，孩子依然可以正常咀嚼和使用这颗乳牙。

（3）**拔牙**：如果乳牙的炎症导致牙齿无法保留，或者严重感染影响了周围组织，医生可能建议拔除乳牙。这种情况下，医生通常会根据患儿的情况制作“占位器”，也就是间隙保持器，避免相邻的乳牙倾斜或恒牙萌出方向异常。

通过科学、及时的治疗，乳牙牙髓炎是可以控制并治疗的。家长应积极配合医生的治疗建议，让孩子的乳牙健康地完成“使命”，为恒牙的健康发育保驾护航！

（潘　爽）

6. 年轻恒牙发生牙髓炎后一定要根管治疗吗

关键词：年轻恒牙 活髓保存治疗

很多家长听到孩子的年轻恒牙患了牙髓炎，都会担心牙医建议根管治疗，认为这样会让牙齿变脆甚至提前“报废”。其实，这种理解并不准确，年轻恒牙的牙髓是牙齿生长发育的重要“生命线”，当发生牙髓炎时，治疗的首要目标是尽量保留健康的牙髓组织，促进牙根继续发育。

专家说

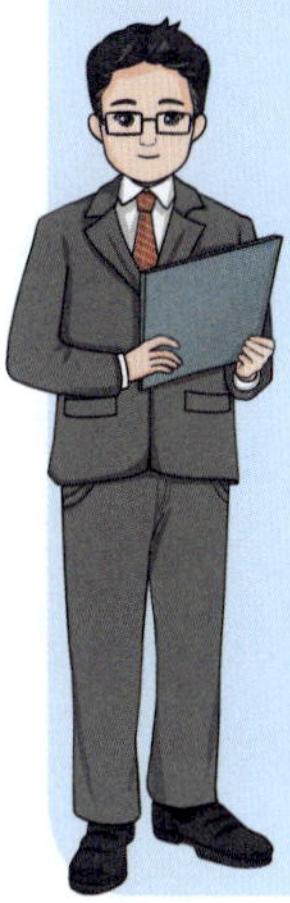

年轻恒牙发生牙髓炎后是否一定要根管治疗

其实并非如此。年轻恒牙是指恒牙已萌出但牙根形态结构尚未完全发育的牙齿，牙髓在这一阶段起着至关重要的作用，就像树木的根系一样，有着提供营养、感知疼痛、促进牙根进一步发育的作用。当年轻恒牙发生牙髓炎时，医生的治疗目标是尽力保存活髓组织，以保证牙根的继续发育。如不能保存全部的活髓，也应保存根部活髓；如不能保存根部活髓，也应保存牙齿。

（潘　爽）

7. 年轻恒牙牙髓炎保存活髓的治疗手段有哪些

关键词
年轻恒牙 牙髓切断术

如果牙髓炎处于早期阶段，炎症仅影响部分的牙髓，医生通常会选择活髓保存治疗。这种方法可以清除受感染的部分牙髓，同时保留健康的部分牙髓，帮助牙根继续发育，就像修剪树枝后让树木更加健康生长一样。

健康术语

盖髓剂

是指用于覆盖暴露或接近暴露的牙髓组织的一类材料。该类材料可以有效消炎灭菌，促进术区止血，诱导成牙本质样细胞形成牙本质桥，为牙髓组织的修复再生提供重要屏障。

专家说

年轻恒牙牙髓炎目前常用的保留全部或部分牙髓的治疗方法有哪些

（1）直接盖髓术：就像在“伤口”上贴一块创可贴。当牙髓因感染暴露时，医生会清理暴露部位的感染组织，然后在牙髓表面放置一层保护性药物（盖髓

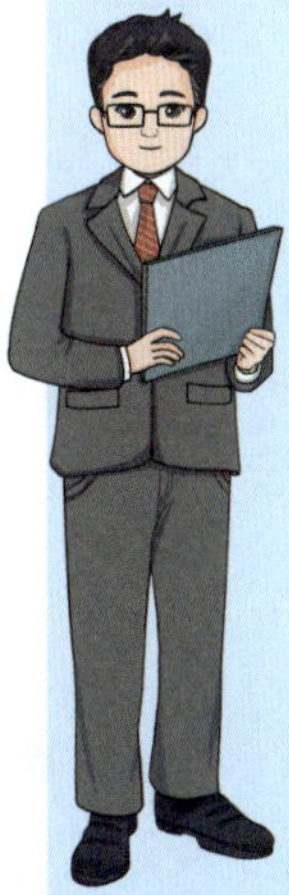

剂），随后严密充填牙齿。这层药物像创可贴一样，保护牙髓免受细菌侵害，同时促进牙髓组织的修复，让牙髓继续健康工作。

（2）间接盖髓术：更像是给牙齿的“潜在伤口”加上一道屏障。对于龋损组织感染较深但尚未导致牙髓暴露的情况，医生会尽可能清除龋损组织，但保留靠近牙髓的部分牙体组织，然后在其上方放置盖髓剂，随后严密充填牙齿。这就像给快要破皮的伤口加一道隔离保护，避免牙髓直接暴露，刺激其自我修复，继续维持活力。

（3）牙髓切断术：当牙髓炎较为严重，但炎症仅局限于牙冠部分时，医生会清除被感染的牙冠部分牙髓，随后用盖髓剂覆盖牙髓创面，保护牙根部分的健康牙髓。这种方法能最大限度地保留根部牙髓组织的活性，并为牙根的进一步发育提供基础，以达到长期保存牙齿的目的。

（潘　爽）

二

儿童根尖周病

8. 什么是**根尖周病**，家长如何**识别**

关键词

牙根周围组织　炎症性疾病　根尖周病的识别

专家说

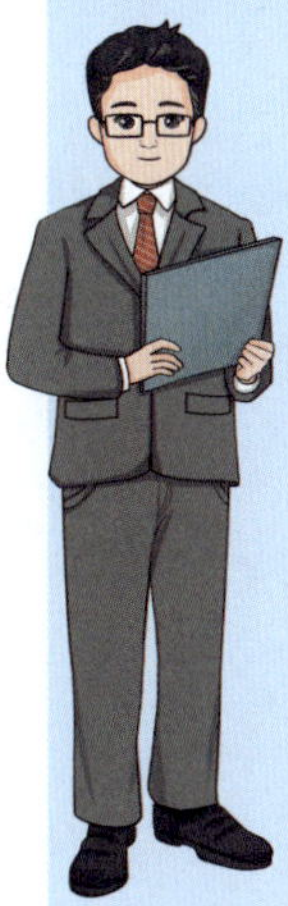

根尖周病是牙根周围组织的炎症性疾病

根尖周病是一种常见的口腔疾病，本质上是牙根周围组织发生的炎症性疾病，又称根尖周炎。儿童时期的乳牙、年轻恒牙及发育完全的恒牙均有可能发生根尖周病。

大家知道，牙根表面有许许多多的穿通纤维，一端附着于牙根表面，另一端附着到牙槽骨。这些牙周纤维，就像斜拉桥的拉绳，将牙齿牢牢地固定在牙槽骨内。而牙髓通过根尖孔与牙根周围的组织，如牙槽骨、牙周纤维等相通连。当牙髓组织发生感染且未得到有效控制时，细菌及其毒素等有害物质就会通过根尖孔扩散至牙根周围组织，引发炎症反应。牙齿遭受外力的损伤、牙髓治疗过程中药物使用不当等均可引发根尖周病。

家长如何识别儿童根尖周病

儿童根尖周病主要根据以下几点来识别。

（1）疼痛表现：孩子可能会诉说牙痛，尤其是吃东西时疼痛加剧。年龄较小的孩子可能无法准确描述疼痛感受，但可能会出现烦躁不安、拒绝进食、喜欢用手或玩具触碰患牙等异常表现。但慢性根尖周病可无疼痛或疼痛较轻。

（2）牙龈变化：牙龈红肿，甚至长出小脓包（瘘管），挤压有脓液流出，是根尖周病的常见症状。

（3）牙齿外观：仔细查看牙齿是否有深龋洞，若龋洞较深，就有发展为根尖周病的可能。此外，查看牙齿颜色是否发生改变，正常牙齿一般呈乳白色或淡黄色，患根尖周病的牙齿可能会逐渐变为暗灰色。

（4）颌面部肿胀：严重的根尖周病可能会引起颌面部肿胀，通常表现为患牙同侧的面部、下颌或颊部等部位出现肿胀，皮肤可能会有发热、压痛等症状。如果孩子出现颌面部肿胀，同时伴有牙齿疼痛等症状，说明根尖周病已经较为严重，炎症可能扩散到了周围组织间隙，需要立即就医。

健康加油站

根尖周病有哪些分类

根尖周病是指发生于牙根周围组织的炎症性疾病，可表现为急性根尖周炎和慢性根尖周炎。

（1）急性根尖周炎：多数是慢性根尖周炎急性发作，可出现较为剧烈的自发性疼痛、咀嚼痛和咬合痛。患牙松动并有叩痛，根尖部或根分歧部的牙龈红肿，有的出现颌面部肿胀，所属淋巴结肿大，并伴有全身发热等症状。

（2）慢性根尖周炎：可无明显的自觉症状，有的患牙可在咀嚼时有不适感，有的牙龈出现瘘管，有反复溢脓、肿胀史。

健康云课堂

乳牙坏了，可以“杀神经”吗

（汪　俊）

9. 乳牙牙根“发炎”，但是不疼，可以不治疗等着换牙吗

关键词：乳牙　根尖周病　无症状　治疗

在儿童牙列发育过程中，乳牙的继承恒牙牙胚就位于乳牙牙根下方。正常情况下，乳牙会陆陆续续被恒牙所替换。因此在家长带孩子去看牙时常常会出现这种场景。

医生：“这颗牙牙根发炎了，要进行根管治疗。”

家长："这颗牙还没换，孩子现在也不痛，可以不管它，等换牙吗？"

其中，"牙根发炎"的专业术语为"根尖周病（炎）"。那么，只要孩子不疼，即使患有乳牙根尖周病，也可以不治疗，等着乳牙被替换吗？答案是否定的！

专家说

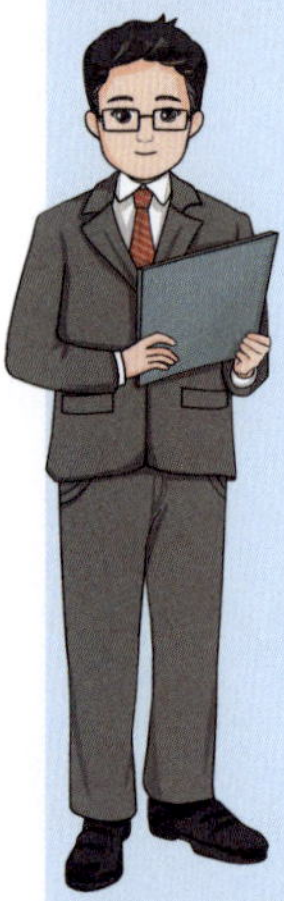

乳牙根尖周病的危害

众所周知，在坚硬的牙齿内部暗藏着"小室"，这里面就住着"牙髓"。当牙齿龋损很深或牙外伤波及牙髓时，会引发牙髓的炎症，甚至坏死。牙髓中的感染物质会进一步扩散至牙根周围，导致根尖周病。

由于儿童时期牙槽骨较为疏松等组织学特点，乳牙根尖周病多为无明显自觉症状的慢性炎症。这种潜伏在乳牙牙根部的长期慢性炎症，不仅会破坏乳牙牙根，还会破坏包绕乳牙牙根的周围骨组织。由于乳牙是依靠牙根与牙槽骨的连接而固定在牙槽骨内的，所以牙根和周围牙槽骨的破坏会导致乳牙过早脱落。而乳牙不仅是儿童时期重要的咀嚼器官，还可引导其下方继承恒牙萌出并预留间隙，因此乳牙的早失会影响儿童的咀嚼功能、营养吸收，进而影响颌面部和全身的发育，影响恒牙的萌出和牙列的形成。

此外，乳牙牙根长期慢性炎症可能导致恒牙发育异常，也可能作为体内潜伏的病灶源引发心脏、肾脏等感染。

综上所述，乳牙根尖周病即便不疼，也应及时就诊，进行相应的处置。

（汪 俊）

关键词

牙龈 脓肿

10. 牙龈“鼓包”是上火吗

当牙周炎发展到一定阶段会形成牙周脓肿，就会表现为牙龈“鼓包”，往往还伴有牙龈红肿、疼痛、牙齿松动等情况。而牙石、牙菌斑等刺激牙龈组织，引发炎症，严重时也可能出现局部牙龈红肿等表现。此外，根尖周病也可能出现牙龈“鼓包”。

专家说

儿童牙龈“鼓包”常与牙齿慢性根尖周炎相关

儿童时期牙槽骨较为疏松，潜伏在牙根部的长期慢性炎症，更易破坏包绕在牙根周围的骨组织。当牙槽骨破坏到一定程度，会形成一个贯穿牙槽骨的“骨通道”，积聚的根尖周组织炎症渗出物就顺着这个“骨通道”到达牙槽骨表面、牙龈下方，此时牙龈上就会出现脓肿（图 4-1）。

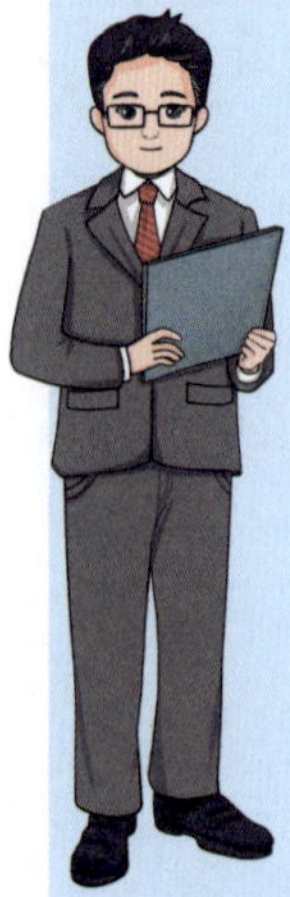

因此，一旦家长发现牙龈上长脓肿以后，切勿认为“降降火”就可以了，从而贻误了治疗时机，应该及时就医。

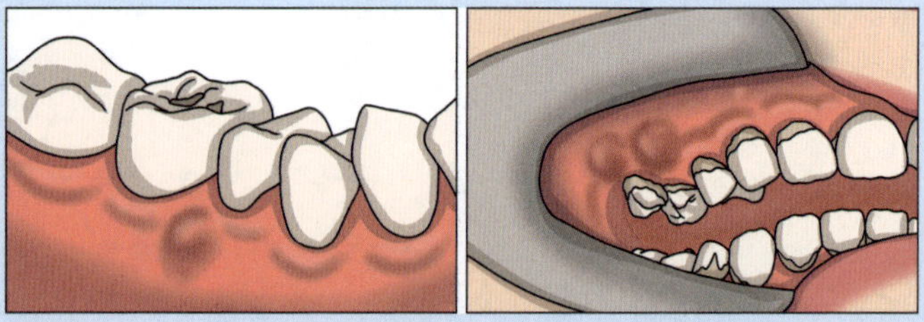

图 4-1　恒牙根尖周病致牙龈脓肿

（汪　俊）

关键词

恒牙　乳牙

11. 乳牙做了根管治疗，替换后的恒牙还有牙髓吗

“医生，乳牙杀（抽）了神经，以后长的恒牙还有神经不？”

这是不少家长带孩子看牙时的揪心疑问。

是的，乳牙根管治疗后，替换它的恒牙还是会有牙髓的。我们知道，所谓的“杀（抽）神经”就是根管治疗。尽管乳牙会为下方替换的后继恒牙预留萌出间隙并诱导其萌出，但它们相互间却是完全独立的。正如乳牙和后继恒牙都有各自的牙冠和牙根一样，它们也有各自的牙髓。

健康术语

乳牙根管治疗术

是指通过机械和化学方法去除乳牙根管内感染物质对根尖周组织的不良刺激，并用可吸收的充填材料充填根管，防止发生根尖周病或促进根尖周病愈合的治疗方法。

专家说

乳牙根管治疗不会伤害恒牙的牙髓

规范的乳牙根管治疗仅涉及乳牙，操作范围仅局限于乳牙内部，和恒牙牙髓毫无“瓜葛”，且乳牙根下方的恒牙胚与上方的乳牙之间还相隔着骨质，恒牙胚还有牙囊等结构将其包绕。因此，规范的乳牙根管治疗不会伤害恒牙牙髓。

（汪　俊）

12. 乳牙根尖周病会影响恒牙发育吗

关键词
乳牙 根尖周病 恒牙发育

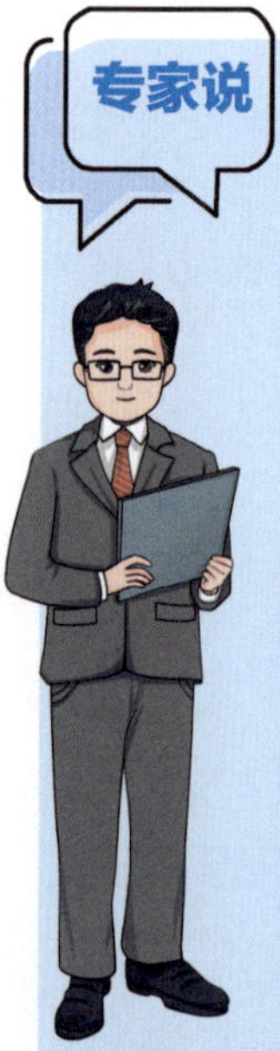

乳牙根尖周病有可能对恒牙的发育“暗下黑手”

乳牙根尖周病，这本是乳牙的“病痛”，乳牙与下方继承恒牙又是独立存在的，可为什么恒牙会被牵连呢？原来，恒牙胚就像藏在乳牙牙根下方“土壤”（牙槽骨）里的“种子”，静静等待萌发。乳牙根尖周病，如未及时妥善处理，长期慢性炎症就如同“污染的水源”，在这片牙槽骨里肆意蔓延，波及无辜的恒牙胚。

乳牙根尖周病对恒牙胚的影响是多方面的

轻中度炎症可能干扰恒牙牙釉质的形成，让恒牙“颜值受损”，长出后表面坑洼、色泽不均，牙釉质不再光滑亮白、坚固耐磨，日后患龋风险大增。严重情况下，恒牙胚的生长方向会被扰乱，萌出时“迷路”，出现异位萌出，可能和邻牙“挤作一团”，排列得歪歪扭扭，影响咬合与口腔功能，后续正畸治疗往往在所难免。更有甚者，恒牙胚发育进程受阻，个头矮小，形态异常，“根基”没打牢，影响牙齿寿命与使用。

乳牙根尖周病常常症状不明显

由于乳牙根尖周病尤其是慢性根尖周炎常常症状不明显，易被忽视，而龋病是乳牙根尖周病最主要的病因，因此建议家长定期带孩子看牙医，早发现、早治疗龋齿，防患于未然。一旦出现乳牙根尖周病，要立刻遵医嘱治疗，通过根管治疗等手段控制炎症，守护好恒牙胚这片“希望的种子”，为孩子未来口腔健康筑牢根基。

（汪　俊）

关键词

年轻恒牙　牙髓再生

13. 新换的恒牙牙髓坏死了，还能“起死回生”吗

专家说

年轻恒牙牙根继续发育有赖于牙髓

恒牙在牙根发育到约 2/3 时甚至更早就会萌出到口腔内，此时牙根呈开放状态，牙根壁薄，牙根长度也较短。萌出后牙根继续发育，随着时间推移，长度

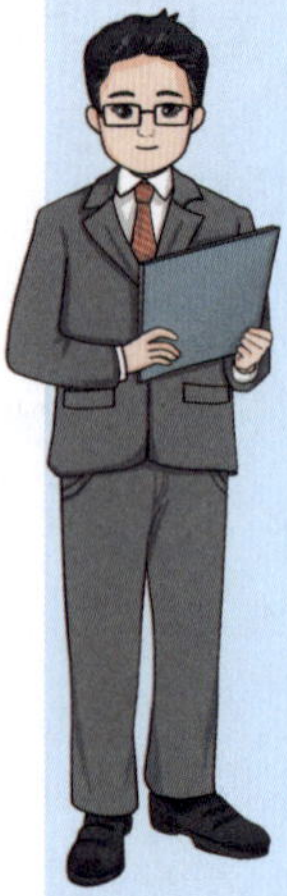

及壁的厚度得以增加，在萌出后3~5年才会发育成熟，而这一切的发生离不开活髓。

牙齿失去牙髓变得脆弱易折

传统观念里，新换恒牙一旦因龋“肆虐”、外伤“突袭”或正畸不当“承压”而发生牙髓坏死，唯有通过根治性治疗诱导牙齿根尖闭锁，并以人工材料填充根管。虽能留存牙齿“躯壳”，却也让它失了“灵魂”，仿若失去养分滋润的枯木，再加上根短、壁薄，牙齿变得脆弱易折。

牙髓再生：新换恒牙牙髓坏死后“起死回生”的新希望

牙髓再生技术则打破这一桎梏，借助人体自身神奇的修复潜能，试图重启牙髓的“生命引擎”。新换恒牙即使发生牙髓坏死，其根尖区域仍然有活细胞存在。这些细胞中有些是“万能”细胞，犹如身怀绝技的“工匠”，当牙髓遭遇“变故”，在清除牙根内坏死组织、控制感染后，通过刺激牙齿根尖区出血引流到牙根内，引入“万能细胞”并创建适宜“微环境”，如同在荒芜的土壤中播撒希望种子、浇洒生命之泉，激发细胞增殖、分化，让牙齿重新拥有血管、神经，恢复输送养分，完善牙根发育甚至感知外界的天然功能。

牙髓再生之路仍有荆棘

目前，牙髓再生的治疗效果存在不确定性。牙髓再生后的组织在功能和结构上与正常牙髓仍有差异，长期的临床效果还需要更多的研究和时间来验证。随着对干细胞、组织工程理解加深，牙髓再生有望更成熟高效，从前沿探索迈向日常诊疗，让更多患者告别“失髓之憾”，绽放自信健康笑容。

关键词

年轻恒牙 牙髓治疗 使用寿命

健康术语

牙髓再生术

是一种以生物学为基础的治疗方法，通过诱导内源性或外源性导入根管内的干细胞分化，再生功能性牙髓组织，促进牙根继续发育。

（汪 俊）

14. 年轻恒牙牙髓治疗后，牙齿还能陪伴我们多久

专家说

年轻恒牙的牙髓治疗，不同于发育完全的恒牙

对于发育完全的恒牙，牙髓治疗主要是彻底清除根管内的感染物质，控制炎症后用惰性材料严密充填根管，并对牙齿进行完善修复，防止细菌再次侵入，

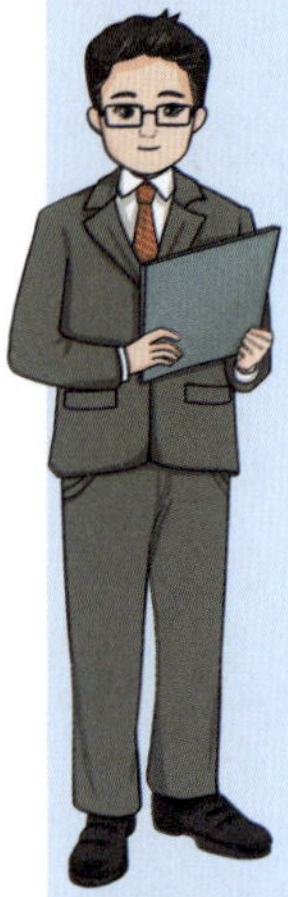

尽可能保存患牙，恢复功能。而对于年轻恒牙，由于牙根发育不完全，根尖呈开放状态，牙髓治疗的首要目的是在控制根尖周炎症的基础上，通过根尖诱导成形术、根尖屏障术使根尖封闭，然后严密充填根管、完善牙体修复以保存患牙。近年来，对年轻恒牙进行牙髓再生治疗以促进牙根发育的应用越来越广。

牙髓治疗后的年轻恒牙，其使用寿命受多种因素影响

年轻恒牙失去牙髓后，影响其使用寿命的因素主要包括以下几个方面。

（1）牙根的发育程度：年轻恒牙发育得越少，牙根越短、根壁越薄。而牙根长度和根壁厚度关乎牙齿使用寿命。较长的牙根能提供更好支撑，分散咬合力，增强稳定性。而根壁厚度增加，抗折性也会增加。若患牙在牙髓治疗前牙根接近发育完全，经过完善的治疗后，牙齿能够保持较长时间的功能，甚至可终生相伴。而对于牙根发育少的年轻恒牙，根短、壁薄，若通过牙髓再生治疗促进了牙根发育，牙根长度及根壁厚度得以增加，也可长时间行使功能；若通过根尖诱导成形术、根尖屏障术使得根尖闭合，而牙根长度，尤其是根壁厚度未得到明显改善，牙齿的抗折能力和稳定性相对较弱，受力易发生牙齿折裂，会影响牙齿的使用寿命。

（2）牙体组织缺损量及修复方式：牙髓治疗后，牙齿失去了牙髓的营养供应，牙体组织会变得脆弱。

牙体组织缺损少，对牙齿的结构和功能影响相对较小，若能及时修复，患牙使用寿命受影响相对较小。但当牙体组织大量缺损时，抗折能力会大打折扣。及时进行牙冠修复，能有效保护牙齿，减少劈裂风险，可大大提升牙齿的耐用性。因此，关注牙体组织缺损量并选择合适的修复方式，对延长患牙寿命意义重大。

（3）日常维护： 保持良好的口腔卫生以维护牙周支持组织健康，牙齿也能更长久地行使功能。另外，避免用患牙咀嚼过硬的食物，如坚果、骨头等，能减少牙齿折裂的风险。

综上所述，牙髓治疗后的年轻恒牙，其使用寿命并非固定不变，会受到多种因素的综合影响。一般来说，经过完善的治疗和合理的修复，牙齿使用 10 年、20 年，甚至终生都是有可能的。但如果不注意上述因素，牙齿可能在短时间内就出现问题，需要再次治疗，甚至拔除。

健康术语

根尖诱导成形术

是指发生牙髓严重病变或根尖周炎症的年轻恒牙，在控制感染的基础上，用药物诱导根尖部的牙髓和 / 或根尖周组织形成硬组织，使牙根继续发育和根尖孔缩小或闭合的治疗方法。

根尖屏障术

是指用非手术方法将生物相容材料充填到患牙根尖部，即刻在根尖部形成一个人工止点，以封闭根尖的治疗方法。

（汪　俊）

第五章

儿童牙周病

儿童龈炎

1. 孩子**牙齿萌出**时为什么会**喊疼**

关键词：牙齿萌出 疼痛

有一些孩子在牙齿萌出时，常常会喊疼，这让家长十分担心和困惑。那么，为什么孩子牙齿萌出时会疼呢？

专家说

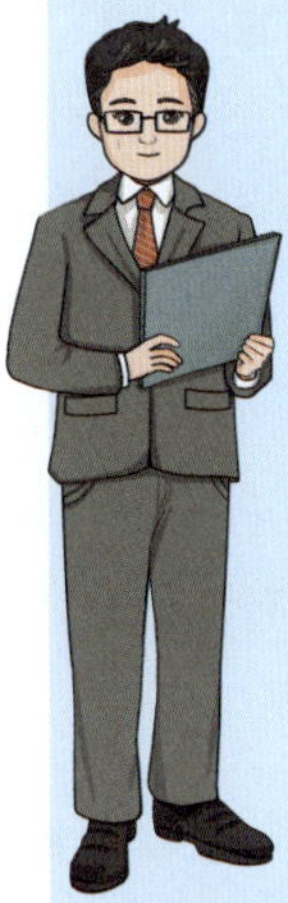

牙齿萌出时，孩子为什么会感觉不适或疼痛

牙齿萌出是指牙齿突破牙龈表面，暴露在口腔的过程，是孩子成长中不可避免的阶段。当乳牙要突破牙龈萌出时，这一机械作用对牙龈造成了压力和微小损伤，这种压力可能会刺激牙龈内的神经末梢，导致孩子感觉不适，甚至疼痛；同时，萌出过程中会有轻微的炎症反应，虽然是身体对乳牙萌出的自然反应，但也会加重孩子疼痛的感觉。孩子在这个阶段会喜欢咬东西，如哺乳时咬乳头，或将手指放入口内，嚼动的刺激可促进牙齿穿透牙龈黏膜顺利萌出；但产生的压力可能会导致牙龈疼痛感进一步加重。

当孩子因牙齿萌出喊疼时，家长该怎么办

首先，可以给孩子提供一些干净、安全的咬胶或磨牙棒，缓解牙龈的不适，减轻疼痛。同时，要注意保持咬胶和磨牙棒的清洁，避免细菌感染。其次，可以用干净的纱布蘸清洁的凉水轻轻擦拭孩子的牙龈。凉水可以

起到一定的镇痛作用，同时也能缓解牙龈的肿胀。最后，通过玩玩具、讲故事等亲子互动分散孩子的注意力，有助于减轻孩子对疼痛的关注。心理上的安抚对缓解疼痛有重要作用。如果孩子疼痛较为严重，可以在医生的指导下使用一些缓解疼痛的药物。但一定要严格按照医生的建议使用，避免过量或不当使用。

家长要注意孩子的口腔卫生。在孩子乳牙萌出期间及萌出后，家长可以用柔软的纱布或指套牙刷轻轻擦拭孩子的牙龈和乳牙，保持口腔清洁。

孩子牙齿萌出时喊疼是正常的生理现象，家长不必过于担心。通过提供咬胶、冷敷牙龈、合理使用药物及保持口腔卫生等方法，可以有效缓解孩子的疼痛，帮助孩子顺利度过长牙期。如果孩子在长牙期间表现出持续高烧（体温超过 38.5℃），牙龈出血或破溃，伴随腹泻、呕吐等全身性症状时，应尽快就医，这些可能提示牙龈感染或其他疾病，而非单纯的长牙问题。

（孙志达）

2. 孩子刷牙很认真，但为什么牙龈还会出血

许多家长发现，尽管孩子每天都刷牙，但牙龈仍然出血。这种情况不仅让人困惑，而且可能引发家长对孩子口腔健康的担忧。

专家说

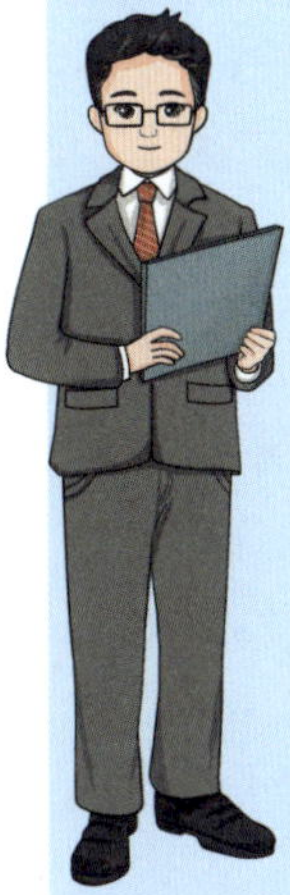

孩子每天都刷牙，为什么仍然牙龈出血

（1）**牙菌斑和牙石的影响**：孩子刷牙很认真，但方法不正确，牙齿表面和牙龈边缘仍会残留牙菌斑。随着时间推移，牙菌斑会矿化形成牙石，导致龈炎，表现为牙龈红肿、刷牙或咬硬物时出血。龈炎是儿童牙龈出血的最主要原因之一。

（2）**牙刷选择或刷牙方式不正确**：如果小朋友使用的牙刷刷头过大、刷毛过硬、刷牙时用力过大或刷牙角度不对，都会对牙龈组织造成机械性损伤，也会引发出血。

（3）**牙齿发育过程中的表现**：在儿童换牙期间，牙齿的萌出可能刺激周围牙龈组织，引起局部炎症和出血，这也可能造成触碰时轻微出血。

（4）**全身性疾病**：一些疾病，如血液系统疾病、免疫系统异常也可能导致牙龈出血。因此，反复出现严重牙龈出血时，家长一定要警惕潜在的全身性健康问题。

出现牙龈出血时不要过度紧张，这样科学应对就可以

（1）**掌握正确的刷牙方法**：推荐使用水平颤动拂刷法，建议每天晨起和入睡前刷牙，每次至少 2 分钟，并在饭后用清水漱口，或者在晚上刷牙前或刷牙后，每天使用一次牙线清洁牙间隙。

（2）选择合适的牙刷：为孩子选择毛质柔软、刷头较小的儿童专用牙刷。

（3）定期检查：每3~6个月带孩子进行一次口腔检查，在医生指导下，为孩子选择含氟牙膏，适量使用儿童适用的漱口水，进一步消除牙龈炎症；必要时孩子也可以进行龈上洁治术（俗称“洗牙”），以清除牙石和牙菌斑，预防龈炎。

需要特别提醒的是，如果牙龈出血伴随其他异常症状，如皮肤瘀斑、牙龈颜色异常或反复肿胀，需要及时带孩子前往医院进行血液检查，排除血液系统疾病等全身性疾病的可能。

（孙志达）

3. 孩子换牙膏了，牙龈为什么会“发炎”

牙膏是我们日常生活中保持口腔清洁的重要用品，但有时儿童和青少年在更换新品牌或新类型的牙膏后，正常刷牙却会出现牙龈红肿、不适的情况，好像“发炎”了一样，这是为什么呢？

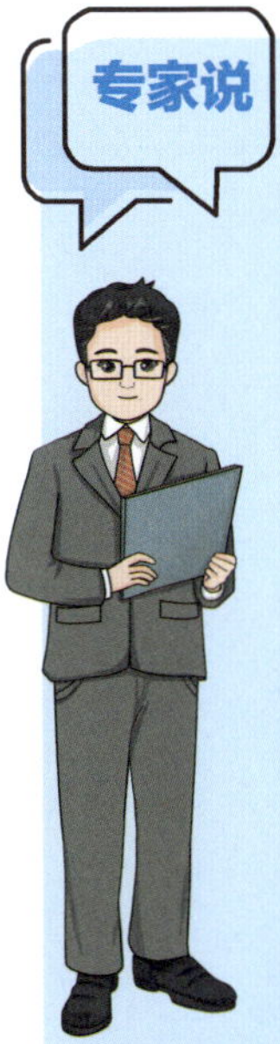

换牙膏后出现牙龈不适的现象可能是接触性口炎或过敏性龈炎

在更换牙膏后，牙龈出现这些情况的可能原因，主要有两方面。一方面，牙膏的组成成分可能是“罪魁祸首”。比如其中的表面活性剂虽能起泡、去污，但可能引发口腔黏膜刺激；香料或防腐剂（牙膏中的防腐剂使用是严格控制的，正常使用情况下，对人体健康的风险极低）可引发少部分人的过敏反应；某些美白牙膏中的过氧化物类漂白剂或美白成分会加剧牙龈敏感。另一方面，儿童和青少年的牙龈组织较薄、敏感，黏膜屏障防护功能弱，也容易受外界刺激。

出现换牙膏后牙龈不适的情况该如何应对呢

第一，停用可疑牙膏，换回无不良反应的牙膏或选择成分更温和的产品。同时观察孩子的症状是否有所缓解，如果在停用可疑牙膏后症状逐渐减轻，那么基本可以确定是牙膏的问题。如果症状持续或加重，需要带孩子去看口腔科医生，医生可以通过详细的检查和询问病史，确定孩子的具体情况，并给出专业的治疗建议。第二，选择成分简单的牙膏，如无香料、无色素且不含表面活性剂的儿童专用牙膏。第三，改善刷牙方式，刷牙后彻底漱口，避免牙膏残留。

家长在为儿童和青少年选择牙膏时应优先选择正规销售的儿童专用牙膏，避免频繁更换不同品牌和类型的牙膏；过敏体质的儿童可做皮肤或口腔黏膜过敏测试。科学使用牙膏，刷牙时按照产品说明选择合适的牙膏量，早晚各刷牙一次，避免牙膏过多或过度刷牙对牙龈造成刺激。

儿童牙膏的成分确实更温和，但并非完全无副作用，使用不当或孩子误吞过多仍可能引发健康问题，呵护儿童和青少年的口腔健康，从正确选择和使用牙膏开始！

（孙志达）

关键词

药物 牙龈 肥大

4. 长期服用某些药物，为什么牙龈“肿”起来了

儿童和青少年在长期服用某些药物后，可能会出现牙龈体积增大的现象，看起来像“肿”了一样，但又没有一般炎症会有的牙龈红肿、松软的表现。这在医学上称为药物性牙龈肥大。这种情况不仅影响美观，还可能妨碍口腔卫生的维护，进而导致更严重的口腔问题。

专家说

与药物性牙龈肥大有关的药物

（1）抗癫痫药物：如苯妥英钠，作为常用的抗癫痫药物，长期服用会使已有炎症的牙龈组织发生纤维性增生。

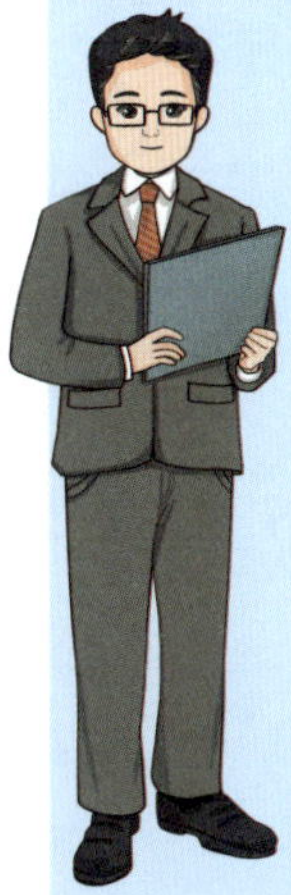

（2）免疫抑制剂：如环孢素，常用于器官移植术后防止排斥反应或某些自身免疫性患者，会刺激牙龈结缔组织增生。

（3）钙通道阻滞剂：如硝苯地平、维拉帕米等，也可引起药物性牙龈增生。

这些药物影响牙龈的具体原因科学家们还没有完全研究明确，在使用过程中也难以完全避免。

如何应对药物性牙龈肥大，有效缓解症状

（1）与医生沟通，评估能否更换药物。如果怀疑某种药物导致牙龈增生，切忌自己随意停药，停药可能导致原发疾病复发或恶化，家长应及时与主治医生沟通，看是否可以调整药物种类或剂量。

（2）加强口腔卫生管理，定期进行龈上洁治术，去除局部菌斑、牙石等局部刺激因素。使用软毛牙刷，采用水平颤动拂刷法，确保牙龈边缘清洁。

（3）有严重药物性牙龈肥大者，可能需要行牙龈切除术来去除增生的牙龈组织。切除后继续加强口腔护理以防止复发。

（4）对长期服用药物的小朋友，建议每 3~6 个月接受一次口腔检查，及早发现并处理增生问题。

药物性牙龈肥大是某些药物的常见副作用，儿童和青少年是易感人群，家长们大可不必恐慌。在长期

用药过程中，应关注牙龈健康，保持良好的口腔卫生，定期检查，并在医生指导下进行调整和治疗。通过科学应对，可以有效减轻药物性牙龈肥大对口腔健康的影响。

（孙志达）

关键词

牙龈退缩　口腔不良习惯　错𬌗畸形

5. 小小年纪，为什么也会牙龈退缩

牙龈退缩指的是龈缘（牙龈与牙齿交界处）向牙根方向退缩，暴露牙根表面。在成年人中并不少见，但有极少数孩子也会出现类似问题，这可能是潜在健康问题的信号。

专家说

儿童牙龈退缩的原因有哪些

（1）牙刷使用不当：儿童的牙龈柔嫩，若刷牙时用力过猛或选用硬毛牙刷，极易对牙龈造成机械性损伤，引发牙龈边缘红肿、牙根外露。

（2）口腔不良习惯：用铅笔等异物顶刺牙龈、咬指甲、咬硬物等，会使牙龈承受异常压力，不仅造成

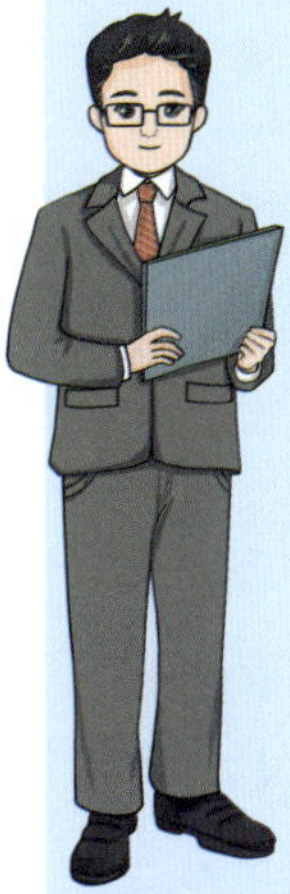

局部牙龈位置异常，还可能导致牙齿排列错乱。

（3）牙齿错𬌗畸形：牙齿排列不齐或咬合不正常，会使个别牙齿的牙龈受到过度牵拉或压迫，出现局部牙龈退缩与牙齿移位。

（4）遗传因素：部分儿童可能遗传了牙龈组织较薄或附着不良的特质，致使多个部位的牙龈容易发生退缩，家族中其他成员往往也有类似情况。

儿童严重牙周病较为少见，但口腔卫生长期不良，牙菌斑和牙石堆积，仍可诱发龈炎，最终导致牙龈退缩，初期表现为牙龈红肿、易出血，若不及时干预，晚期便会出现牙龈退缩。遗传因素也在其中发挥作用。

牙龈退缩的危害有哪些

牙根暴露会让牙齿对冷热酸甜刺激变得极为敏感，进食时不适感倍增。而且，牙龈退缩会使牙齿看起来变长，对孩子的面部美观产生不良影响。儿童牙龈退缩不常见，一旦发生，必须引起高度重视。正确的口腔清洁习惯、定期的专业检查、及时的矫治是预防和控制牙龈退缩的关键。

健康加油站

儿童牙龈退缩，预防至关重要

要教会孩子采用正确的刷牙方法，使用软毛牙刷，以水平颤动拂刷法或圆弧刷牙法为宜，也可选用儿童电动牙刷。督促孩子改正不良习惯，如咬指甲、咬硬物等，留意孩子是否有不良咬合习惯，一旦发现，及时就医。培养孩子每天刷牙 2 次的习惯，并在医生指导下正确使用儿童牙线清洁牙间隙，定期（每 3~6 个月）进行口腔检查，及时清除牙菌斑和牙石。若孩子牙齿排列不齐或咬合异常，应尽早矫治，减少牙龈异常受力。

（孙志达）

6. 为什么有的**孩子牙龈**上会出现**不同颜色**的**斑块**或**条纹**

有些家长发现孩子的牙龈上出现了一些色素沉着，表现为不同于正常粉红色牙龈的斑块或条纹，呈现出黑色、棕色或灰色等颜色的斑块或线条，这是为什么呢？

专家说

牙龈色素沉着在儿童中并不罕见，原因有两方面

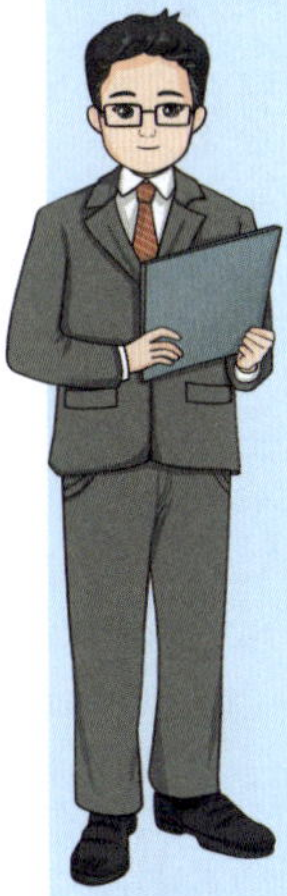

（1）内源性因素：如果家族中有牙龈色素沉着的现象，那么孩子出现这种情况的可能性会增加，这是遗传因素。另外，一些全身性疾病，比如内分泌失调、肾上腺皮质功能减退等，也可能导致牙龈色素沉着。

（2）外源性因素：孩子长期接触某些金属，如铅、汞等，可能会在牙龈边缘形成色素沉着线，表现为牙龈边缘的带状或线状沉着，呈灰黑色或灰蓝色。如果经常食用含色素的食物、饮料，比如巧克力、可乐等，或者长期服用某些药物，也会导致牙龈色素沉着。长期服用含铁的制剂，则会在牙龈上留下褐色的色素沉着。

一般情况下，生理性的牙龈色素沉着对孩子的口腔健康并没有实质性的危害，不需要特殊治疗。但家长要注意观察色素沉着的变化。如果色素沉着范围突然扩大、颜色加深，或者出现疼痛、溃疡、出血等异常症状，就需要及时带孩子去看口腔科医生。

为减少外源性因素导致的牙龈色素沉着，家长要帮助孩子养成良好的口腔卫生习惯。督促孩子认真刷牙，同时要控制孩子对含色素食物和饮料的摄入，避免孩子接触可能导致色素沉着的有害物质。

健康加油站

为什么孩子的牙龈容易红肿损伤

儿童的牙龈上皮较薄，角化程度低，这使得牙龈更加脆弱，抵抗外界刺激的能力较弱。比如刷牙时稍微用力不当，就容易引起牙龈损伤。同时，儿童牙龈结缔组织中的纤维成分较少，血管丰富，所以看起来颜色鲜红，质地也比较松软；在受到食物残渣、牙菌斑等刺激时，很容易出现炎症反应，表现为牙龈红肿、出血。

（孙志达）

二

儿童牙周病

7. 为什么孩子张嘴会有异味

孩子嘴巴有异味，专业术语称为“呼气异味”“口腔异味”，也可直称为“口臭”，主要与口腔健康状况和胃肠道问题相关，常见的原因有龈炎、龋病、消化不良、急性胃炎等。遇到此类情况，家长应及时带孩子就医，查明原因后进行相应治疗。

关键词：口腔异味 龈炎

专家说

孩子有口腔异味的主要原因是什么

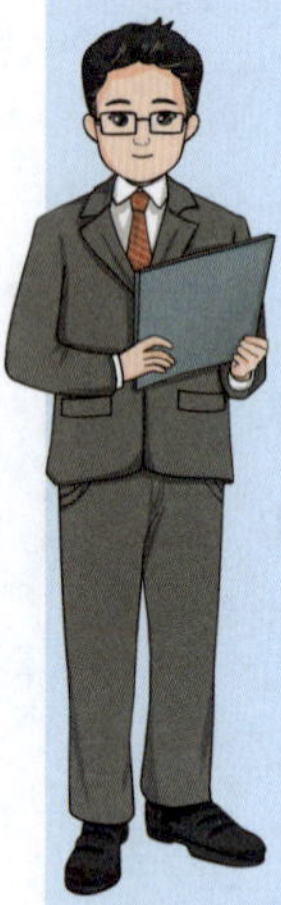

（1）龈炎：孩子的口腔卫生习惯较差，没有及时刷牙或存在牙齿错位拥挤、食物嵌塞等问题，导致口内软垢、菌斑堆积，引起龈炎。同时，口腔中的厌氧细菌可以分解食物残渣，产生硫化氢等难闻的气体，导致孩子出现口腔异味。家长需要帮助孩子养成良好的卫生习惯，勤刷牙、多漱口和辅助使用牙线清洁牙间隙嵌塞的食物残渣。若出现刷牙出血等症状，家长应及时带孩子就医，进行专业治疗。

（2）消化不良：暴饮暴食、睡前进食过多、幽门螺杆菌感染、肠道菌群失调等都会引起孩子积食和消化不良，表现为腹痛、腹胀、嗳气、反酸、恶心、呕吐等消化功能障碍症状。由于不能被及时消化，积存的食物发酵会产生气体，导致孩子出现口腔异味。家长应及时带孩子就医，遵医嘱服用健胃消食片、多潘立酮片等药物，补充益生菌等帮助消化，缓解孩子的不适。同时，家长要让孩子养成良好的饮食习惯，睡前不宜大量进食，不要暴饮暴食。

（葛少华）

关键词

儿童牙周炎　菌斑　牙石　局部因素　全身因素

8. 孩子患**牙周炎**的**原因**有哪些

牙周炎的发生发展与多种因素密切相关，分为慢性牙周炎、侵袭性牙周炎、反映全身疾病的牙周炎和坏死溃疡性牙周炎等类型。最常见的一类牙周炎是慢性牙周炎。

专家说

儿童牙周炎的直接病因是什么

菌斑是儿童牙周炎的直接病因。未养成良好的刷牙习惯，软垢、菌斑和牙石在牙面堆积，长期刺激牙龈可引发龈炎。龈炎若未及时治疗发展为牙周炎。

儿童牙周炎的局部危险因素有哪些

青少年牙周炎较多见于局部因素引起的个别位点

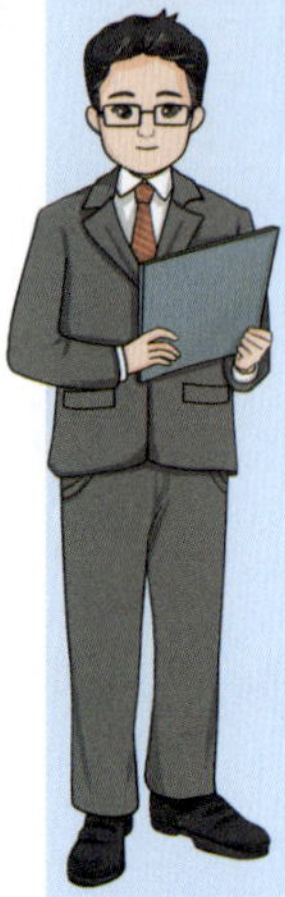

的附着丧失。主要包括严重龋齿或牙间隙过大引起的长期食物嵌塞、充填体悬突等加重牙龈炎症，进而造成局部牙槽骨吸收，引起牙周炎。

儿童错殆畸形影响颅颌面部的发育和口腔正常功能，导致局部咬合创伤，损伤牙周组织，加剧牙周炎。正畸治疗过程中若不注重口腔卫生，可能导致软垢、菌斑滞留，进而引发或加重牙周炎。

儿童牙周炎的全身危险因素有哪些

儿童患有全身系统性疾病，如 1 型糖尿病、掌跖角化牙周病综合征、中性粒细胞减少症、获得性免疫缺陷综合征、唐氏综合征和白细胞黏附缺陷症等，也可出现牙周炎，是全身疾病在口腔的表现。

微量营养素异常，如缺乏维生素 D 会改变宿主对细菌侵袭的反应，导致患儿牙周炎的易感性增加。

遗传因素是儿童牙周炎发生的关键危险因素，侵袭性牙周炎存在着明显的家族聚集性。肥胖和超重可能会增加儿童牙周炎的易感性。

儿童牙周炎的其他危险因素

家庭经济状况是儿童牙周炎发生的一个重要影响因素。相较于家庭经济状况差的孩子，家庭经济状况好的儿童能够接受更好的口腔健康教育，培养较强的口腔健康意识，养成良好的口腔卫生习惯，牙周状况更好，且治疗的依从性好。家长有吸烟、饮酒等不良生活习惯也对儿童牙周炎的发生有一定影响，长期接受被动吸烟的儿童患牙周炎的风险更高。

（葛少华）

关键词 全身系统性疾病 血液病 遗传病

9. 哪些**全身系统性疾病**可能在孩子的**牙龈**上**表现**出来

患有血液病、遗传性疾病等全身系统性疾病的儿童，其牙周炎为全身性疾病在口腔中的表现。

专家说

对儿童牙周组织有影响的血液病

（1）白细胞黏附缺陷症：一种罕见的常染色体隐性遗传病，患儿发生反复性的细菌感染，伤口愈合差，口腔表现为广泛型侵袭性牙周炎，伴有严重的牙龈炎症、快速的牙槽骨吸收及早期牙齿脱落等。

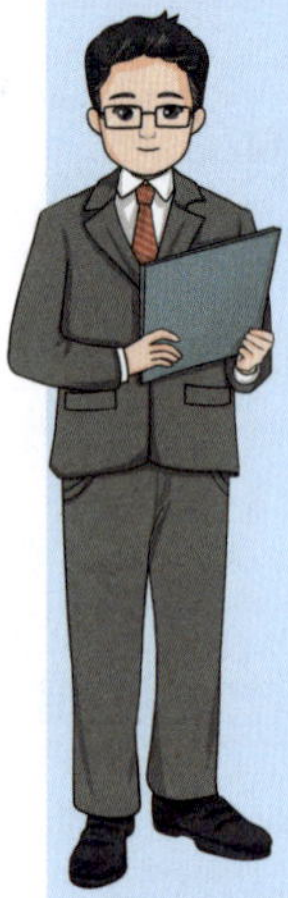

（2）**中性粒细胞减少症**：因外周血中性粒细胞计数减少而出现的一组综合征。中性粒细胞减少的标准：外周血中性粒细胞计数在 10~14 岁儿童中低于 1.8×10^9/L，10 岁以下儿童低于 1.5×10^9/L。中重度患者表现为疲劳、乏力，感染风险增加等症状。粒细胞缺乏症、中性粒细胞减少症等，在儿童口腔都有表现。

对儿童牙周组织有影响的遗传性疾病

（1）**掌跖角化牙周病综合征**：是一种罕见的常染色体隐性遗传病，主要表现为手掌、足底、肘部、膝盖等部位的皮肤出现过度角化，并伴有早发性牙周炎。患儿出现快速、严重的牙周组织破坏，常导致乳牙和恒牙早失，部分伴有轻度智力低下、颅内钙化，微生物感染的易感性增加。

（2）**唐氏综合征**：是 21 号染色体异常引起的先天性疾病。患儿表现为特殊面容（面部扁平、眼距增宽、鼻梁低平），生长发育迟缓，智力低下，牙列异常（牙齿畸形、牙釉质发育不全和过小牙等）。由于免疫系统的缺陷，患儿常有牙周炎。

（3）**低磷酸酯酶症**：是一种罕见的单基因常染色体显性或隐性遗传病。患儿主要表现为乳牙过早脱落，牙齿髓腔较大，牙齿和骨矿化不足，血清碱性磷酸酶水平低，尿液中有碱性磷酸酶底物磷酸氨基乙醇等。

（4）糖原贮积病：是一种常染色体隐性遗传病，是一组糖原分解或合成酶缺陷引起的代谢病。发病率为二十五万分之一至二十万分之一。主要口腔表现有复发性阿弗他溃疡（又称“复发性口腔溃疡”）、念珠菌病、龈炎、牙周炎、牙龈增生和牙龈瘤等。

（葛少华）

关键词

牙龈炎症　牙周袋　牙槽骨吸收

10. 孩子发生**牙周炎**后会有哪些**表现**

当孩子出现牙龈红肿、刷牙出血等牙龈炎症症状，甚至出现牙齿松动移位等症状时，家长应警惕儿童牙周炎的发生，及时带孩子去专业的医院就诊。

专家说

儿童牙周炎的典型临床表现有哪些

（1）牙龈炎症：是儿童牙周炎最典型的临床表现。正常牙龈呈淡粉红色，贝壳状贴附在牙齿表面，质地坚韧。当出现牙周炎时，炎症刺激导致牙龈内的血管

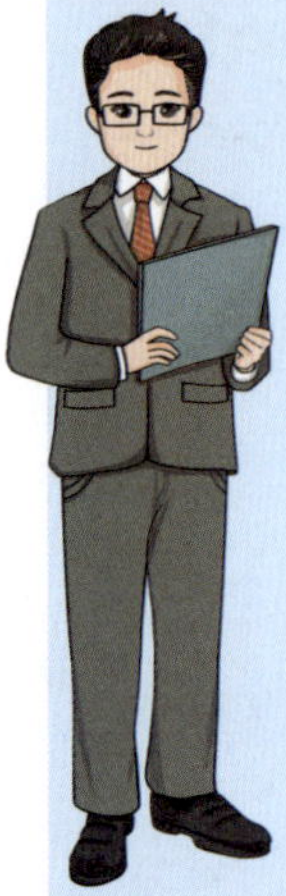

充血水肿，牙龈变为鲜红色或暗红色，肿胀，龈缘膨隆，不再紧贴牙齿表面。牙龈内血管通透性增加，质地松软，刷牙、咬硬物易出血。

（2）牙周袋形成：牙龈肿胀或增生使龈缘位置向牙冠方向移动，龈沟加深，形成假性牙周袋；牙龈炎症未得到有效控制，继续向深部发展，结合上皮向根方增殖，其冠方部分与牙根表面分离，龈沟底移向根方，龈沟加深，形成真性牙周袋。

（3）牙槽骨吸收、牙齿松动移位：长期炎症刺激引起牙周组织破坏，牙槽骨吸收，导致牙周支持力量不足，牙齿出现松动移位，甚至脱落。

（葛少华）

11. 孩子发生**牙周炎**后应该**怎么办**

孩子确诊为牙周炎后，家长应及时带孩子到专业口腔医院进行有效治疗，若有全身性疾病，同时应该积极治疗相应的疾病。

专家说

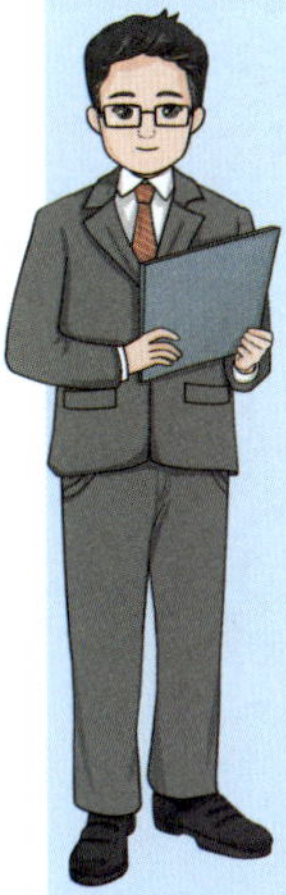

孩子应接受哪些牙周方面的治疗

应及时对患儿进行有效的牙周治疗以尽早消除感染，牙周基础治疗包括进行洁治、刮治和根面平整等。同时可辅助服用抗菌药物如阿莫西林、甲硝唑等，也可使用抗菌漱口水含漱。

儿童牙周炎还有哪些治疗方法，如何维护牙周健康

（1）**增强机体防御功能**：加强身体锻炼，提高机体免疫力。积极治疗全身性疾病，纠正不良习惯。

（2）**综合治疗**：若患牙出现移位、松动或脱落，必要时可待炎症得到控制，病变进入静止期后，进行松牙固定、正畸治疗或义齿修复等，在治疗过程中务必加强菌斑控制和牙周病情的监控。

（3）**维护治疗**：儿童牙周炎治疗后易复发，应加强口腔健康教育，保持口腔卫生，定期进行复查和牙周炎维护治疗。慢性牙周炎通常每 3~6 个月进行复查，侵袭性牙周炎应 1~2 个月复查，若病情稳定，可逐渐延长复查间隔。

（葛少华）

12. 与全身疾病相关的牙周炎在治疗过程中应注意什么

关键词

全身疾病　牙周炎　治疗

有全身疾病的患儿，其牙周炎的治疗往往不同于成人牙周炎，需要考虑疾病本身的特点，口腔科医生可与相应科室的主治医生进行有效沟通，互相配合完成牙周炎治疗。

专家说

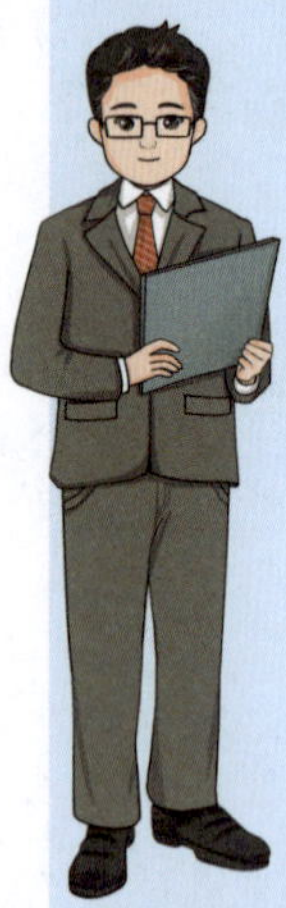

常见的全身疾病患儿的牙周炎治疗应注意什么

（1）掌跖角化牙周病综合征：本病的治疗以拔除患牙，防止继承恒牙牙周感染破坏为出发点。牙周常规治疗效果不佳时，考虑拔除全口受累牙。若患儿恒牙尚未萌出，可将全部患病乳牙拔除，第一恒磨牙和恒切牙萌出时，口服抗生素 2 周，防止恒牙牙周组织遭到破坏；若患儿恒牙已经受累，则考虑将不能保留的患牙拔除，并进行彻底的牙周治疗，2 周复查，辅以抗生素治疗，保持口腔卫生。

（2）唐氏综合征：无特殊治疗方法。患儿须进行彻底的牙周基础治疗，并尽可能坚持长期维护治疗，控制菌斑，减轻炎症。

（3）中性粒细胞减少症：首先需要去除病因，对于细胞毒性药物、化学药物或电离辐射等引起的中性粒细胞减少症相关性牙周炎，要及时评估停用可疑药物或消除其他致病因素。

在粒细胞恢复期进行有效的牙周基础治疗，并辅以局部应用抗生素；保持良好的口腔卫生习惯，粒细胞减少期，若口腔溃疡和牙龈肿痛无法刷牙，暂时使用 0.12%~0.20% 氯己定含漱液控制菌斑；长期维护治疗，定期复查；患儿易发生感染，不建议进行牙周手术治疗。同时积极进行全身治疗，包括全身应用抗生素控制感染，进行血液病专业治疗，如注射粒细胞集落刺激因子促进粒细胞的生成。

（4）1 型糖尿病：控制血糖是治疗糖尿病牙周炎的基础。孩子需要在内分泌科医生的指导下，通过饮食控制、应用胰岛素和运动等方式控制血糖水平。

（5）获得性免疫缺陷综合征：坏死性溃疡性龈炎的患儿可进行常规的牙周治疗，清除菌斑、牙石，并全身应用抗生素，首选服用甲硝唑 1 周，同时使用 0.20% 的氯己定含漱液。

（葛少华）

关键词

牙周炎　预防

13. 如何**预防**孩子发生**牙周炎**

牙周炎是一种不可逆的炎症性疾病，有效的牙周治疗只能使其不再继续进展。儿童一旦发生牙周炎，破坏的牙周组织很难再生。因此，预防儿童牙周炎至关重要。

专家说

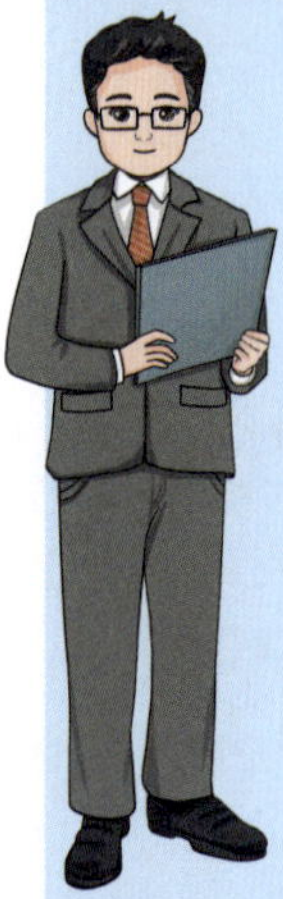

在口腔方面如何预防儿童牙周炎

（1）儿童牙周炎的预防措施：首先及时去除危险因素，特别是常见的局部致病因素。如及时进行龋齿的充填修复、不良修复体的调整、伴咬合创伤的错殆畸形的早期矫治、过度拥挤不齐牙列的咬合诱导，创造健康的、有利于牙面清洁的牙齿排列及牙体形态。

（2）保持口腔卫生，有效控制牙菌斑：菌斑是儿童牙周炎的直接病因，养成良好的刷牙习惯是预防牙周炎的有效方法。儿童应饭后漱口、刷牙，使用软毛牙刷和儿童专用牙膏，每日至少刷牙 2 次，每次刷牙时间至少 2 分钟，要刷到牙齿的光滑面和咬合面，并学会配合使用牙线清洁相邻两牙之间的邻接面。家长应帮助儿童养成良好的口腔卫生习惯。

（3）做好儿童口腔保健检查：定期到专业的口腔医院进行口腔检查和必要的治疗，清除菌斑、软垢和牙石，有效预防牙周炎。

在其他方面应做到哪些来预防牙周炎

（1）均衡营养，合理搭配食物：家长应配制合理的饮食，各种食物摄入比例均衡，避免摄入过多容易引起牙齿龋损和龈炎的食物，如甜食和酸性食品。

（2）科学锻炼，提高机体免疫力：适当进行户外运动，促进机体的新陈代谢，增强身体免疫力。

（葛少华）

第六章

儿童口腔黏膜疾病

口腔黏膜溃疡及感染性疾病

1. 为什么孩子会
反复长口腔溃疡

关键词

复发性口腔溃疡　遗传　营养不良

孩子反复长口腔溃疡，可能是儿童复发性口腔溃疡。口腔溃疡是一种常见的口腔黏膜疾病，表现为口腔黏膜上出现单个或多个溃疡。溃疡虽小，却给孩子带来了极大的不适，影响进食和日常生活。有的孩子甚至会反复长口腔溃疡。

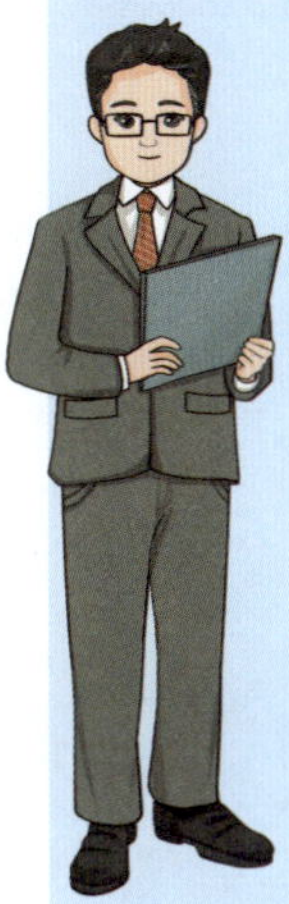

专家说

引起儿童口腔溃疡的原因有哪些

儿童复发性口腔溃疡，一般表现为口腔黏膜反复发作的圆形或椭圆形溃疡，疼痛明显。复发性口腔溃疡的病因尚不明确，可能和遗传、环境、营养等因素有关。

（1）**遗传因素**：孩子的父母也经常发生口腔溃疡。

（2）**环境因素**：孩子可能在一段时间内因各种原因出现了免疫功能低下，如近期有过感冒、发热或学业压力过大等，导致口腔免疫系统平衡被打破，而引发口腔溃疡。

（3）**营养因素**：偏食引起的营养不良，可导致孩子出现口腔溃疡。

儿童发生口腔溃疡的治疗方式

针对症状进行治疗，以减轻疼痛、促进溃疡愈合、延长复发周期为治疗目的。

（1）若溃疡症状轻微，口腔溃疡有自限性，通常 7~10 天可以自然愈合。应避免粗糙、硬性食物和过烫食物对黏膜的创伤；保持营养均衡，不偏食，多喝水，保持口腔卫生；保证充足睡眠时间，提高睡眠质量，避免焦虑情绪。

（2）若溃疡症状较重，疼痛剧烈，无法进食，或者出现长时间无法愈合的溃疡，一定要及时就医。

健康加油站

儿童创伤性溃疡的病因

创伤性溃疡是由物理性、机械性或化学性刺激引起的病因明确的口腔黏膜病损。

儿童发生创伤性溃疡如何治疗

对于创伤性溃疡，应该针对病因进行治疗，首先去除引起溃疡的因素。例如对于外伤、龋病造成的尖锐牙尖引起的溃疡，需要及时就医进行相应治疗；对于自伤性溃疡，应尽快纠正患儿咬唇、咬舌头等不良习惯。同时，注意保持口腔清洁，避免溃疡的进一步扩大和感染。

（张红梅）

2. 孩子得了**疱疹性咽峡炎**该**怎么办**

关键词

疱疹性咽峡炎　柯萨奇病毒 A4　传染性疾病

随着夏秋季的到来，疱疹性咽峡炎逐渐进入高发期。疱疹性咽峡炎作为一种影响儿童健康的传染性疾病，其症状的识别和及时治疗至关重要。

专家说

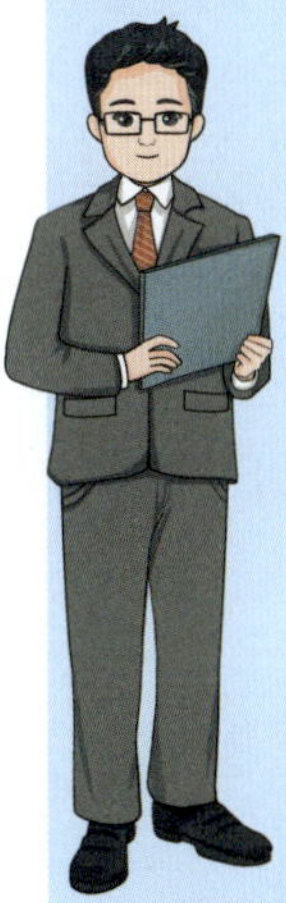

儿童疱疹性咽峡炎的病因和病程

疱疹性咽峡炎是一种常见的传染性疾病，是由肠道病毒柯萨奇病毒 A4 引起的口腔疱疹损害。该病潜伏期为 2~4 天，一般病程 1 周左右，重者可至 2 周，一般可自愈。

儿童疱疹性咽峡炎的临床表现

（1）该疾病以粪 - 口或呼吸道为主要传播途径，通常在夏季和秋季高发。

（2）疱疹性咽峡炎多发于婴幼儿，特别是 1~7 岁儿童，因其呼吸道屏障功能未完全发育，免疫力较弱。

（3）孩子患病后主要表现为急性发热、咽部疼痛。

（4）口腔黏膜上初期形成聚集成簇的小水疱，不久破溃形成糜烂或溃疡，黏膜病损只限于口腔后部，如软腭、腭垂、扁桃体等口咽部，少发于口腔前部，牙龈不受损害。

（5）口腔后部病损造成的疼痛，会导致患儿吞咽困难，甚至厌食。

儿童疱疹性咽峡炎的治疗方式

目前尚无针对肠道病毒的特效药，以对症治疗为主。此病大多数为轻症，可自愈，家长不用太过担心，但症状严重或持续时间过长的情况下，应及时就医。

（1）隔离治疗：将患病孩子用过的餐具、玩具等进行消毒处理，勿与其他人混用。

（2）患病期间，孩子需要多休息，多喝水，多吃新鲜蔬果及易消化的食物，不吃刺激性、过热、过冷的食物。

（3）注意口腔卫生：坚持刷牙，进食后可用淡盐水漱口。

（4）遵照医嘱使用能减轻咽痛症状的药物。对于轻、中度发热，以物理降温为主；体温超过 38.5℃时，可给予解热镇痛抗炎药。

健康加油站

疱疹性咽峡炎该如何预防呢

首先，应养成良好的卫生习惯，如勤洗手、保持口腔清洁等。其次，注意开窗通风，保持室内空气流通。在疾病流行期间，尽量避免到人群聚集、密闭的公共场所。如发现有疑似症状，应及早就医并隔离治疗，以防止病毒传播。

（张红梅）

关键词

手足口病　疱疹　溃疡

3. 孩子得了手足口病该怎么办

手足口病是一种由肠道病毒感染引起的儿童常见传染病。

专家说

手足口病的病因与临床表现

手足口病常见的病原微生物是柯萨奇病毒 A16 和肠道病毒 71 型。

手足口病的临床表现主要分为全身症状、口腔表现和皮肤表现（图 6-1）。

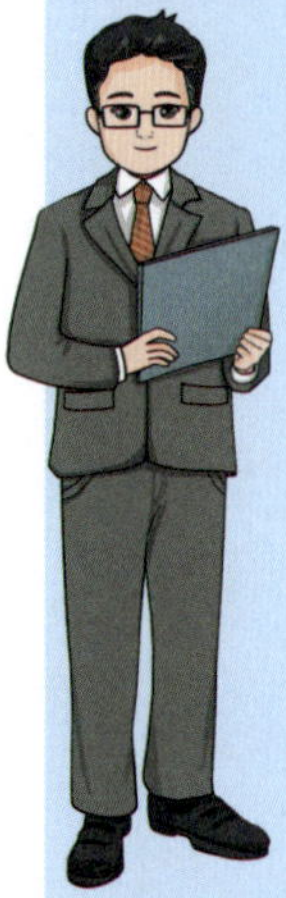

（1）**全身症状**：患儿前期出现发热、咳嗽、流涕、食欲缺乏等症状。

（2）**口腔表现**：颊黏膜、软腭、舌缘及唇内侧散在红斑及小疱疹，多与皮疹同时出现。

（3）**皮肤表现**：在手掌、足底、臀部出现斑丘疹、疱疹。

手足口病的治疗

手足口病的治疗可分为口腔病损、普通病例和重症病例的治疗。

（1）**口腔病损**：采用 0.1%~0.2% 氯己定溶液、利多卡因等消炎止痛、促进愈合。

（2）**普通病例**：一般治疗，如适当休息，清淡饮食，做好口腔和皮肤护理等。如患儿有持续发热等症状，及时就诊。

（3）**重症病例**：需要根据神经系统受累情况治疗，保持儿童呼吸道通畅。

手足口病的预后

大多数属于普通病例，预后良好。少数病例，尤其是小于 3 岁的病例，病情可能发展迅速，出现脑干脑炎、脑脊髓炎等，进一步发展为循环衰竭、神经源性肺水肿等，极少数病情危重，甚至死亡。

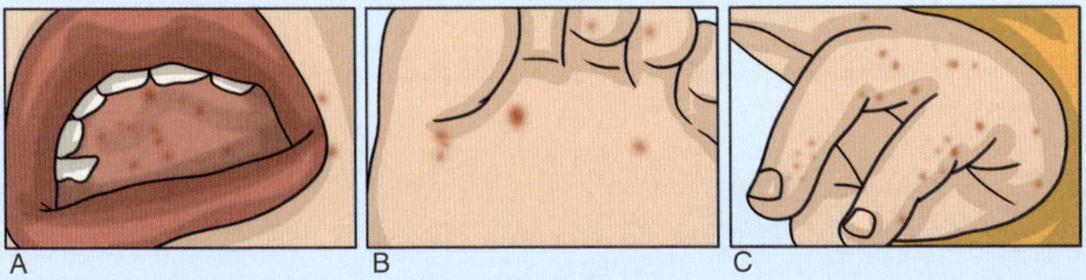

图 6-1　手足口病

A. 口腔表现；B. 足底表现；C. 手掌表现。

健康加油站

如果担心孩子感染手足口病，可采取哪些预防措施

（1）**及时隔离**：应注意观察儿童体温、双手和口腔，发现患病儿童应隔离，注意日用品消毒。

（2）**接种疫苗**：应重视 6 月龄 ~5 岁儿童的疫苗接种，预防手足口病。

（张红梅）

4. 不到 1 岁的孩子**嘴里长**了**白色斑片**，该怎么办

关键词

急性假膜型念珠菌病　鹅口疮　雪口病

这是一种由白念珠菌引起的真菌感染性口腔黏膜病，称为急性假膜型念珠菌病，又称“鹅口疮”或“雪口病”。

专家说

急性假膜型念珠菌病的好发人群

可发生于任何年龄，多见于长期使用激素者、人类免疫缺陷病毒（HIV）感染者、免疫缺陷者、婴幼儿及衰弱者。新生儿中以出生后 2~8 天的新生儿多见。

婴幼儿鹅口疮的病因与口腔表现

多由乳头、奶瓶等消毒不严格，或者出生时经产道感染引起。初期表现为患儿颊、舌、软腭及唇黏膜呈现散在雪白色斑点。后因陈旧病损黏膜充血减退，融合为白色丝绒状斑片（图 6-2）。

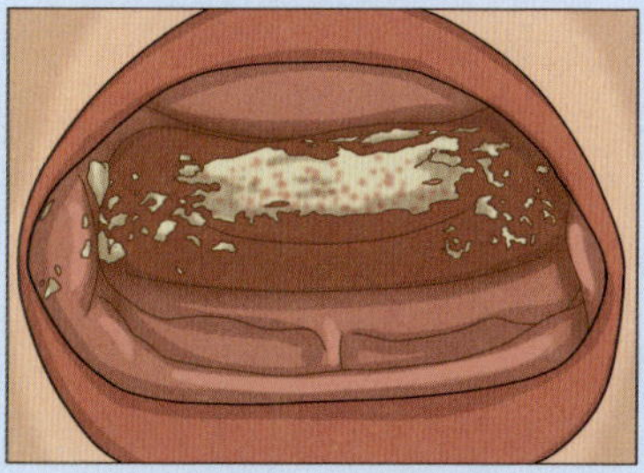

图 6-2　鹅口疮

婴幼儿鹅口疮的全身症状

患儿表现为烦躁、哭闹、有时轻度发热，全身症状较轻，严重时可能波及扁桃体和咽部。

婴幼儿鹅口疮的治疗

如果患儿有长期使用抗生素的用药史，应尽快停药，促进口腔正常菌群的恢复。此外，白念珠菌不耐热，喜酸恶碱，可采用以下方法。

（1）使用 2%~4% 碳酸氢钠（俗称“小苏打”）溶液，在哺乳前后清洁患儿口腔，母亲也应用碳酸氢钠溶液清洗乳头；患儿用的餐具可用煮沸的碳酸氢钠溶液清洗。

（2）饮食方面，患儿因疼痛不愿进食，应耐心用小匙喂奶；应避免加重患儿口腔疼痛不适。

健康加油站

婴幼儿鹅口疮应该如何预防

一般来说，鹅口疮是易治愈的。家长们应知道感染来源，避免交叉感染：母亲分娩时，应注意会阴、产道、接生人员双手及所有接生用具的消毒；此外，注意口腔卫生和乳头、奶瓶等的消毒。一旦发生此病，应尽快就医。

（张红梅）

二

唇舌疾病

5. **孩子嘴唇**一到冬天就**干燥、痛痒**，甚至**出血**，该怎么办

关键词：唇炎　非特异性　脱屑性　糜烂性

一进入秋冬季，部分孩子就会觉得嘴唇又干又痛，忍不住舔咬嘴唇，严重时出现开裂、出血、结痂等情况，症状反反复复，在生理和心理上都造成影响。

专家说

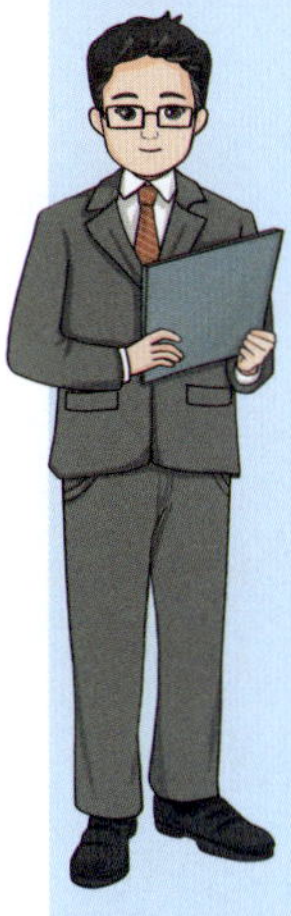

孩子秋冬季出现嘴唇干燥、痛痒、裂口和血性渗出，是慢性非特异性唇炎（又称“慢性唇炎”）的表现（图 6-3）。慢性唇炎按临床特点分为慢性脱屑性唇炎和慢性糜烂性唇炎。

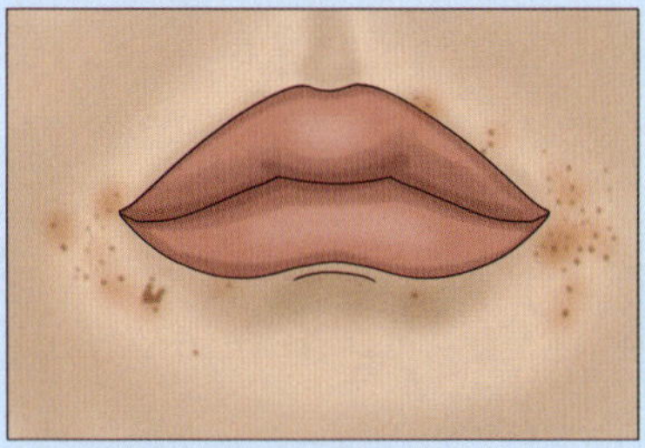

图 6-3　慢性唇炎

慢性唇炎的病因

目前确切的病因尚不清楚，可能与以下多种因素有关。

（1）唇部皮肤脆弱：唇部皮肤缺乏角质层，水分容易蒸发导致唇部皮肤干燥。

（2）缺少皮脂腺：唇部没有皮脂腺，不能分泌皮脂滋润黏膜，因而干燥的冬季，更容易丢失水分，干燥脱皮。

（3）不良的舔唇习惯：秋冬季节，嘴唇干燥，儿童会习惯性地舔唇，液体在蒸发过程中吸收热量，导致唇部温度过低。因此，寒冷的冬季儿童更易因低温导致嘴唇干裂。

（4）维生素缺乏：维生素 B_2、A、C 等的缺乏都容易造成唇部干裂。

（5）过敏：零食、牙膏中的某些成分可能导致儿童唇部因过敏干裂、脱屑。

慢性唇炎的治疗

慢性唇炎的治疗可分为脱屑性唇炎和糜烂性唇炎的治疗。

（1）脱屑性唇炎应以唇部保湿为主，合并感染时可用抗生素软膏或激素类软膏，如金霉素眼膏、氟轻松软膏等局部涂布。

（2）糜烂性唇炎应以唇部湿敷为主，用浸有消毒抗炎液（如0.1% 依沙吖啶溶液、生理盐水等）的纱布湿敷于患处，每日1~2 次，每次 15~20 分钟，直至结痂消除，然后涂布软膏类药物。局部注射曲安奈德注射液等有助于糜烂面愈合，但病情好转应立即停止，避免引起唇部硬结。此外，也可用中医中药的方法治疗慢性唇炎。

健康加油站

慢性唇炎应该如何预防

首先，避免刺激因素，如改变咬唇、舔唇等不良习惯，忌食辛辣食物，避免风吹、寒冷刺激，保持唇部湿润等；其次，建议孩子日常膳食中摄入新鲜蔬菜水果，有效补充维生素。

（张红梅）

关键词

口角炎　口角皲裂　口角出血

6. 为什么孩子**口角**总发生**皲裂、糜烂**，张口就出血

孩子口角区皮肤出现表浅裂口，被口水浸润后呈苍白色，张口时伴出血和疼痛，常常是由于发生了口角炎。

专家说

口角炎主要表现为对称性的口角区皮肤潮红、脱屑，形成糜烂面，发生皲裂，形成结痂，张口可导致痂裂出血、疼痛。

口角炎的病因

口角炎的发病与感染、创伤、过敏及营养不良等因素有关。

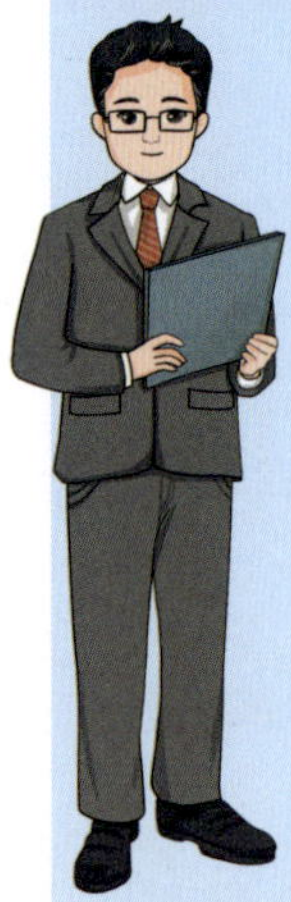

（1）局部感染： 儿童唾液分泌过多经常使口角区潮湿，易引起链球菌、葡萄球菌或白念珠菌感染。

（2）不良口腔习惯： 儿童经常以舌舔舐口角、配戴正畸矫治器、咬铅笔等产生的机械摩擦刺激，均可能引发或加重口角炎。

（3）过敏： 有过敏体质的儿童，一旦接触变应原即可发病，常与变态反应性唇炎相伴发生。

（4）营养不良： 食物摄入量不足，或者消化功能不良致维生素 B_2（核黄素）缺乏，也可发生口角炎。

口角炎的治疗

（1）局部可用消毒防腐药如 0.1% 氯己定溶液、抗酸药如 2% 碳酸氢钠溶液等清洗。

（2）接触变应原或毒性物质引起者，首先去除过敏原，其次合理应用抗过敏药物。

（3）缺乏维生素 B_2 引起者，应补充维生素 B_2，可同时补充复合维生素 B。

健康加油站

口角炎应该如何预防呢

对于口角炎患儿，须仔细分析发病的原因，注意预防及采取相应的治疗措施。比如改变舔舐口角、咬手指、咬铅笔等不良习惯；去除过敏原并应用抗过敏药物；食用富含维生素 B_2 的食物，如蛋黄、绿叶蔬菜，服用维生素 B_2 制剂等。

（张红梅）

7. 为什么孩子**舌头**上会出现像**地图样**的**斑纹**

关键词

地图舌 遗传 免疫

部分孩子舌头上常见弯弯曲曲的花纹，花纹的部位可变化，进食时可能会有刺激痛。孩子出现这种情况，首先考虑是“地图舌”。

专家说

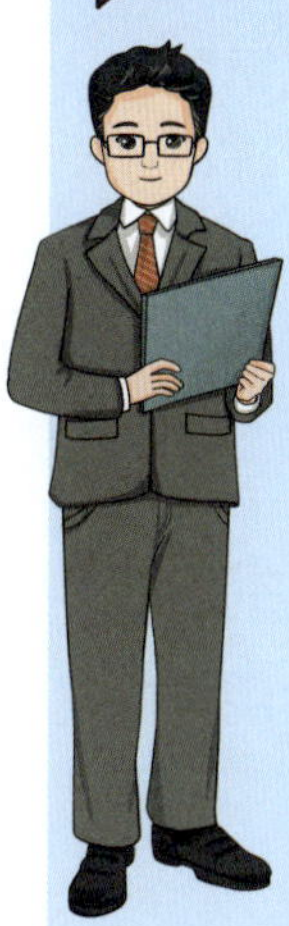

地图舌，又称地图样舌，是一种浅表性非感染性的舌部炎症。因其表现类似地图上的蜿蜒国界，故称地图舌。病损的形态和位置多变，又称为游走性舌炎。

地图舌的病因与口腔表现

地图舌的确切病因尚不明了，可能与遗传、免疫因素、微量元素及维生素缺乏有关。

地图舌好发于舌背、舌尖、舌缘，形成中央微凹的红斑，周边为微微隆起的白色病损（图 6-4）。病损多突然出现，初起为小点状，逐渐扩大为地图样，持续 1 周或数周内消退，同时又有新病损出现，病变位置及形态不断变化，似在舌背“游走”。地图舌往往有自限性，发作一段时间后可有间歇缓解期，间歇期后会复发。患儿一般无明显的自觉症状，局部无痛，可有灼热感、轻度瘙痒或对刺激性食物稍敏感。

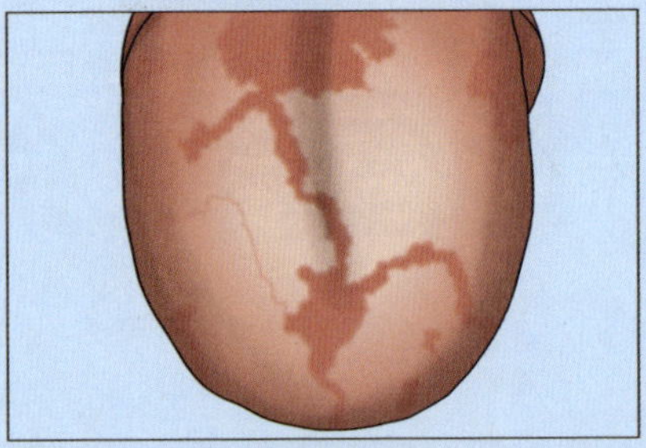

图 6-4　地图舌

地图舌的治疗

地图舌一般无症状，不需要治疗，预后良好。但需要心理疏导，让患儿克服恐惧心理，随着年龄的增长，可自行消失。若有症状则对症治疗并保持口腔清洁，合并真菌感染者可用抗真菌药物含漱、清洗，尽可能去除致病因素，尽量避免食用热、辣、酸及干咸坚果等食物。

地图舌的预防

预防地图舌的措施，包括积极纠正与地图舌有关的发病因素；注意饮食卫生、营养均衡；与变态反应有关者，应避免食用可能引起变态反应的食物如海鲜（鱼、虾等）、刺激性调味品等。

（张红梅）

第七章

儿童牙外伤

乳牙外伤

1. 乳牙外伤后，需要立即看医生吗

关键词：乳牙外伤　及时就医

当乳牙受到外伤后，家长常因牙齿没有明显的折断，或者抱着“乳牙迟早要换”的想法而缺乏足够的重视，没有及时带孩子寻求专业诊治，最终牙齿受到的伤害却远比当初想得严重。那么，为什么乳牙外伤需要看医生呢?

专家说

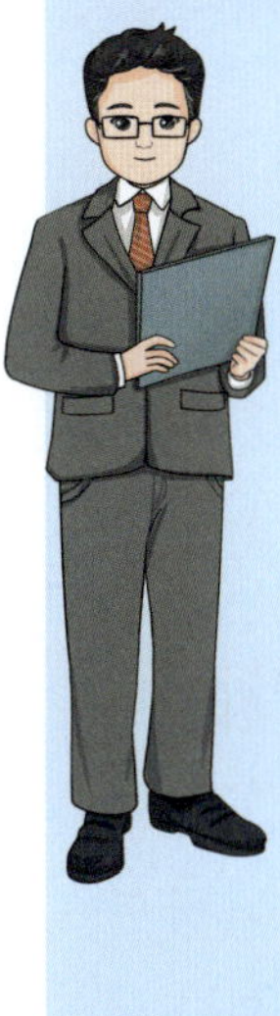

乳牙发生外伤后，医生如何进行评估

当乳牙外伤发生后，可出现不同程度的牙及周围组织损伤。因此，及时前往口腔科就诊，做好伤情评估就显得十分重要。医生对外伤后孩子乳牙的评估主要包括以下几个方面。

（1）确认全身状况：首先评估孩子是否存在头晕、恶心、呕吐等颅脑损伤情况或严重的肢体骨折。如伴随上述情况，需要先至综合医院处理。

（2）排除严重颌面部损伤：牙齿周围由牙槽骨包绕。剧烈的外力创伤，可能导致颌面部骨折如牙槽骨骨折、关节损伤等情况发生。因孩子语言表达能力有限，家长需要配合医生完成必要的检查，排除严重的颌面部骨折。

（3）**检查患牙：**乳牙受到外伤后，牙齿是否有明显的松动、移位等，是否有牙齿缺损、脱位，牙齿表面是否存在折裂纹，牙髓是否暴露，这些关键因素将影响医生对患牙的诊治。

（4）**检查继承恒牙：**乳牙牙根下生长着继承恒牙牙胚，当乳牙受到外力嵌入牙槽骨内，可伴有牙槽窝骨折，对继承恒牙产生不良影响，造成恒牙发育或萌出异常。这时需要结合患牙的受伤程度、预计萌出时间、孩子的口腔发育状态等因素，综合考量受伤乳牙的治疗方案。

（5）**检查周围软组织：**除牙齿、骨等硬组织外，牙齿周围的牙龈、黏膜、嘴唇、系带等软组织也可能受到损伤。家长需要配合医生检查孩子的软组织伤口是否存在沙砾等异物污染，是否有脱落的牙冠嵌入软组织的情况。

健康加油站

常见的乳牙外伤有哪些类型

根据损伤范围及组织的不同，常将乳牙外伤分为牙震荡、牙脱位、牙折。其中，牙脱位包括脱出性脱位、侧向脱位、嵌入性脱位、完全脱位等，牙折包括牙釉质折断、牙釉质 - 牙本质折断（未露髓）、复杂冠折（露髓）、冠根联合折、根折等。由此可见，乳牙外伤的临床表现复杂，损伤程度不同。无论乳牙外伤是否严重，都建议及时寻求口腔医生的帮助。

（赵　玮）

2. 乳牙外伤有哪些危害

孩子乳牙受伤后，家长通常最为关心牙齿的折断、脱落，却忽视了其他隐患，如牙髓坏死、影响恒牙发育等，这些“看不见的伤害”往往比表面问题更严重。那么，乳牙外伤有哪些远期危害呢？

关键词

乳牙外伤 发育 危害

专家说

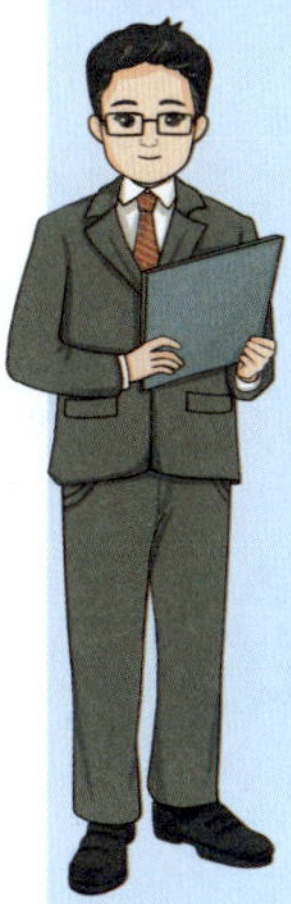

乳牙外伤给孩子带来一系列长远影响

乳牙外伤不仅会给孩子带来疼痛不适，还会造成患牙感染、过早脱落，影响进食及美观等，甚至会给孩子带来一系列长远影响。

（1）牙冠变色：在乳牙受伤一段时间后，牙齿可能出现变色。一般情况下，轻微变色的乳牙不需要马上处理，但家长应注意如果有牙冠明显变色或牙齿松动，需要及时就医。

（2）牙髓感染或坏死：外伤导致乳牙牙髓受损，牙髓感染或坏死的风险增加，特别是严重的嵌入性脱位更容易引起牙髓坏死。因此，家长应关注孩子是否出现患牙区域疼痛、牙龈肿胀等不适。

（3）病理性牙根吸收：与正常换牙时牙根的吸收不同，外伤后的乳牙有时会发生病理性牙根吸收，导致乳牙松动，甚至过早脱落。

（4）**影响恒牙发育：**乳牙外伤可能影响恒牙的发育，出现恒牙发育异常或萌出异常，如恒牙迟萌、形态异常等，尤其对于 0~2 岁的孩子，乳牙外伤影响恒牙胚的概率更高。

（5）**心理影响：**乳牙外伤带来的疼痛、牙齿缺损或变色，可能影响孩子的发音和笑容，导致他们变得不自信。有些孩子还会因为治疗时的疼痛经历，产生害怕就医的情绪。

因此，如果孩子出现乳牙外伤，家长应该重视并尽快就医，在完成治疗后，仍需要持续关注患牙，按医嘱定期复查，及时防控这些危害。

（赵　玮）

3. 外伤致乳牙完全脱位后可以再植吗

乳牙完全脱位，指的是受到较大的外力撞击后，乳牙完全从牙槽骨中脱出。面对这种情况，家长和孩子总是十分紧张，第一反应便是“能不能把掉出来的牙齿再装回去”。与恒牙不同，乳牙完全脱位后，我们往往不推荐将脱落的乳牙植入。

专家说

孩子乳牙完全脱位后应该怎么办

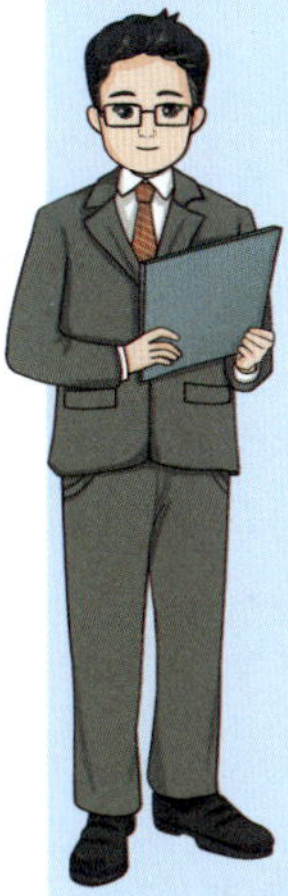

（1）治疗原则：根据国际牙外伤学会的指南，乳牙完全脱位后不建议再植，应采用定期观察的方法，监测恒牙情况，主要原因包括以下几方面。

1）孩子年龄：对于临近混合牙列期的孩子，乳牙即将被恒牙替换，完全脱位的乳牙再植意义不大。

2）吸入危险：乳牙再植后，若患牙固定欠佳，容易出现牙齿松动、脱落。脱落的牙齿一旦被孩子误吸入呼吸道，将造成窒息等紧急情况。

3）治疗负担：牙再植术需要进行复杂的治疗，包括局麻、清理创口和固定脱落的牙齿等。对于年幼的孩子来说，这些治疗过程较为烦琐，往往难以配合医生长时间的操作。

4）对恒牙的影响：乳牙和下方的恒牙联系紧密，乳牙再植可能带入潜在感染物、对下方恒牙施加不当的机械刺激，且再植牙继发根尖周病变的可能性较大，未及时处理的根尖周病变将会波及恒牙，干扰恒牙的发育，导致恒牙萌出异常。

（2）临床复查：乳牙完全脱位后，家长应根据孩子的情况遵医嘱进行复查。在外伤发生后 6~8 周时，应带孩子进行第一次复查；在 6 岁时，进一步复查，监测恒牙萌出情况。

健康术语

牙再植术

是将已完全脱位的牙齿经过处理后重新植入原牙槽窝的手术，常用于因外伤脱落的恒牙，旨在恢复牙齿的功能和美观。

健康加油站

乳牙完全脱位后未见患牙，需要确定牙齿去向，谨防误吞误吸

乳牙完全脱位后，家长应留意脱落牙齿的去向，寻找脱落的牙齿。极端情况下，脱落乳牙存在嵌入口腔软组织、推入鼻腔、误吞或吸入呼吸道的可能。如怀疑牙齿存在吸入呼吸道的风险，需要尽快就医。

（赵　玮）

4. 乳牙外伤后松动，需要复位固定吗

当孩子的乳牙因外伤出现松动或移位时，不仅会影响日常的吃饭、说话，严重时还会有脱落、吸入呼吸道的风险。这时，“固定”技术便派上用场。那么，什么情况下需要对外伤后松动的乳牙进行复位固定呢？

健康术语

刚性夹板

固定后外伤牙松动度小于正常牙，主要用于骨组织如颌骨、牙槽骨骨折等外伤的固定治疗，也可用于牙外伤合并颌骨骨折的固定治疗。

半弹性夹板

固定后外伤牙松动度与正常牙相近，常用于牙外伤伴有牙槽骨骨折的固定治疗。

弹性夹板

通过连接松动牙与邻牙，使外伤牙保持一定活动度，有利于牙周组织愈合，运用较为广泛。常见类型包括金属丝-树脂夹板、弹力纤维-复合树脂夹板等。

专家说

松牙固定术是什么，有哪些注意事项

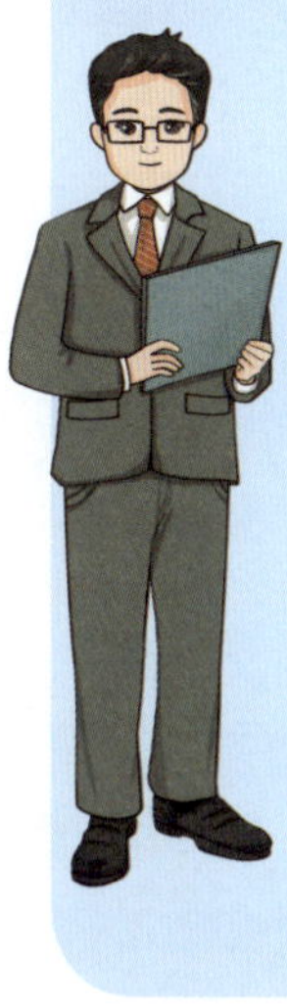

松牙固定术是乳牙外伤可选的治疗方法之一。固定时，夹板将受伤松动的牙齿与邻近的稳固牙齿连接成一个整体，防止受伤的牙齿进一步移动，达到分散咬合力、促进愈合的作用。

（1）可以考虑复位固定的情况：是否进行松牙固定需要结合外伤类型、孩子年龄、生长发育情况及配合度等综合考虑。一般来说，当乳牙根折且牙冠没有明显移位时，可以考虑固定。如果患牙侧向移位或部分伸长脱出，并且伴有松动、移位、咬合干扰等情况，可考虑复位患牙并固定。此外，颌骨骨折时，可用刚性夹板固定以促进愈合。

（2）常用的固定方法：在牙外伤固定时，常需要用到固定夹板。按夹板的刚度不同，固定方法可分为刚性夹板固定、半弹性夹板固定及弹性夹板固定。医生会根据牙外伤情况及孩子个体差异，选择最合适的固定方法。

（3）松牙固定需要孩子与家长的密切配合：松牙固定操作过程中可能需要局麻，且固定夹板也会造成一定的不适，因此需要孩子与家长积极配合。需要注意的是，松牙固定并非一劳永逸的治疗方法，过长时间的固定反而会影响牙齿恢复及恒牙的萌出。孩子必须遵循医嘱，及时拆除夹板并定期复查，监测恒牙生长情况。

（赵　玮）

5. 乳牙外伤后为什么需要定期复诊

当外伤后的乳牙完成一系列治疗后，有的家长认为治疗已经结束，终于可以松一口气。事实上，即使完成了治疗，也需要定期复诊，确认患牙状态，给稳定的治疗效果保驾护航。

专家说

乳牙外伤治疗后的复诊注意事项

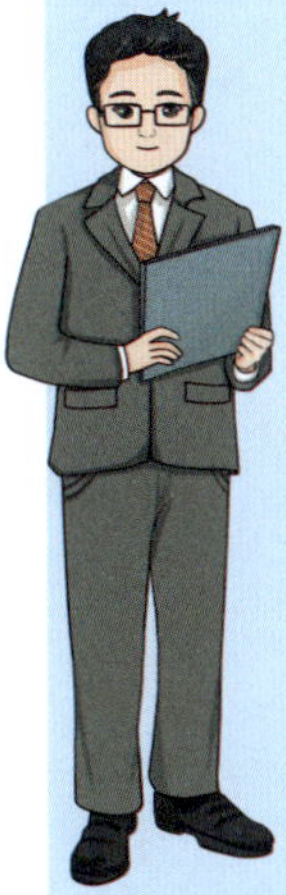

完成治疗后的外伤乳牙仍需要定期复诊，评估治疗后患牙的状态，力求达到良好的疗效。乳牙外伤治疗后的复诊主要考虑以下几个方面。

（1）并发症的滞后性：乳牙外伤出现的牙冠变色、牙髓坏死和牙根吸收等情况往往具有滞后性，可能在外伤后的数月至 1 年内发生。因此，家长应高度重视定期复诊，监测受伤乳牙的恢复情况，及早发现并处理可能出现的并发症，以保障治疗的有效性和正常发育。

（2）复诊周期：根据乳牙外伤的不同类型，初次就诊后的复诊时间可能是 1 周、4 周、6~8 周、6 个月、1 年，直至恒牙替换完毕。医生将通过临床检查、必要的影像学检查，结合孩子生长发育的特点及治疗计划制订复诊周期。

（3）需要及时复诊的情况：当受伤的乳牙出现牙冠颜色明显变灰变暗、牙龈起脓包、咬物疼痛、牙齿明显松动、继承恒牙迟迟未萌出等情况时，家长应及时带孩子寻求进一步专业诊治。

可见，发生乳牙外伤后，由于外伤因素的不确定性、儿童生长发育的动态性，在完成治疗后，家长和孩子也要谨遵医生指导，结合专业评估，定期回到医院复诊。

（赵　玮）

6. 乳牙外伤后如何进行家庭护理

关键词

乳牙外伤　家庭护理

及时、专业的诊治是改善外伤乳牙预后的关键，而患牙疗效的保障离不开悉心、全面的家庭护理。对于自理能力不强、自律性较差的孩子来说，家庭给予的关心与呵护尤为重要。

专家说

乳牙外伤后，家庭护理可以从哪些方面进行

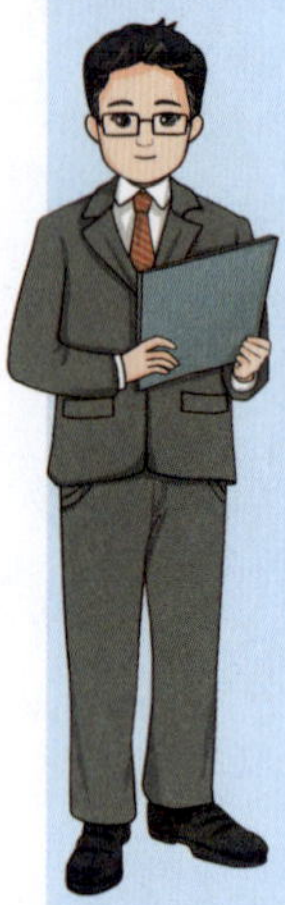

（1）外伤情况记录：在外伤后第一现场，家长可以记录下外伤的时间、地点、周围环境的特点（室内或室外，有无泥土、沙砾等）、外伤受力角度和原因等。及时安抚孩子的情绪，简单评估全身状况及是否存在头面部其他损伤。

（2）全身的诊疗：经医生评估，必要时带孩子前往综合医院检查其他部位损伤，或者在医生指导下注射破伤风疫苗、使用抗生素等药物治疗。

（3）饮食建议：初次诊疗后，应听从医生建议，教导孩子不要咬太硬、太黏的食物，尤其是松牙固定术后，避免冷热刺激导致患牙不适等。

（4）**口腔清洁**：有效的口腔清洁可减少患处细菌的堆积，为患牙提供良好的恢复条件，降低后续牙龈红肿和牙髓病变可能。家长可使用软毛牙刷或软棉签，轻轻擦洗患处，并在医生指导下使用外用药物辅助清洁。

（5）**密切观察患牙情况**：遵医嘱，带孩子定期复诊。若出现患牙变色、松动增加、局部肿胀、牙龈脓包等，及时寻求医生的帮助。年幼的孩子突发进食或刷牙抗拒，也可能提示外伤乳牙病变的进展。

（6）**心理指导**：家长乐观向上的态度，可给孩子带来良好的心理支持。家长除积极与口腔医生合作外，可多给予孩子关爱与鼓励，帮助孩子树立治疗信心，减轻焦虑情绪。

（赵　玮）

关键词

乳牙外伤　预防

7. 如何**预防乳牙外伤**

生长发育中的孩子正处于活泼好动的年龄，容易发生各种意外。乳牙受伤，对家长和孩子来说，都是件烦心事。那么，如何在日常生活中预防乳牙外伤呢？

专家说

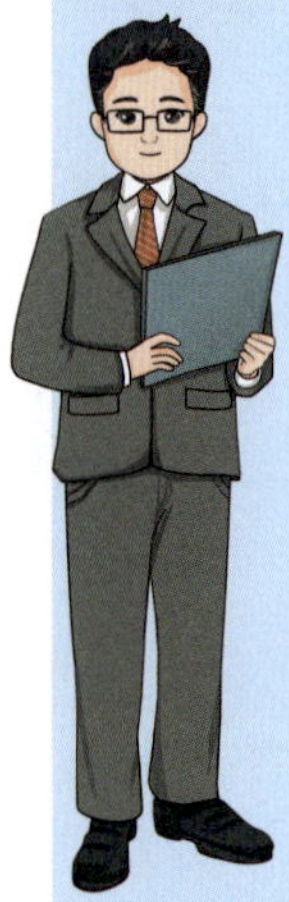

预防儿童乳牙外伤，家长应该怎么做

家长需要从日常生活的方方面面入手，为孩子筑起安全防线。

（1）营造安全活动环境：在桌角、门把手等尖锐处安装防撞套；避免带孩子前往地面湿滑、易磕绊的场所；保持家庭日常活动区域整洁、平坦、无杂物；特别关注学步期幼儿，防止摔倒磕碰。

（2）杜绝不良口腔习惯：帮助孩子纠正咬笔头、吮吸手指等口腔不良习惯；培养细嚼慢咽的饮食习惯，避免咬硬物和单侧咀嚼。

（3）培养安全运动意识：带孩子参加各种活动时，应提前评估好可能出现的外伤风险；教导孩子运动时不打闹、不追赶；提前熟悉活动环境，必要时佩戴运动护具。

（4）掌握应急处理技能：家长应学习儿童牙外伤的相关知识，掌握常见的牙脱位、牙松动、出血等应急处理方法，做到有备无患。

（5）定期进行口腔检查：有助于尽早发现牙齿突出、个别牙错位等咬合不正的情况，及时干预，降低牙外伤风险。

愿家长与医生携手，科学预防、及时治疗，为孩子的乳牙健康保驾护航，让灿烂的笑容伴随孩子的童年。

（赵　玮）

二

年轻恒牙外伤

8. 为什么孩子新换的前牙容易外伤，如何预防

关键词

年轻恒牙　牙外伤

年轻恒牙是指已经萌出，但是形态、结构没有完全形成和成熟的恒牙。一般在萌出后 3~5 年牙根才能发育完成。年轻恒牙外伤多由儿童在玩耍中摔倒所致。

专家说

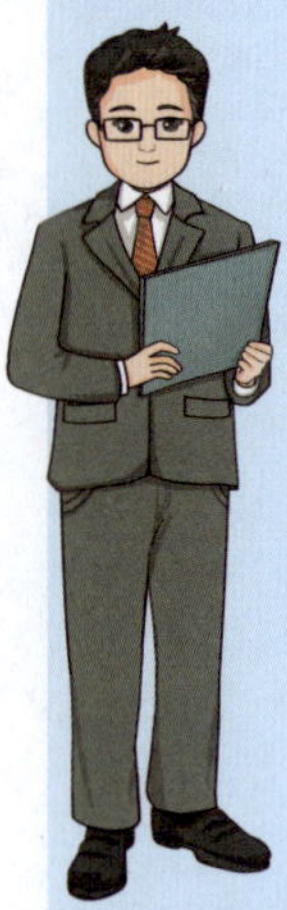

为什么年轻恒牙容易外伤

（1）年轻恒牙特点： 年轻恒牙牙根短，牙体硬组织薄，不易承受外力撞击。且上下颌切牙（俗称“前门牙”）位于面部较为突出的部位，尤其是上颌前牙前突的儿童，切牙极易外伤。

（2）儿童自身特性： 儿童处于生长发育期，与成人相比缺乏足够的自我保护意识，加之活泼好动，协调能力差，四肢的应急条件反射不健全，在剧烈运动或玩耍中容易发生碰撞或跌倒等意外，导致牙外伤。

（3）生活环境特征： 随着社会经济的发展及生活环境的变化，儿童运动、游戏内容向多样化、挑战性、刺激性发展，接触潜在危险的机会增加，导致牙外伤发生率增加。

怎样预防年轻恒牙外伤

（1）提高安全防护意识：家长和孩子都应了解年轻恒牙的重要性、提高牙齿保护意识。在日常生活中，家长应注意让孩子穿鞋底不滑的旅游鞋、运动鞋；在参加体育活动和游戏时，老师和家长应提醒孩子注意场地的情况，避免盲目冲撞、奔跑，不能用石子、水杯等危险物品互相投掷；在进行滑板、篮球、足球、滑冰等高速度、高强度及对抗性运动之前，最好佩戴头盔、运动防护牙托（图 7-1）等防护用具；此外，家长和老师应教育孩子不要在楼梯、走廊等危险、狭窄的地方追逐打闹，尽量减少牙齿受伤的风险。

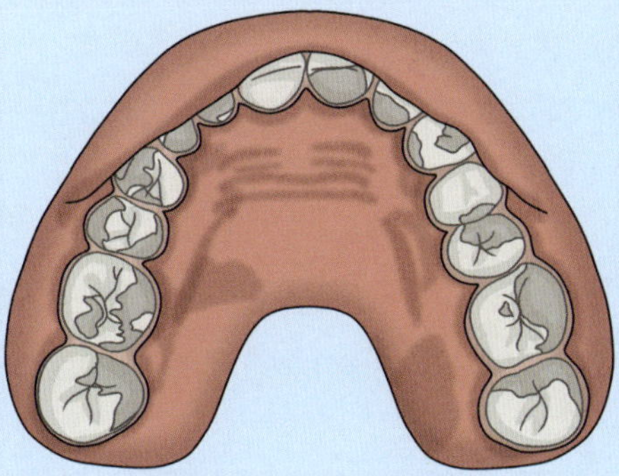

图 7-1　运动防护牙托

（2）及时矫治牙齿：对于上颌中切牙前突、咬合关系不好的孩子，家长应及时带到口腔医院进行矫治，减少牙外伤的风险。

（吴礼安）

9. 儿童新换的牙齿外伤后易出现哪些表现和不适

关键词

冠折 牙齿松动 牙齿移位

年轻恒牙外伤多发生于 7~9 岁，外伤牙齿多为上颌切牙，易发生冠折；年轻恒牙因牙根尚未完全形成，牙周支持组织较为脆弱，受外伤后可能出现牙齿松动、移位，甚至完全脱出；牙外伤常伴有口唇黏膜的撕裂伤，有时伴有牙槽骨骨折、颌骨骨折，甚至全身其他部位的损伤。

专家说

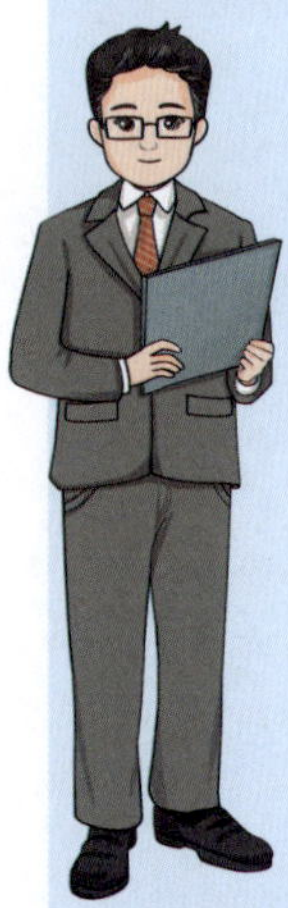

年轻恒牙外伤可能出现哪些表现和不适

（1）牙齿缺损：牙外伤容易引发冠折而造成牙体硬组织缺损，如果不能及时修复缺损部分，可导致牙齿三维间隙丧失，造成牙列不齐和咬合错乱，增加成年后修复的难度。

（2）牙髓炎症与疼痛：年轻恒牙外伤可导致出血、牙本质暴露、牙髓发生不同程度的充血，遇冷热刺激后患牙敏感、不适，甚至剧烈疼痛；也可以在外伤后反应迟钝，对刺激无反应，这种现象通常为暂时性的，后期可以恢复；严重牙外伤可造成不同程度的牙髓炎症，甚至牙髓坏死。需要指出的是，牙外伤后的牙髓变化是逐渐发生的，可能需要较长时间，甚至长达数年，因此，必须定期复查，长期观察。

（3）牙齿松动、移位：外伤后儿童可能感觉到牙齿松动、伸长或移位，出现咬合痛，这是由于外伤造成了牙周组织、根尖周神经和血管的损伤，如果损伤严重或处理不当，可能导致牙髓炎症与根尖周炎症，影响牙根的发育，甚至导致牙齿丧失，对儿童牙齿、牙列的发育及咬合关系的建立等产生不利影响。

（4）牙槽骨 / 颌骨骨折及黏膜等软组织损伤：如果损伤严重或处理不当，可引起感染、瘢痕和组织畸形等不良后果，严重影响儿童的身心健康。

为了避免上述危害，我们应积极预防儿童牙外伤；一旦发生意外，出现儿童牙外伤，及时到口腔医院的儿童口腔专科或综合医院的口腔科就诊。

（吴礼安）

关键词

简单冠折　复杂冠折　断冠粘接术

10. 年轻恒牙外伤后，断掉的牙冠还有用吗

年轻恒牙外伤冠折后，尤其是切角缺损时，如果不及时修复外形，随着邻牙和对颌牙的萌出，外伤牙齿会丧失应有的三维间隙，导致成年后修复困难。

专家说

冠折后哪些情况需要修复

冠折根据有无牙髓暴露可以分为简单冠折和复杂冠折（有牙髓暴露）。简单冠折如果仅为牙釉质折断，一般没有明显症状，孩子可能只是感觉折断处粗糙不光滑，对于小面积牙釉质缺损且不影响美观的情况，不处理或仅将折断处调磨抛光即可（图 7-2A）。如果冠折后有牙本质暴露，由于年轻恒牙牙本质薄，离髓腔近，而且牙本质小管粗大，外界刺激很容易通过牙本质影响牙髓，一般会出现冷热刺激不适，甚至疼痛，因此，当牙本质暴露时，无论暴露面积大小，都应该及时就医封闭牙本质断面，保护牙髓（图 7-2B）。对于复杂冠折，需要尽快到儿童口腔专科就诊，医生会根据外伤时间、牙髓暴露面积大小、牙根发育情况进行相应的牙髓治疗，再进行外形的修复（图 7-2C）。

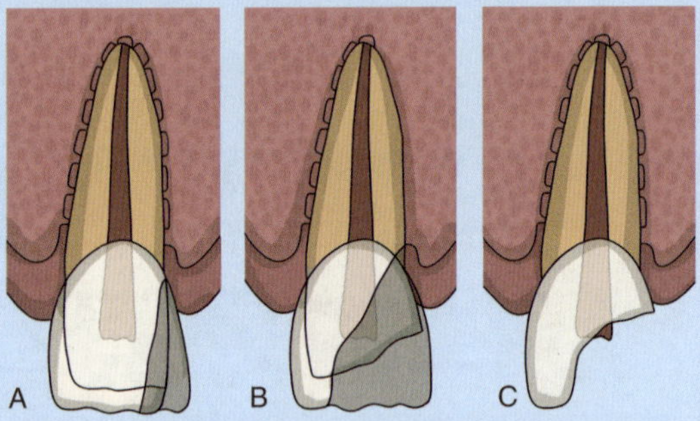

图 7-2　年轻恒牙冠折示意图

外伤的年轻恒牙应该如何修复

（1）断冠粘接术：如果折断脱落的牙冠较为完整，可以试着将断冠复位，检查是否密合，确定断冠可以使用后，及时进行断冠粘接，修复牙体缺损；若家长未携带断冠，需要将其保存在 4℃生理盐水或纯牛奶中，每 3 天更换一次，再次就诊时进行断冠粘接。断冠粘接能够很好地恢复牙齿外形，但是从目前的粘接材料和技术来讲，它还是一种过渡性的修复方法，需要在孩子成年后进行永久性修复。因此若孩子不慎发生牙外伤致冠折，家长应找到断掉的牙冠，将其清洗后置于生理盐水或纯牛奶中，及时带孩子到口腔医院就诊，由医生判断断掉的牙冠能否再利用。

（2）复合树脂充填：如果断冠不完整或粉碎性折断，则无法进行断冠粘接，需要使用复合树脂进行美学修复，来恢复牙齿的形态，待儿童成年后改为永久性修复。

健康加油站

冠折分类

（1）牙釉质折断（简单冠折）：牙齿折断局限于牙釉质缺损，一般无自觉症状。

（2）牙釉质 - 牙本质折断（简单冠折）：冠折造成牙釉质和牙本质缺损，未暴露牙髓，常出现冷热刺激痛。

（3）复杂冠折：不仅有牙釉质和牙本质折断，而且牙髓暴露，通常临床症状较明显，有明显触痛和自发痛，同时伴有冷热刺激痛，显著影响进食和休息。

（吴礼安）

11. 年轻恒牙外伤嵌入需要如何处理

关键词

嵌入　部分脱位　牙槽窝骨折

不同大小和方向的外力，有时可使外伤的年轻恒牙向牙槽窝方向移位，这种类型的牙外伤称为嵌入性脱位，属于部分脱位的一种。嵌入的牙齿在牙槽窝内发生位置改变，常伴有牙槽窝骨折。

专家说

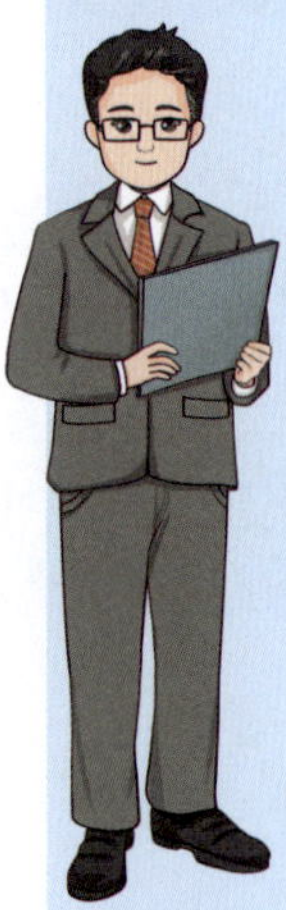

如何判断牙齿嵌入

牙齿嵌入后，牙冠比相邻同名牙短，常不松动，可有叩痛、牙龈淤血样改变。嵌入严重的牙齿，口内可能完全看不到牙冠，家长会误以为牙齿受伤脱落了。所以对于换牙期的孩子，有时会存在判断困难，孩子和家长不清楚受伤的牙齿是没有完全萌出还是嵌入性脱位，这种情况需要结合影像学检查进行准确诊断。

嵌入性脱位的 X 线表现为根尖区牙周膜间隙变小或消失；而没有完全萌出的牙齿根尖的牙周膜间隙是清晰连续的；牙齿脱落后的 X 线表现为牙槽窝空虚，没有牙齿的影像，据此可进行鉴别诊断。

牙齿外伤嵌入后应该怎么处理

牙齿外伤嵌入后需要结合嵌入程度、孩子的年龄和牙根发育程度，进行区别对待、恰当处理。

（1）对于轻中度嵌入（≤ 7mm）的年轻恒牙，因牙根没有发育完成，有再萌出动力，为了避免对牙周膜和根尖 - 牙髓血管的再次损伤，可先观察，看牙齿能否自行再萌出。通常先观察 2~4 周，看嵌入的牙齿有无再萌出的迹象；如果观察 4 周左右牙齿仍没有再萌出迹象，并且牙齿生理动度降低，就需要及时采取措施牵引患牙，避免发生牙齿固连；对于嵌入程度较重（>7mm）的年轻恒牙，再萌出的可能性较小，可考虑正畸牵引或在局麻下外科复位，并定期观察牙根及牙髓的情况。

（2）对于牙根发育成熟的嵌入牙齿，嵌入程度较轻（<3mm）时，可以观察其能否再萌出，如果观察 2~4 周后没有再萌出迹象，应采用牵引的方法使其复位；对于嵌入程度较重的牙齿（>7mm），可在局麻下用拔牙钳拉出，复位固定；嵌入深度在 3~7mm 之间的牙齿，可以根据具体情况选择正畸牵引复位或外科即刻复位的方法。

（吴礼安）

12. 年轻恒牙外伤完全脱位怎么办

关键词

完全脱位　牙再植术　弹性固定

牙齿完全脱位是指牙齿受外力后完全脱出牙槽窝，好发于上颌切牙。完全脱位是最严重的一种牙外伤，会导致牙周膜韧带撕裂、牙髓组织丧失血供及牙骨质受损。完全脱位常见于单颗年轻恒牙，这主要是因为年轻恒牙牙根尚未发育完成，而且牙周膜具有弹性，水平外伤撞击常导致牙齿完全脱位。

专家说

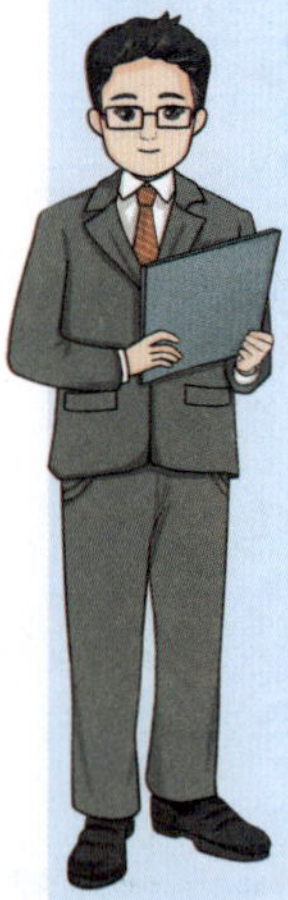

牙齿完全脱位是可以再植的，牙再植术贵在即刻。在事发现场，家长或老师应首先判断脱出的牙齿是乳牙还是恒牙。如果是乳牙，则无须再植，但仍需要到医院检查；如果是恒牙，则可以尝试拿着牙冠部——注意不要碰到牙根（图 7-3），将牙齿表面的污染物清理后，放入孩子的牙槽窝，并让孩子合上嘴，迅速到医院就诊。

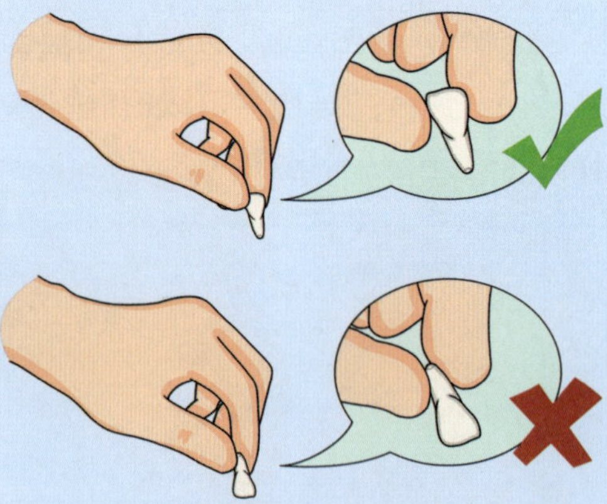

图 7-3　完全脱位牙的应急处理

如何提高外伤牙再植术的成功率

（1）脱出牙的应急处理：首先，用手持牙冠，但不能碰触牙根，避免损伤牙周膜，影响再植效果。其次，为提高再植成功率，增加牙周膜愈合的概率，应及时用生理盐水冲洗牙根表面的污染物，注意不能使用器械刮削牙根表面，以免损伤牙周膜及牙骨质。最后，如使用自来水冲洗，时间不要超过 10 秒，避免自来水中的氯损伤牙周膜细胞活性。

（2）再植时间：是指牙齿从离开牙槽窝到重新植入牙槽窝的时间，牙齿脱出牙槽窝的时间越短，成功率越高。即刻再植成功率最高，15~30 分钟之内再植成功率较高，此后随着时间的延长，大量牙周膜细胞发生坏死致使再植成功率直线下降。因此，去除离体牙表面的污染物后，应及时放回孩子的牙槽窝内，并尽快到医院就诊。

（3）弹性固定：再植后应弹性固定 7~10 天，固定时间不宜过长，以免造成牙齿固连，影响再植效果。

（4）定期复查：再植后需要定期检查牙髓及牙根的情况。对于牙根发育完成的牙齿，需要在再植术后 2 周内进行去髓治疗；如果牙根未发育完成，且在 1 小时内进行了再植术，可以尝试保留牙髓，但需要定期复诊、密切观察牙髓活力，若出现牙髓坏死，需要及时摘除牙髓，否则会发生牙根快速吸收，从而导致治疗失败。

（吴礼安）

13. 外伤脱落的年轻恒牙应该如何保存

关键词

牙周膜愈合 牙齿固连 炎性吸收

牙齿外伤脱落后是可以再植的，牙再植成功的关键是尽可能保持离体牙的牙周膜活性。所以外伤脱落的牙齿不要丢弃，可根据孩子口腔情况及周围环境，尽快将脱落牙齿妥善保存后，迅速带孩子到医院进行再植，以增加治疗的成功率。有时家长将孩子外伤脱落的牙齿带来要求再植，但是不清楚牙齿如何保存，从而增加了治疗的难度，导致治疗效果不尽如人意。那么外伤脱落的牙齿应该如何保存呢？

专家说

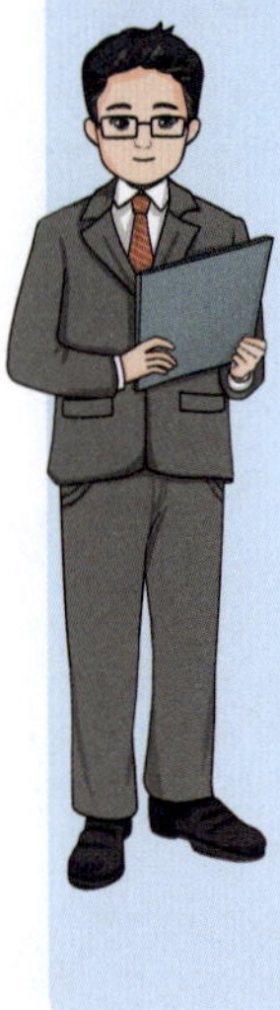

外伤脱落的年轻恒牙可以选择的保存方式有哪些

外伤脱落牙的保存方式与再植牙的预后息息相关，目前最理想的保存介质是 Hanks 平衡盐溶液，但是难以在外伤地点获得。

外伤脱落的年轻恒牙可以选择的保存方式有以下两种。

（1）手持牙冠，在流动水下将脱落牙尽快冲洗干净，立即放回牙槽窝内，如果因牙槽窝骨折无法放回牙槽窝，可以将牙齿含在口腔内，尽快到医院就诊。

（2）如果在事故现场无法将脱落牙齿再植，可以将牙齿尽快保存在 4℃左右的生理盐水或冰牛奶中，快速到医院行再植术。

上述两种方法保存后，都要求尽量在最短的时间内进行牙齿再植；若将牙齿过长时间保存在干燥环境或非适宜环境，如卫生纸包裹或置于自来水中，都会造成牙周膜细胞坏死，增加牙根吸收的发生率。牙齿脱出牙槽窝时间越短，再植成功率越高，5 分钟之内将离体牙植入牙槽窝最佳；15~30 分钟是再植的黄金时间；30 分钟以上的延迟再植，术后发生牙周膜愈合的机会极低。

健康加油站

牙再植后牙周组织的愈合方式

（1）**牙周膜愈合**：是最理想的愈合方式。牙周膜愈合常发生在即刻再植之后，但只有极少数的再植牙可获得牙周膜愈合。

（2）**表面吸收愈合**：是一种常见的、较成功的愈合方式，常发生在牙再植后 3 个月左右，可以自愈。牙根表面吸收的再植牙临床检查基本正常，有时会有叩诊不适感。

（3）**牙齿固连**：或称替代性吸收。牙齿固连代表牙根表面和牙槽骨融合，没有正常牙周膜间隙，发生在再植不及时、牙根表面缺乏牙周膜细胞覆盖的再植牙上。

（4）炎性吸收：脱落牙保存方式不当、离体时间过长或再植处理不当，常导致术后再植牙齿发生炎性吸收，在数月内脱落，治疗失败。

（吴礼安）

关键词

根折 弹性固定

14. 年轻恒牙外伤后牙根折断，还有希望保留吗

根折是指牙根部牙本质、牙骨质折断，并伴有牙髓受损。根折的发生率少于冠折，多发生于年龄稍大的儿童牙根基本发育完成的牙齿。如果牙根没有发育完成，牙根相对短粗，牙槽骨也比较疏松，此时外伤造成根折较少见。年轻恒牙根折后，牙齿还能保留吗？如果可以保留，需要怎样的治疗呢？

专家说

根据折裂线发生的位置，根折可以分为根尖 1/3、根中 1/3 和近冠 1/3 根折，视情况进行及时治疗后，根折有愈合的可能。

外伤后根折需要如何治疗

（1）根尖 1/3 折断：一般来说，根尖 1/3 折断的牙齿预后较好，如果经过检查，牙齿没有明显松动和

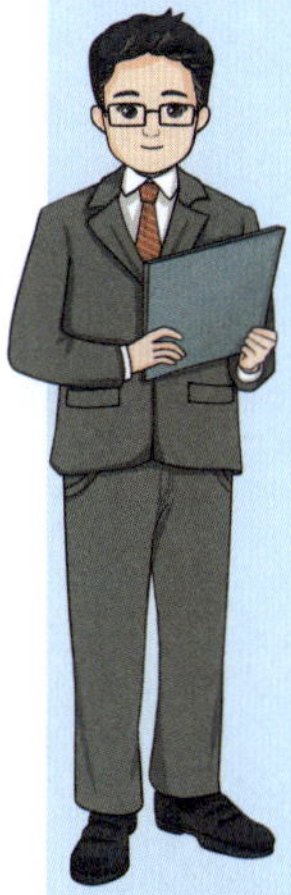

移位，也没有咬合创伤，可以不用固定，叮嘱孩子不要用受伤牙齿切咬食物，进行定期复查即可。如果外伤牙有明显松动并伴有咬合创伤，应及时就诊、对其进行弹性固定，并定期观察牙髓、牙周组织状态和断面愈合情况。一旦发现根尖周病变，需要及时就医，进行相应处理。

（2）根中 1/3 折断：如果牙齿有移位，应在局麻下先行复位，再进行弹性固定。固定后应注意检查咬合，消除咬合创伤，并定期复诊检查断端的愈合情况和牙髓状态。若发现牙髓坏死，应及时进行牙髓治疗。相对而言，根中 1/3 折断的牙齿预后较差，折断线处发生牙根内、外吸收和牙槽骨吸收是导致治疗失败的主要原因。

（3）近冠 1/3 折断：牙冠可能出现脱落或明显松动，难以固定，加之牙髓极易感染，预后较差，常拔除牙冠。对于牙根的处理，年轻恒牙因牙根未发育完成，可进行牙髓血运重建术或根尖诱导成形术，暂时行覆盖义齿修复，恢复缺失牙齿的形态、美观，并维持三维间隙；待牙根发育完成后重新评估牙根长度，若能够进行桩核冠修复，可以进行根管治疗，并根据残根位于龈下的深度进行冠延长或正畸牵引后，完成桩核冠修复；如果残留牙根长度较短，无法为修复提供足够支持，可于成年后行种植义齿修复。

（吴礼安）

第八章

儿童口腔发育异常

一

牙齿发育异常

1. 为什么**刚出生**的**孩子**就**长牙**了

关键词

乳牙早萌　诞生牙　新生牙

孩子一般 6 个月左右长牙，为什么有的孩子刚出生就有牙呢？有什么影响吗？是否需要进行处理？

专家说

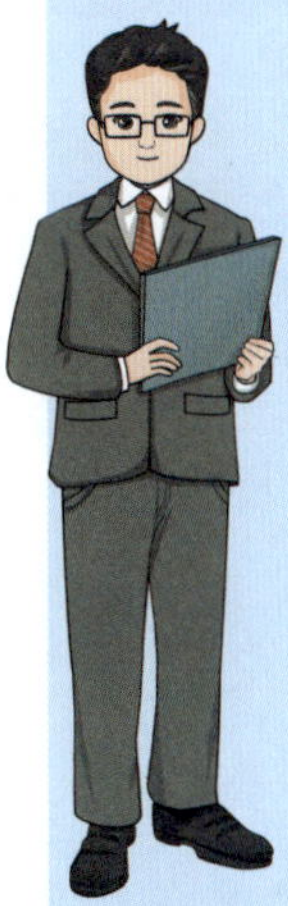

什么是“乳牙早萌”

刚出生的孩子就长出下颌前牙属于“乳牙早萌”，最常见的是下颌乳中切牙，俗称“下门牙”。可分为两种现象：诞生牙和新生牙。诞生牙是指婴儿出生时口内已有的牙齿，新生牙是指出生后 30 天内萌出的牙齿。诞生牙多数是正常牙，少数是额外牙。早萌的乳牙牙冠形态基本正常，但牙釉质、牙本质菲薄，矿化不良，牙根尚未发育或牙根发育较短，且只与软组织联结而无牙槽骨支持，松动或极度松动。

早萌乳牙需要处理吗

如果早萌乳牙不松动，不影响哺乳，不造成舌系带炎症、溃疡，可不必处理。但如果早萌乳牙切缘锐利、舌系带过短等引起舌系带炎症、溃疡，可采取磨改锐利切缘、减少刺激及改变喂养方式等方法缓解。如果早萌乳牙极度松动，影响哺乳，引起牙龈出血，有脱落造成误吸的危险，应尽早拔除。

（张　琼）

2. 为什么刚出生的孩子牙龈上有白色的小硬疙瘩

关键词
上皮珠　牙板

孩子一般 6 个月左右长牙，我家孩子才出生 1 个月，为什么牙龈上面有凸起的白色小疙瘩？是长了牙齿吗？

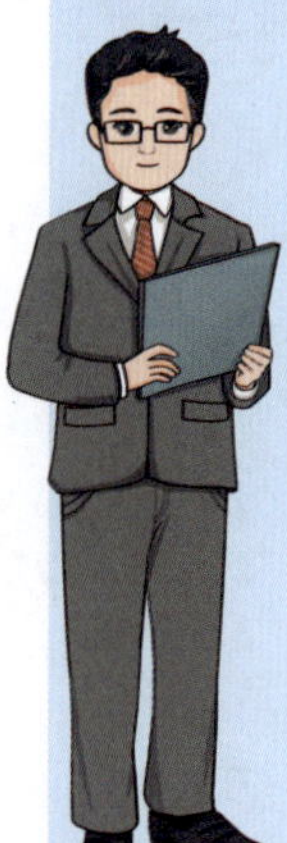

专家说

上皮珠的形成过程

新生儿或出生后 1~2 个月的婴儿牙槽黏膜上可能会有类似小米或大米大小的白色球状凸起颗粒，医学上称为“上皮珠”，俗称“马牙”，是口腔黏膜上皮角化珠。在牙齿发育的开始，口腔黏膜上皮细胞增生增厚，形成牙板，牙板深部细胞加速增生，在一定位置上形成乳牙胚。最初牙板和口腔上皮相连，乳牙牙胚发育到一定程度时，牙板破碎，未被吸收的部分逐渐增生角化，在牙龈上形成小球状的白颗粒，即上皮珠。

上皮珠需要处理吗

上皮珠分布在牙龈上，数量不等，一般为乳白色，小米粒或针头大小，摸起来是硬质的，一般无任何症状，会随着孩子的长大渐渐自行脱落。上皮珠是正常生理现象，不会影响口腔颌面部的发育、婴儿哺乳和乳牙萌出，无需任何处理。切不可用针挑或用力擦拭，容易损伤黏膜，造成感染。

（张　琼）

关键词

双牙畸形　融合牙　结合牙　双生牙

3. 为什么有的孩子**两颗牙齿**是**连在一起**的

每颗牙齿都是独立存在的，牙齿之间有缝隙，但有时候两颗牙齿会“连”在一起，粘连的地方还有一个凹缝，明显比旁边牙齿宽大，这是怎么回事呢？

健康术语

融合牙

两个正常牙胚的牙釉质和牙本质融合在一起，可以冠根完全融合，也可以冠融合而根分离，或冠分离而根融合，临床上所见多为冠融合。

结合牙

是两颗或两颗以上基本发育完成的牙齿，由于牙齿拥挤或创伤，使两个牙根靠拢，牙骨质增生将其结合在一起。

双生牙

是单个牙胚在发育期间被一个向内的凹陷分开，表现为牙冠的完全或不完全分开，但有一个共同的牙根和根管。

专家说

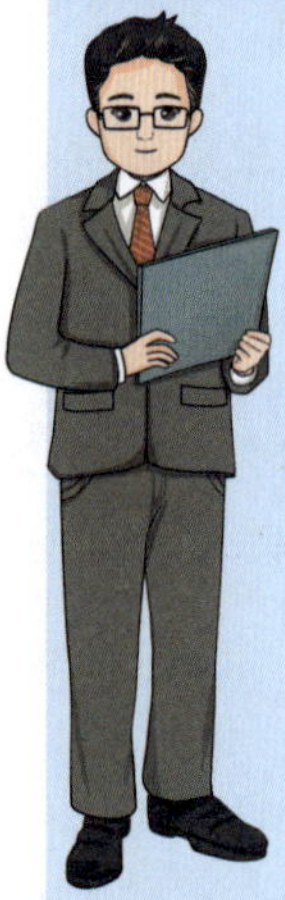

通常情况下，一个牙胚会发育成独立的一颗牙齿。如果牙齿在发育的过程中受到机械压力因素的影响，使两个正在发育的牙胚融合或结合为一体；或因一个牙胚分裂为二，牙冠呈两颗牙的异常状态，称为双牙畸形，常发生在前牙。可表现为牙冠融合、牙根融合或冠根融合，根据形态和来源，可分为融合牙、结合牙和双生牙。

双牙畸形有哪些影响

（1）牙冠融合处常有凹缝或深沟，是细菌、食物残渣的藏身之处，类似于后牙的窝沟裂隙，易发生龋病。建议融合处进行窝沟封闭，患龋时须充填。

（2）乳前牙双牙畸形常伴有其中一颗继承恒牙牙胚先天缺失，可通过 X 线检查确定。若已达到继承恒牙萌出时间，双牙畸形影响继承恒牙萌出，应及时拔除。

（3）双牙畸形患牙的近远中径小于非融合牙的两颗牙齿近远中径之和，对牙弓周长和牙齿排列会造成影响，所以在乳恒牙替换时应及时检查，必要时行预防性矫治。

（张　琼）

4. 为什么孩子的新牙长出来了，旧牙还不掉

关键词：乳牙滞留　继承恒牙

人类有两副牙齿：乳牙和恒牙。在牙齿发育过程中，乳牙脱落和继承恒牙萌出是一个正常且必经的生理过程。一般情况下，平均 6 岁开始，“开路先锋”下颌乳前牙最先出现松动、脱落，陪伴我们一生的 12 颗恒前牙和 8 颗恒前磨牙陆续从 20 颗“引路”乳牙的位置萌出，直到 12 岁左右 20 颗乳牙全部被替换，光荣地完成了自己的使命。

专家说

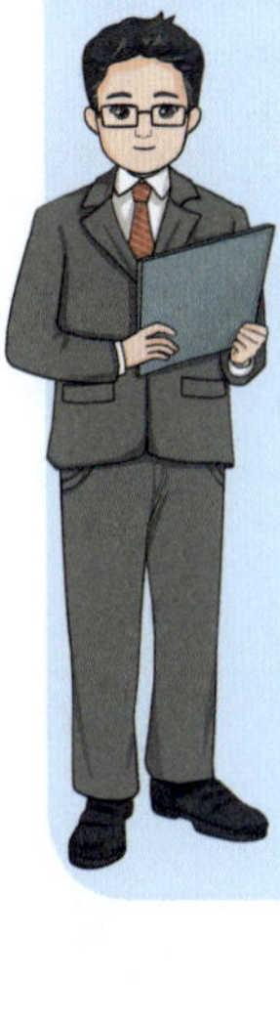

什么是“乳牙滞留”

新牙萌出时，如果乳牙还没有按时脱落，常常使继承恒牙萌出受阻或偏离牙弓的“正确轨道”萌出，医学上称为“乳牙滞留”。最常见的是下颌乳中切牙滞留，后继的下颌恒中切牙于舌侧萌出，乳牙滞留于唇侧，呈现“双排牙”现象（图 8-1），常常引起家长的关注。第一乳磨牙次之，其残根和残冠滞留于萌出的第一前磨牙颊侧或舌侧。第二乳磨牙滞留多因继承恒牙牙胚的先天缺失或埋伏阻生。

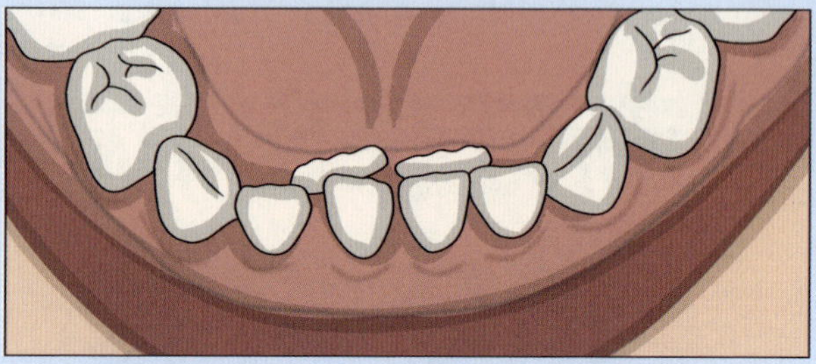

图 8-1　左右侧下颌恒中切牙已萌出，乳中切牙滞留

乳恒牙替换的过程

乳牙萌出后，恒牙胚开始在乳磨牙的牙根下方或乳前牙的牙根舌侧逐渐发育。随着颌骨发育和牙槽骨改建，恒牙胚开始向上或向外移动，乳牙牙根会逐渐被破骨细胞吸收，乳牙松动脱落，继承恒牙穿透牙龈组织萌出，牙龈逐渐退缩直到整个牙冠暴露。乳恒牙替换是一个非常精密且有序的过程，诸多细胞“齐心协力，各司其职”，当其中某些细胞“偷懒旷工”，乳牙滞留就可能会发生。

乳牙长期滞留有什么影响

乳牙长期滞留，则恒牙排列不齐，导致咬合异常；食物残渣和软垢滞留，则清洁困难，影响口腔卫生。当发现乳牙滞留时，应及时拔除滞留的乳牙，给恒牙让路。恒牙萌出障碍解除后，随着舌的运动和颌骨的不断生长，位置通常可以改善。

健康加油站

预防乳牙滞留的方法

（1）加强咀嚼：食用富含膳食纤维的食物可促进咀嚼运动，促进乳牙牙根吸收，有利于乳牙的松动替换。

（2）定期口腔检查：每 3~6 个月带孩子到儿童牙医处进行口腔检查，早期发现乳牙滞留风险，早期预防和治疗。

（张　琼）

5. 为什么孩子**新长的牙**上有**黄白色斑块**

关键词

年轻恒牙　牙釉质矿化不全　再矿化治疗　渗透树脂治疗

别人家孩子新换的牙齿都是白白亮亮的，为什么我家孩子新长的牙上面有黄色的斑块呢？刷也刷不掉，这是怎么回事？

健康术语

再矿化治疗

指利用再矿化液使脱矿的牙釉质或牙骨质矿化，恢复其硬度，终止或消除早期龋损。再矿化液含有不同比例的钙、磷和氟。

渗透树脂治疗

指利用虹吸作用使高流动性、低黏度、高表面张力的树脂材料浸润到脱矿牙釉质的多孔隙结构中，封闭酸性物质入侵和矿物质溶解流失的通道，在病损内部形成屏障的微创治疗技术。治疗不仅可恢复患牙美观，也可达到再矿化和治疗早期龋的作用，适用于乳牙和恒牙的早期邻面龋，唇、颊面白垩斑，轻度氟牙症和轻度牙釉质矿化不良。

专家说

孩子新换的牙上出现黄白色斑块怎么办

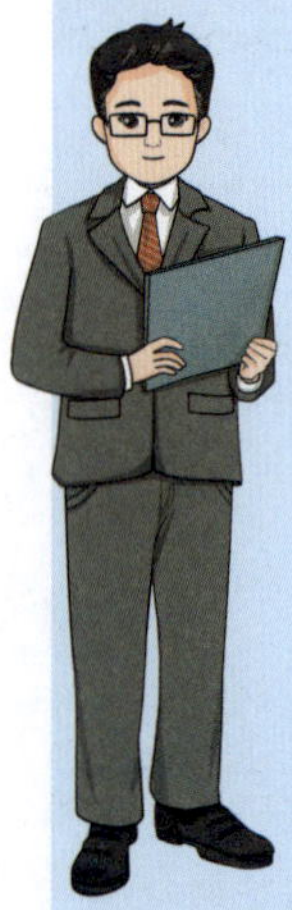

新换的恒牙牙面上出现黄白色斑块，多为牙釉质发育不全，可能是遗传因素、全身营养失调、全身疾病、乳牙根尖周炎症感染或牙外伤等引起。此类黄白色斑块处牙釉质矿化不良，表面可能会不光滑或有少许缺损，易发生龋病，且影响美观。建议家长辅助小朋友掌握正确的刷牙方法，使用含氟牙膏、牙线，保持口腔卫生，减少碳酸饮料和糖的摄入。可结合诊室的再矿化治疗或渗透树脂治疗等改善美观；当有牙釉质缺损时，可考虑采取充填修复等方式治疗。

（张　琼）

6. 为什么在孩子新长牙的地方又冒出一颗牙

关键词

牙齿数目过多　额外牙　多生牙

孩子上颌前牙已经替换为新牙了，为什么里面又长出一颗牙齿呢？

专家说

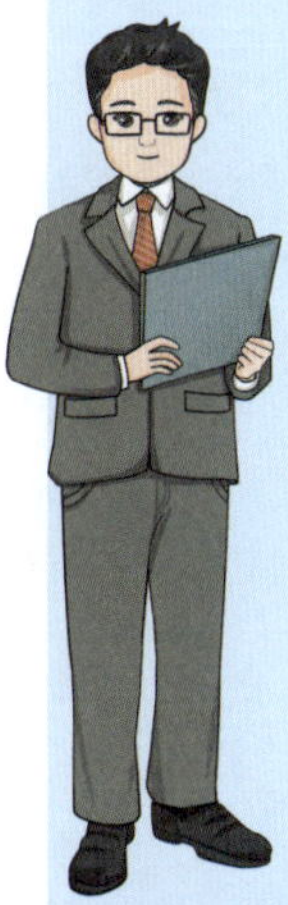

什么是额外牙（多生牙）

人类正常乳牙有 20 颗，恒牙有 28~32 颗，除此之外发生的牙齿称为牙齿数目过多、额外牙或多生牙，甚至可表现为牙瘤。额外牙多见于混合牙列和恒牙列，发生率为 1%~3%，可以是 1 颗或几颗牙，最常发生于上颌前牙区，尤其是上颌两颗中切牙之间，男性多于女性，形态变异多，可表现为锥形、圆形或其他不规则形状。额外牙可萌出于口腔内，在口腔检查时发现，在牙列中有碍美观，容易引起家长和孩子的关注；但约有 1/4 的额外牙埋伏于颌骨中，常因上颌切牙不萌出、过大的上颌切牙间隙、龋病、牙外伤等口腔疾病诊疗时拍摄 X 线片意外发现。

额外牙的发生对孩子口腔有什么影响

（1）引起牙列不齐：额外牙会占据牙弓空间，导致邻牙位置发生改变，尤其在上颌前牙区，可能导致切牙排列不齐。

（2）阻碍恒牙萌出：如果额外牙长在恒牙的萌出路径上，可能会阻碍恒牙的正常生长，甚至导致恒牙胚扭转，无法萌出。

（3）引起咬合紊乱：萌出的额外牙可能影响上下颌的咬合关系，引起咬合紊乱。

（4）影响美观。

发现孩子有额外牙，该怎么办

一般情况下，为减少对恒牙和恒牙列的影响，建议在恒牙萌出前或恒牙萌出过程中及时拔除额外牙，为恒牙萌出让路。医生会综合考虑额外牙的位置、孩子的依从性、对恒牙胚发育的影响程度确定拔除的时机。若额外牙导致牙列不齐，拔除额外牙后需要观察恒牙的发育及排列情况，及时进行早期矫治。

健康加油站

儿童拔除额外牙需要做哪些准备

（1）影像学检查：萌出的额外牙可采用根尖片明确位置和数目；但阻生的额外牙多需要采用 CBCT，观察患牙所处位置、牙体长轴方向、牙根解剖形态与数目、与邻近重要解剖结构的关系。

（2）心理建设：拔牙对于部分孩子来说可能是一个恐惧的体验，家长需要通过积极的沟通帮助孩子了解拔牙的过程和目的，尽量消除他们的恐惧感。对于重度恐惧或伴有全身性疾病无法门诊治疗的儿童，医生可能会采取适当的药物行为管理方式，比如镇静或牙科全身麻醉技术等。

（3）术后遵医嘱：拔牙后半小时内应紧咬棉卷，尽量少说话，不吐唾液，半小时后吐掉棉卷，2 小时后可进温软食物；拔牙当天患侧不咀嚼，不吃过硬、过烫及有刺激性的食物，不吮吸创口，不做剧烈运动，并适当休息；拔牙后孩子可能会有不适感，一般 1~3 天会消退，若孩子疼痛或不适感加重，建议尽早就诊。

（4）定期复查，观察恒牙萌出情况：上颌前牙区阻生的额外牙常会影响恒牙的位置和萌出方向，额外牙拔除后建议 3~6 个月复诊观察恒牙萌出情况，必要时可行早期矫治。

（张　琼）

二

先天性唇腭裂及唇舌系带异常

7. 唇腭裂是怎么发生的，该如何预防

关键词

唇腭裂 先天性畸形

唇腭裂是口腔颌面部最常见的先天性畸形，唇裂俗称“兔唇”，腭裂俗称“狼咽”。其在人群中的发病率因种族不同而存在差异，在我国约为千分之一。根据其累及的部位可分为单纯性唇裂、单纯性腭裂，以及唇裂伴腭裂。唇腭裂不仅影响患儿的容貌，还会影响患儿的生长发育和日常生活。

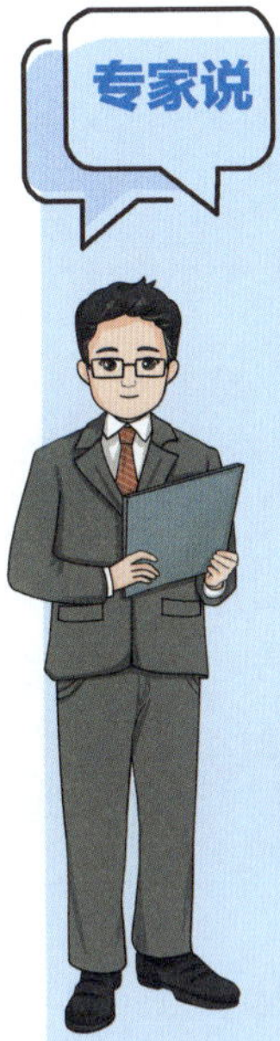

唇腭裂是怎么发生的

唇裂，俗称“兔唇”，“由母亲怀孕时吃兔肉造成”的说法是不科学的。口腔颌面部发育始于面部突起的分化与融合。上唇在胚胎约第 6 周时由上颌突与内、外鼻突融合而形成，上腭约在第 9 周时由原发性腭突及继发性腭突融合而形成。在此过程中如果环境或遗传因素导致面部突起融合障碍，就会导致唇腭裂。如一侧上颌突与同侧内鼻突未能融合，则形成单侧唇裂；如两侧都不能融合，则发生双侧唇裂。腭裂与唇裂的发生类似，当一侧原发性腭突未能与同侧继发性腭突融合时，会出现单侧腭裂；如两侧均未能融合，则导致双侧腭裂。当形成上唇与腭部的面突融合同时出现障碍时，则发生唇腭裂（图 8-2）。

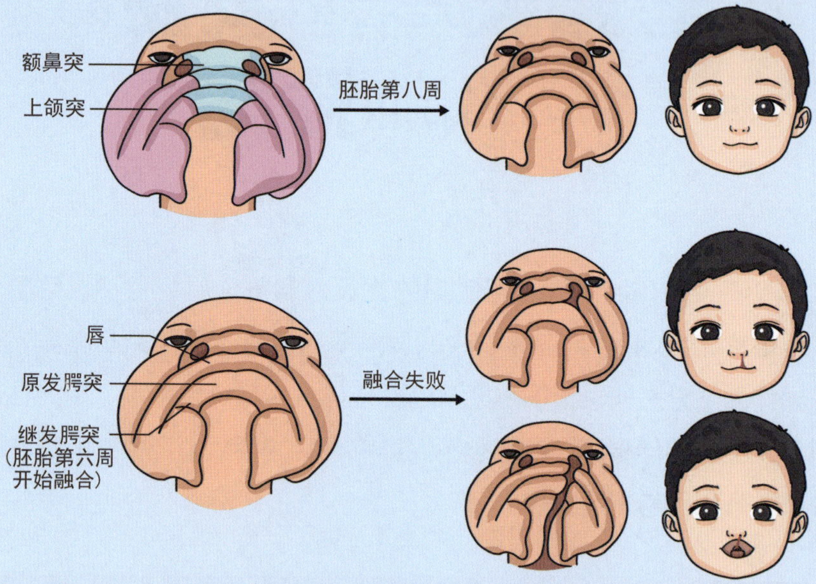

图 8-2　唇腭裂发生示意图

唇腭裂的发生原因

唇腭裂的发生原因比较复杂，包括遗传因素与环境因素两大类。

(1) 遗传因素：有唇腭裂病史者的子女发病风险会相对较高。有文献报道父亲患有唇腭裂，后代患病率为 3% 左右，如果是母亲患病，则遗传给子女的概率高达 14%，近亲结婚者的子女发病率更高。

(2) 环境因素：主要是指胚胎生长发育的环境，包括五个方面。①营养状况：妊娠期缺乏叶酸、维生素等关键营养素可能诱发唇腭裂。②药物：妊娠期服用某些药物如苯妥英钠、糖皮质激素等会增加唇腭裂的风险。③身体状况：妊娠期精神紧张、应激状态，以及患有癫痫等特定疾病时唇腭裂的发生风险上升。④病毒和有害化学物质：如妊娠期感染风疹、麻疹等病毒，或者接触放射线等，也会增加唇腭裂的风险。⑤其他：母亲吸烟、饮酒及过量饮用咖啡等，婴儿发生唇腭裂的风险增加。

怎样预防或降低唇腭裂发生的风险

（1）孕前准备是关键的窗口期：补充叶酸是预防唇腭裂的关键一环，叶酸能促进核酸合成，维持细胞正常分裂。孕妇在孕前 3 个月遵从医嘱适当补充叶酸或多吃富含叶酸的食物，如绿叶蔬菜和豆类，可降低唇腭裂发生的风险。

（2）妊娠期保护至关重要：妊娠期应避免接触放射线、有害化学物质等因素，无法避免时，应采取防护措施。同时妊娠期要戒烟、戒酒，避免二手烟暴露，谨慎用药，避免服用可能致畸的药物，妊娠期任何用药须经医生评估，特别是抗癫痫类药物。

（3）保持均衡饮食：确保胎儿获得足够的营养支持。

（4）孕前遗传咨询与妊娠期检查：提高公众对唇腭裂的认识，普及相关知识，加强孕前遗传咨询与产前检查，孕中期可通过超声等检查及时监测胎儿健康状况。

（蒋备战）

8. 唇腭裂孩子的口腔健康该如何维护

关键词

唇腭裂　口腔护理　口腔健康

唇腭裂不仅影响孩子的容貌，还会导致进食、发音和听力等功能障碍。唇腭裂患儿的家长往往把注意力集中在唇腭裂对容貌的影响上，忽视患儿的口腔健康维护，然而健康的口腔环境对患儿整体康复至关重要。

专家说

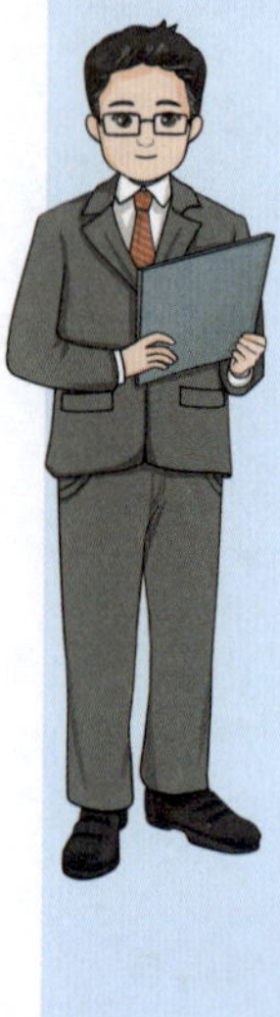

唇腭裂患儿常见口腔健康问题

唇腭裂患儿尤其需要加强口腔健康管理，特别是腭裂未修复前，缺损部位容易出现食物残留和菌斑聚集，引起某些口腔疾病。龋病、牙周疾病、牙齿排列异常及错㖞畸形等是唇腭裂患儿常见的口腔健康问题。

唇腭裂患儿如何进行口腔健康维护

（1）及时清除缺损部位的食物残渣：在患儿牙齿萌出前，每次进食后坚持用干净柔软的湿纱布轻拭牙龈和舌面等软组织，清除食物残渣。牙齿萌出后，家长应帮助患儿每天刷牙 2 次，使用软毛、小头的牙刷和含氟牙膏，确保清洁到每一颗牙齿的表面，预防龋病与龈炎。唇腭裂患儿的牙齿排列大多不整齐，特别是牙槽骨裂隙旁边的牙齿护理困难，需要使用牙线或牙间隙刷清洁。

（2）饮食管理与定期口腔检查：应减少含糖食品及饮料的摄入，鼓励患儿多吃富含钙和维生素 D 的食物，以促进牙齿的健康。唇腭裂患儿由于口腔护理困难，建议增加看牙医的频率，一般 3 个月一次。牙医可以对患儿的口腔状况进行全面检查，及早发现和治疗龋病、牙周疾病和其他口腔疾病，同时采用局部涂布氟化物和窝沟封闭等措施来预防龋病。

总之，唇腭裂患儿的口腔健康维护是全面康复过程中不可忽视的重要环节，家长需要投入更多精力，通过加强口腔卫生管理，定期进行口腔检查、饮食指导，有效减少患儿口腔疾病的发生。

（蒋备战）

关键词

唇腭裂　身心健康　心理安抚

9. 唇腭裂对孩子身心健康有什么影响，该如何应对

唇腭裂导致的颌面部和口腔结构异常不仅影响患儿的生理功能，还对其心理健康和社会适应性都产生很大影响。及时的手术治疗、语音训练及心理安抚，关系到患儿的健康成长。

专家说

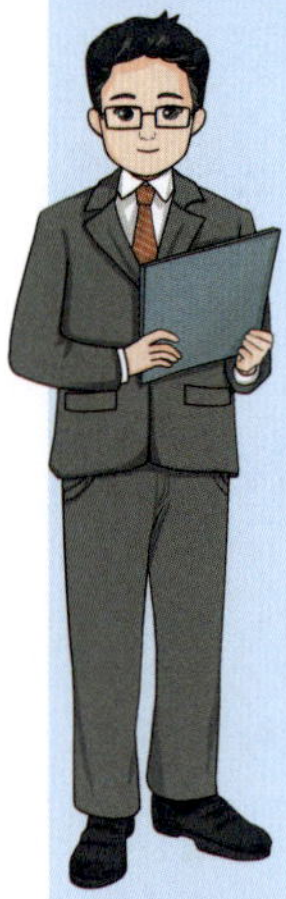

唇腭裂对患儿身体健康的影响

由于嘴唇和/或腭部组织的缺陷，唇裂患儿吮吸时口腔难以密闭，吃奶费力，易呛咳。因腭裂患儿口腔与鼻腔相通，食物进入鼻腔容易造成呛奶，甚至引发吸入性肺炎。患儿因无法有效地吸取足够的营养而影响身体的正常发育。

唇腭裂患儿因口腔与鼻腔相通，发音时气流从鼻腔漏出，导致鼻音过重或发音不清，特别是一些需要口唇闭合的音，如 b、p 等音会受到影响。

唇腭裂患儿通常存在牙齿排列不齐、牙齿发育不良甚至缺失，严重唇腭裂可能影响上颌骨生长，后期可能需要正畸治疗和正颌治疗。此外，腭裂会增加耳朵感染的风险，长期未治疗可能影响听力。

唇腭裂对患儿心理健康的影响

唇腭裂对患儿容貌的影响“一目了然”，让患儿从小面临外界异样的眼光。尤其是到了上学阶段，唇腭裂患儿容易因容貌或发音差异而被同伴嘲笑，产生自卑感。患儿的自尊心和社交能力可能因此受到影响，甚至引发抑郁、焦虑等心理问题。

科学应对唇腭裂对患儿身心健康的影响

现代医学已能通过多学科协作显著改善唇腭裂患儿的生活质量，但需要遵循“早干预、系统性、长期性”原则。首先是早期手术治疗。手术修复是治疗的核心，早期修复可以显著改善患儿的生活质量，减少其他健康问题的发生。一般来说，唇裂的修复手术在患儿出生后的几个月内进行，腭裂的修复则可能需要等到患儿 12~18 个月大时进行。

唇腭裂的治疗通常不是单一的手术修复，而是一个多学科协作的治疗过程。具体治疗内容，包括语音治疗、口腔治疗及心理辅导等。有喂养困难的患儿家长可以使用专门的喂养工具，如软瓶和奶嘴，帮助患儿更顺畅地进食，避免误吸和呛奶。定期的喂养评估可以确保患儿获得足够的营养。语音治疗师可以帮助患儿在语言发育上克服障碍。通过早期的语言训练，促进发音的清晰度和语言能力的正常发展。唇腭裂儿童需要定期接受口腔健康检查，预防龋病、牙周疾病，牙齿排列不齐的患儿必要时应进行口腔正畸治疗。

父母是孩子最重要的支持者，早期发现并及时治疗唇腭裂是改善患儿健康状况的关键。父母应与医生密切合作，确保患儿得到及时有效的治疗，并参与语言、听力等多方面的康复治疗，同时给予患儿心理上的支持。唇腭裂患儿的成长需要家庭、医生及社会共同守护。通过早期干预、科学沟通与持续陪伴，大多数家庭能够逐步走出阴影，绽放微笑！

（蒋备战）

10. 唇系带异常有什么危害

关键词：唇系带 发育异常

唇系带异常是指连接唇和上下颌牙弓的唇系带过短、过紧或位置异常，是一种常见的先天性发育异常，多见于上唇，下唇系带异常较为少见。

专家说

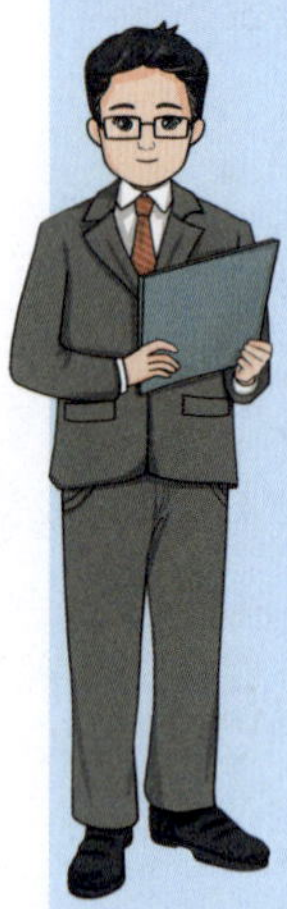

上唇系带是连接上唇和切牙乳头之间的一条结缔组织薄膜。在婴幼儿时期，上唇系带非常明显，随着孩子的长大，牙齿和牙龈也会逐渐发育，唇系带会逐渐向牙齿根方退缩。但是如果上唇系带的附着位置太靠近牙龈边缘或退缩异常，就会出现上唇系带的异常附着。它会影响儿童的颜面部美观、发音能力、口腔健康及心理健康等。

唇系带异常的影响

（1）唇系带异常对颜面部美观的影响：唇系带异常，尤其是上唇系带附着过低或肥厚，会造成左右侧上颌中切牙间的间隙增宽（图 8-3），影响小朋友牙齿整体的美观、面部的对称性和协调性，进而引发小朋友的自卑感，影响他们的自信心。

（2）唇系带过短对发音能力的影响：嘴唇在发音时需要灵活地移动，如果唇系带过短，就会限制这种移动，导致发音不准确。对于儿童来说，这一点尤为重要，因为他们正处于学习正确发音的关键时期。

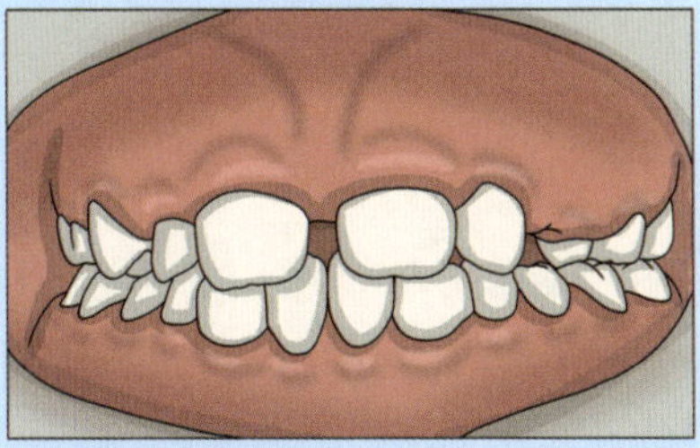

图 8-3　上唇系带异常，导致前牙间隙过大

（3）唇系带异常对口腔健康的影响：肥厚的唇系带还容易造成食物残渣停留在上唇和牙齿之间的盲袋内，使局部牙齿清洁困难，长期下来，可能会导致龋病、牙周病等口腔问题，同时上唇系带异常还会导致牙齿排列不齐等问题。

（蒋备战）

关键词

舌系带　发音异常

11. 舌系带异常有哪些表现

舌系带是舌下方的连接下颌牙龈与舌腹部的一层膜状结缔组织。舌系带异常通常表现为舌系带过短，俗称“大舌头”，是一种先天性发育异常。

专家说

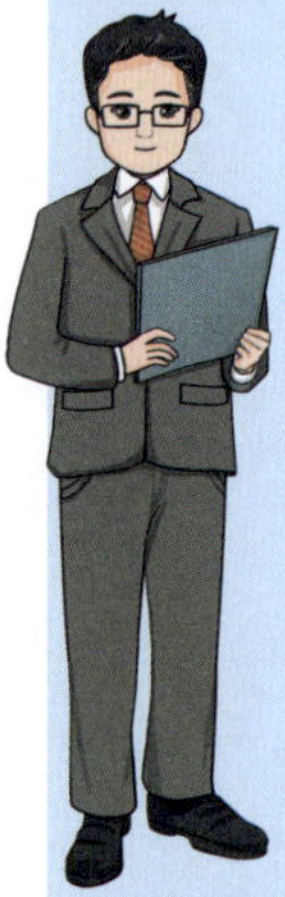

孩子舌系带过短有哪些表现

舌系带过短的典型临床表现是在伸舌的时候舌尖不能伸出口外，或者舌尖无法舔到上颌前牙和硬腭。在孩子用力伸舌时舌尖呈“W”形（图 8-4），舌尖上翘困难，严重时影响发音。在新生儿期，舌系带过短可能导致哺乳困难。

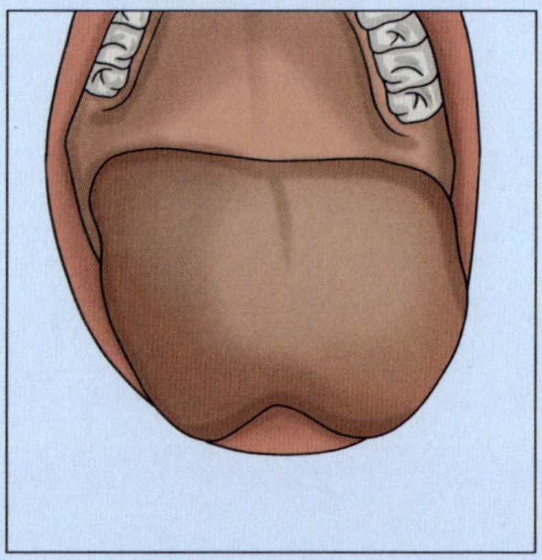

图 8-4　舌系带异常，伸舌时舌尖呈“W”形

对于 0~3 个月的婴儿，舌系带应该有多长，并没有准确的医学研究数据。新生儿期出现舌系带过短多是暂时的生理现象，随着舌的发育，舌系带会逐渐向舌根方向退缩，一般需要到 2 岁左右，舌系带才会远离舌尖。若发现孩子舌系带过短，如舌尖不能上翘，导致发音不清，建议及时就诊，和医生充分沟通后决定是否治疗，以及确定治疗的最佳时机。

（蒋备战）

12. 唇舌系带异常该怎么治疗

关键词

唇舌系带异常 治疗手段

唇系带异常与舌系带异常可能导致各个年龄阶段的儿童出现多种口腔健康问题，因此要尽早发现，综合评估后择期治疗。

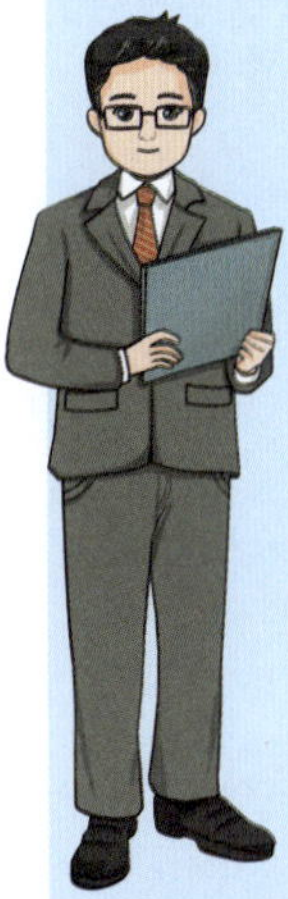

专家说

唇系带异常的治疗

婴儿出生时，唇系带紧贴牙槽嵴顶部，即唇系带位置偏低，其纤维组织可能延伸至腭侧切牙乳头，随着前牙的逐渐萌出和年龄的增长，唇系带的位置会慢慢向根部移动，趋于正常状态。

唇系带手术治疗适应证

如果出现以下几种情况，如阻碍婴儿吮吸，影响哺乳；引起咬合异常、牙间隙增宽；影响儿童的说话、咀嚼、吞咽等口腔功能等问题，建议咨询口腔科医生，根据实际情况进行评估，并制订治疗方案。

目前对于唇系带异常的主要治疗方法是通过手术对唇系带进行修整。手术操作在局麻下进行，相对简单，并发症少，通常不需要住院治疗，只需要术后注意个人护理，避免感染。对于唇系带异常导致的牙间隙增宽、排列异常等问题，还需要结合正畸治疗。

舌系带异常的治疗

儿童舌系带短如果没有影响吮吸、进食、咀嚼等功能，并不需要急于手术治疗，过早进行手术（2~6 个月婴儿），容易导致手术部位留下瘢痕，甚至需要再次接受手术。手术过程中孩子往往无法很好地配合医生，稍有不慎就可能造成其他伤害，也容易引起感染。孩子的发音和听力功能、语言环境、智力发展等，通常在 4 岁时才逐渐成熟。因此，对于 4 岁以下或更小的孩子，可以采取观察的方式。对于舌系带过短明确导致进食、发音障碍的患儿，则可通过外科手术或激光对舌系带进行修整。

（蒋备战）

第九章

儿童错𬌗畸形

一

乳牙列期与混合牙列期错䶗畸形

1. 为什么长时间**吮吸手指**或**使用安抚奶嘴**会**影响**孩子**颌面部的生长发育**

关键词

吮吸手指　安抚奶嘴　颌面部发育

正常颌面部发育需要肌肉、舌头与牙齿协调。长时间吮吸手指或用安抚奶嘴会改变舌、唇和牙齿的位置，尤其婴幼儿颌骨尚在发育，过度吮吸会施加不均衡力量，导致颌面部骨骼与肌肉发育异常。持续吮吸会使舌头推挤上腭，致其变窄，甚至上颌前牙前突；还可能影响下颌发育，引发反殆等问题。因此，若孩子持续吮吸手指或依赖安抚奶嘴，面部外观和功能可能受到不良影响。

健康术语

颌面部发育

指面部和颌骨在生长中的解剖和功能变化，涉及颌骨、牙齿、舌头等，受遗传、环境、功能刺激等多因素影响，是决定面部形态和咬合功能的重要过程。

吮吸习惯

指儿童在非营养需求下，通过吮吸手指、奶嘴等获得安慰的行为，是婴儿早期的本能反射。

反殆

俗称“地包天”，是下颌前牙咬合时位于上颌前牙外侧的错殆畸形，可分牙性、功能性、骨性三类。

牙弓

指牙齿在颌骨上的排列形态，分为上颌牙弓和下颌牙弓。异常多由遗传因素、不良习惯或颌骨发育偏差导致。

专家说

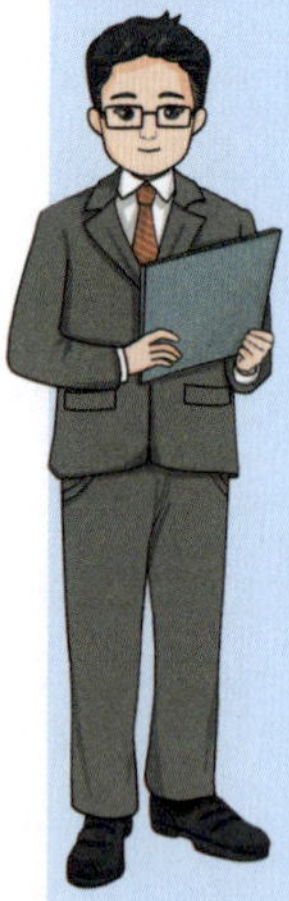

儿童早期颌骨塑形能力强，若长期吮吸手指或奶嘴，可能引发骨骼和牙齿发育偏差，导致咬合异常或面部发育不对称（图 9-1）。过度吮吸还会改变口腔肌肉平衡，造成上颌变窄、牙弓异常或牙齿前突等问题。

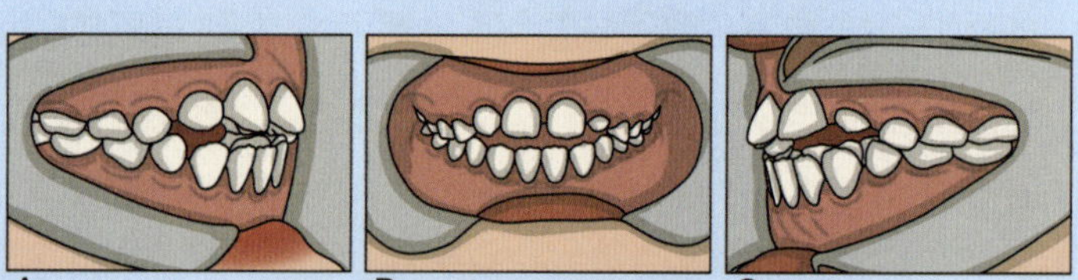

A　B　C

图 9-1　长期使用安抚奶嘴导致前牙开骀

A. 右侧面观；B. 正面观；C. 左侧面观。

如何帮助孩子克服吮吸手指或使用奶嘴的习惯

（1）逐渐减少使用时间：对于依赖奶嘴或吮吸手指的孩子，可逐步减少使用时长，避免突然停用引发焦虑。1 岁左右开始减少，2 岁后尽量停用，并协助戒除。

（2）转移注意力：可用玩具、游戏等方式分散注意力，降低孩子对吮吸的依赖。

（3）及时就医：若已出现明显口腔颌面部骨骼问题，应尽快寻求口腔医生的专业矫治。

健康加油站

维护孩子口腔健康的注意事项

孩子的口腔健康不仅包括牙齿健康，还包括面部骨骼、肌肉的正常发育。长期不良口腔习惯会影响咀嚼、语言、呼吸等功能。家长应及早关注孩子的口腔发育，预防不良习惯形成。

（周陈晨）

关键词

口腔不良习惯　早期干预　行为学引导

2. 儿童口腔不良习惯什么时候纠正最有效

儿童口腔不良习惯，包括不良唇习惯、舌习惯、吮吸习惯、伸下颌习惯、吐舌吞咽和口呼吸等。若不及时纠正，可能导致颌面部发育异常，影响口腔健康和颜面美观。

健康术语

早期干预

在儿童生长发育关键期，对可能导致错𬌗畸形的不良因素或早期异常进行诊断和治疗，阻断病因、改善功能、引导正常发育，以预防或减轻错𬌗畸形。通常包括行为学引导和必要矫治器使用。

口腔不良习惯

对口腔颌面部正常发育不利的行为，如不良唇习惯、舌习惯、吮吸习惯、吐舌吞咽和口呼吸等，会干扰牙齿排列、颌骨发育及口腔功能。

行为学引导

通过心理疏导、正面强化、环境调整等，帮助儿童识别并改正不良习惯，一般配合家长协作和适度奖励机制。

活动矫治器

可自行摘戴的矫治装置，如唇挡、前庭盾、腭刺、双曲唇弓等，用于限制不良习惯、引导颌骨发育和改善牙齿排列。

专家说

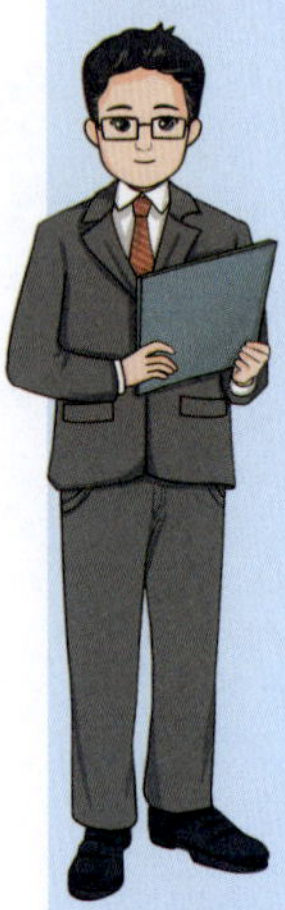

儿童口腔不良习惯的最佳干预时机

婴幼儿期常见的吮指、吐舌吞咽等习惯一般在 3 岁左右自行消失；若 3 岁以上仍持续，说明需要干预。最佳时机在 3 岁半左右，以避免对颌面部形成不良影响。

儿童口腔不良习惯的干预方式

（1）**行为学引导**：家长通过心理疏导，让孩子意识到不良习惯的危害并主动放弃。

（2）**早期矫治**：若行为学引导不足以彻底纠正，可辅以活动矫治器（唇挡、前庭盾等），3~6 个月内能有效帮助孩子克服不良习惯。

健康加油站

根据不同错𬌗畸形及生长发育情况，把握早期矫治时机

（1）乳牙错𬌗畸形矫治宜在 3.5~4.0 岁开始（5.5 岁左右结束），此时乳牙牙根已发育完全，矫治效果好；过早则幼儿配合差，过晚则牙根吸收影响矫治。

（2）混合牙列期错𬌗畸形种类复杂，一般在恒切牙牙根基本发育完成（8~9 岁）后矫治；若牙根尚未完全发育，过大矫治力易致牙根吸收。

（3）混合牙列功能矫形宜结合骨龄评估，一般于生长高峰前期（9~11 岁）开始。过早会延长治疗时间，过晚则错过生长高峰期，难以达到理想矫形效果。

（周陈晨）

关键词

乳牙早失　恒牙　咬合发育

3. 孩子乳牙早失会影响后续的咬合发育与口腔健康吗

乳牙列期是口腔发育的重要阶段，通常在 6 岁左右开始替换恒牙，至 12 岁左右完成。若乳牙过早脱落，可能对咬合发育和口腔健康造成不良影响。

健康术语

乳牙早失

指在恒牙尚未准备萌出的情况下，外伤、龋病、牙周疾病等导致的乳牙提前脱落。正常情况下，乳牙会在特定年龄逐步脱落，为恒牙萌出腾出空间。乳牙早失可能引发咬合发育异常、恒牙萌出障碍及口腔健康问题。

乳恒牙的生理性替换

指乳牙按正常时间顺序逐渐脱落，被恒牙替代的过程，通常6岁开始，12岁左右结束，是牙齿发育的自然规律。

咬合关系

指上下颌牙齿在静止或运动时的接触关系，是评估口腔健康与功能的重要指标。正常咬合有助于咀嚼、发音及面部骨骼的协调发育。

专家说

乳牙早失的影响

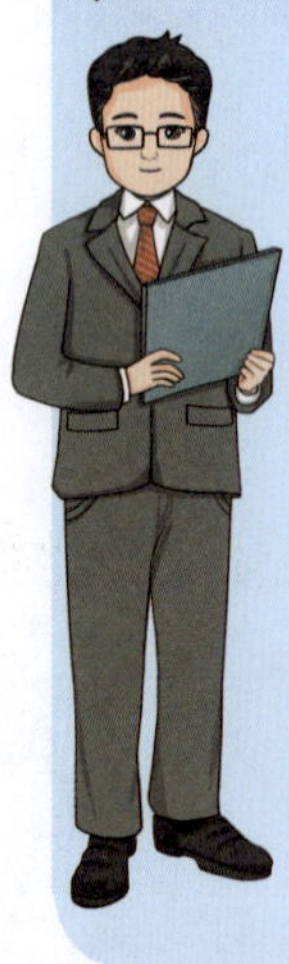

（1）**影响恒牙萌出**：乳牙早失会使邻牙移位，干扰恒牙正常的萌出方向。恒牙萌出时通常依赖乳牙“引导”，若乳牙过早脱落，易导致牙齿错位、排列不齐或咬合异常，如反𬌗等。

（2）**影响正常咬合关系**：乳牙过早脱落会造成咬合不均衡，可能影响面部骨骼发育，进而引发咀嚼、发音功能障碍。

（3）**影响口腔健康**：乳牙过早脱落导致口腔空间

改变，易出现邻牙倾斜、对颌牙过长，继而造成恒牙萌出空间不足，引起牙列拥挤等错𬌗畸形。

如何预防乳牙早失对孩子口腔发育的影响

（1）**口腔护理**：加强孩子的口腔清洁，预防龋病、牙髓根尖周病等引发的乳牙过早脱落。

（2）**预防牙外伤**：若孩子从事体育活动或有意外风险，可使用口腔护具（如运动防护牙托）减少外伤。

（3）**定期口腔检查**：通过定期检查，及早发现并治疗口腔问题，避免对后续咬合和口腔健康造成影响。

（4）**及时就医**：若发现孩子乳牙过早脱落，应尽快就诊。根据具体情况，医生可能采用间隙保持等手段，帮助恒牙在正确位置萌出。

（周陈晨）

关键词

乳牙 恒牙 混合牙列期

4. 孩子**乳牙**很**整齐**，为什么**换牙后**排列**越来越乱**

有些家长发现，孩子乳牙通常很整齐，但进入换牙期后，恒牙的排列却变得不整齐，甚至出现歪斜、错位。这是怎么回事？

健康术语

颌骨生长与发育

指上下颌骨在混合牙列期体积和尺寸的增大，以及形态功能的成熟过程，共同影响口腔内可用空间和恒牙的咬合发育。若颌骨生长不足或发育不协调，易导致恒牙拥挤、错位或咬合异常。

专家说

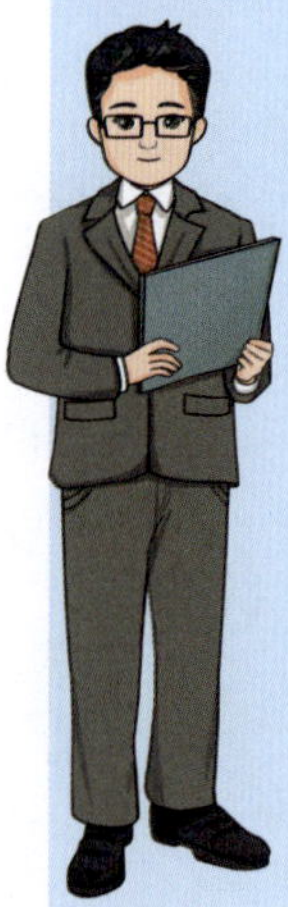

孩子乳牙整齐并不意味着恒牙也会自然整齐。恒牙萌出过程受多重因素影响，如乳牙脱落顺序、口腔空间变化和颌骨生长。

导致恒牙出现排列不齐的因素

（1）混合牙列期的咬合发育变化：处于“丑小鸭期”时，口腔和颌骨快速生长，新萌出的恒牙往往出现暂时性倾斜或缝隙。

（2）乳牙脱落异常与恒牙萌出顺序：乳牙过早脱落会缩小恒牙萌出空间，过晚则阻碍恒牙萌出路径，都可能导致牙列错位或拥挤。

（3）颌骨生长滞后：若颌骨生长不足，牙弓空间不够，易造成恒牙拥挤；严重时仅凭自然生长难以改善，需要早期干预。

（4）口腔不良习惯：口呼吸、吮指、吐舌等不良习惯会使牙齿受力不均，加剧恒牙错位或歪斜。

健康加油站

混合牙列期的口腔健康管理

（1）定期口腔检查：家长应带孩子定期检查，早发现、早预防。

（2）关注乳牙脱落时间：若脱落过早或过晚，及时就医，必要时使用间隙保持器等，以保证恒牙正常萌出。

（3）纠正口腔不良习惯：尽早干预可减少对恒牙萌出和排列的影响。

（4）早期矫治：对恒牙已出现拥挤或错位的孩子，可在混合牙列期进行正畸干预，避免严重错骀畸形的发生。

（周陈晨）

关键词

乳牙反骀 早期矫治

5. 孩子乳牙“地包天”需要矫治吗

“地包天”的专业术语为“前牙反骀”，是指下颌牙齿在咬合时位于上颌牙齿的前面，这种情况在儿童中是比较常见的乳牙错骀畸形。值得注意的是，反骀并不必然代表下颌真正前伸，可能仅由牙齿排列或咬合异常所导致。孩子出现反𬌗不仅影响口腔的咀嚼功能，还可能对面部美观、下颌关节健康、发音及心理健康产生负面影响。因此，如果孩子出现反𬌗，应及早进行检查和干预，以确定成因并采取适当的治疗措施。

健康术语

早期矫治

是指在乳牙列期或混合牙列期，通过干预措施纠正牙颌畸形，改善口腔功能和面部发育的治疗方法。早期矫治的目标是利用儿童生长发育的潜力，通过调整上下颌骨的发育和牙齿的排列关系，减少或避免严重错𬌗畸形的发生。

专家说

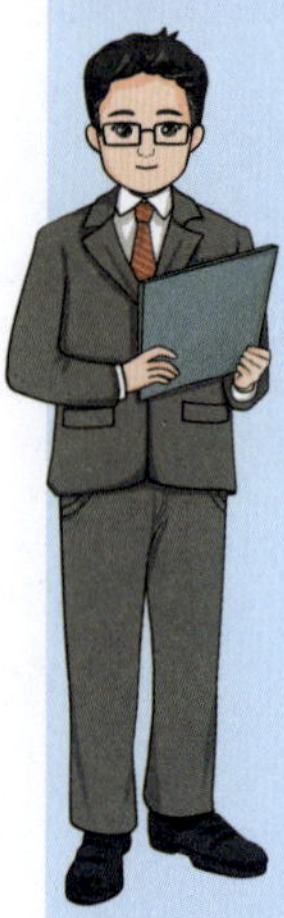

乳牙反𬌗产生的原因与其对颌面部发育的影响

乳牙反𬌗可能与遗传因素和儿童口腔不良习惯，如前伸下颌、口呼吸、不恰当的喂养方式（平卧喂养）等，密切相关。如果不及时矫治，乳牙反𬌗可能会导致下颌过度前伸、上颌发育受限，进一步影响孩子的面部形态，严重时甚至形成“半月脸”式的反𬌗面型，即面中部凹陷，影响面部整体美观，甚至可能需要更复杂的正畸治疗来恢复正常的咬合关系。

乳牙反𬌗需要早期矫治

目前多数专家及临床研究均认为，应在乳牙列期对反𬌗进行早期干预。这样不仅有助于在孩子生长发育的关键期纠正功能性或骨性下颌前伸，引导下颌和上颌实现正常发育，还能改善孩子的咀嚼功能和面部外形，并有效降低恒牙期出现排列不齐的风险。

医生根据患儿的年龄、病因、乳牙反殆严重程度及依从性，综合制订治疗方案。治疗方法包括：①调磨乳尖牙，通过调整乳尖牙的形态，帮助改善反殆的咬合关系；②殆垫式双曲舌簧矫治器，通过调节上颌前牙位置，改善反殆；③前牵引矫治，利用牵引装置，促进上颌发育；④功能调节器，通过调节口腔功能，促进上下颌的协调生长。

（周陈晨）

关键词

切牙　歪斜　牙间隙

6. 孩子换牙后怎么两颗“门牙”歪着，中间还有缝隙，需要干预吗

有些家长发现，孩子换牙后恒牙虽已萌出，但两颗上颌中切牙歪斜，中间缝隙依然很大（图 9-2），担心是否需要矫治。

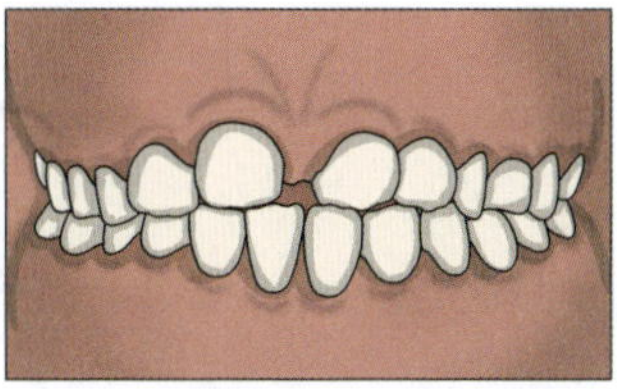

图 9-2　上颌中切牙间隙过大

健康术语

牙冠宽度差

乳牙与恒牙牙冠宽度不同，恒牙冠更宽，萌出时可能占用更多空间，导致牙齿缝隙或不整齐。

牙列拥挤

颌骨空间不足导致牙齿旋转、倾斜或错位，多发生在混合牙列期，部分轻度拥挤可随颌骨生长而缓解。

间隙保持

在乳牙脱落后，通过正常排列或矫治器维持所需空间，避免恒牙萌出时因空间不足而错位或歪斜。

萌出性异位

恒牙萌出过程中牙胚位置、空间不足等导致的倾斜、旋转或偏离正常排列（图 9-3）。若异位严重或长期存在，需要及时就医矫治。

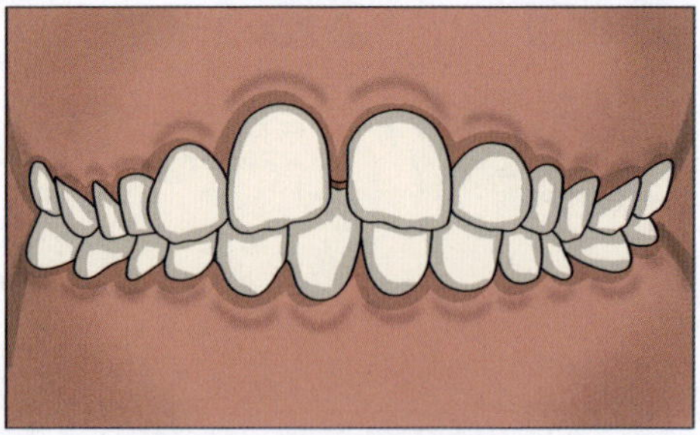

图 9-3　上颌前牙扭转

专家说

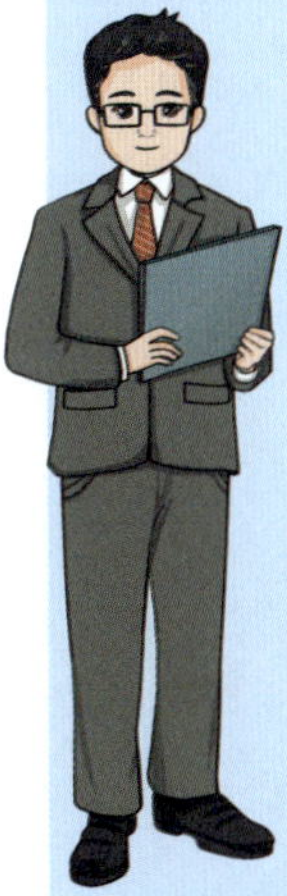

恒前牙刚萌出时歪斜或间隙大的原因

（1）颌骨生长速度或发育不均衡： 若颌骨发育跟不上牙齿替换所需空间，恒牙可能倾斜或位置异常；轻度情况可自行改善，若差异明显，需要干预。

（2）乳牙脱落异常： 过早脱落会使邻牙占据空隙或移动，导致恒牙萌出偏移；过晚脱落，恒牙只能“挤”到不正常位置。

（3）额外牙： 阻挡恒牙正常萌出路线，易致恒牙错位、歪斜或缝隙异常。

（4）口腔不良习惯： 口呼吸、吮指、咬唇等会影响肌力分布，导致恒牙倾斜或间隙过大。

恒前牙刚萌出时的缝隙需要矫治吗

混合牙列期，若上颌中切牙歪斜和间隙较轻微，且不影响咀嚼、发音，可先观察，通常 10 岁左右可自行好转。若歪斜严重或缝隙过大且持续不变，应及时就诊，排除额外牙等因素。如缝隙影响美观、功能或造成心理困扰，建议考虑矫治。

（周陈晨）

二

恒牙期错骀畸形

7. 矫治牙齿为什么需要做影像学检查

关键词：牙齿矫治　影像学检查

专家说

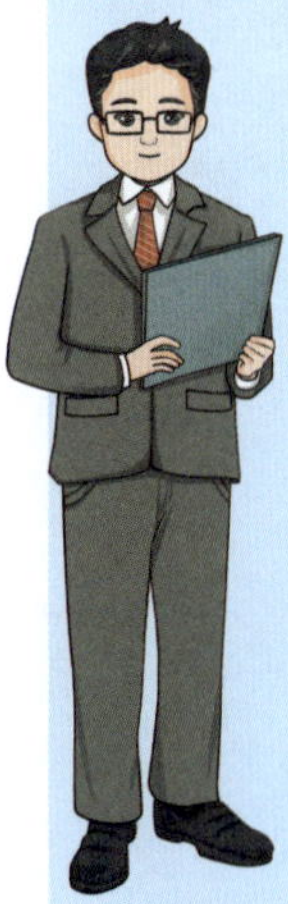

牙齿矫治，也就是俗称的“正牙”，是为了让牙齿排列整齐、咬合正常，提升美观度和功能。在这个过程中，拍X线片是必不可少的一环。那么，为什么矫治牙齿需要做影像学检查呢?

影像学检查有什么用

我们常用影像学检查中的X线检查。这是一种能够穿透人体组织，让医生看到牙齿和颌骨内部结构的检查方法。这种检查对于牙齿矫治来说至关重要，原因有以下几点。

（1）了解牙齿位置和结构：通过X线片，医生可以清晰地看到每一颗牙齿的位置和大小、牙根的方向和长度。这对于制订矫治计划至关重要，因为不同的牙齿状况需要不同的矫治方法。

（2）检查颌骨发育情况：影像学检查可以帮助医生了解上下颌骨的发育情况，判断是否存在颌骨畸形或生长不平衡的问题。这对矫治牙齿的长期效果和稳定性有着重要影响。

（3）**发现潜在问题：**有时候，牙齿表面看起来整齐，但实际上可能存在一些问题，比如额外牙、阻生牙或牙根吸收等。这些问题如果不通过影像学检查发现，可能会在矫治过程中引发并发症。

（4）**评估矫治效果：**在矫治过程中，影像学检查可以用来评估牙齿移动的情况，确保牙齿按照预期的方向和速度移动，及时调整矫治方案。

影像学检查对孩子的身体健康有影响吗

其实，随着技术的进步，现在口腔的影像学检查辐射剂量非常小，对人体健康的影响微乎其微。而且，医生会根据患者的具体情况，采取必要的防护措施，比如使用防护铅衣保护身体其他部位。

总之，影像学检查在牙齿矫治中扮演着不可或缺的角色。它不仅能够帮助医生制订更加精确的矫治方案，还能及时发现和预防潜在的问题，确保矫治过程的安全和效果。所以，如果孩子准备进行牙齿矫治，千万不要忽视影像学检查这一重要步骤。记住，健康和美丽同样重要，而影像学检查正是通往健康美丽笑容的桥梁。

（舒　睿）

8. 为什么孩子**早期矫治**要“**扩弓**”

关键词

扩弓　早期矫治

在儿童口腔发育过程中，牙弓狭窄是一种常见的错殆畸形，特别是在上颌区域。扩弓是早期矫治中的一种重要方法，旨在通过扩宽上颌或下颌的牙弓，为牙齿提供足够空间，解决牙齿拥挤、错位等问题。

专家说

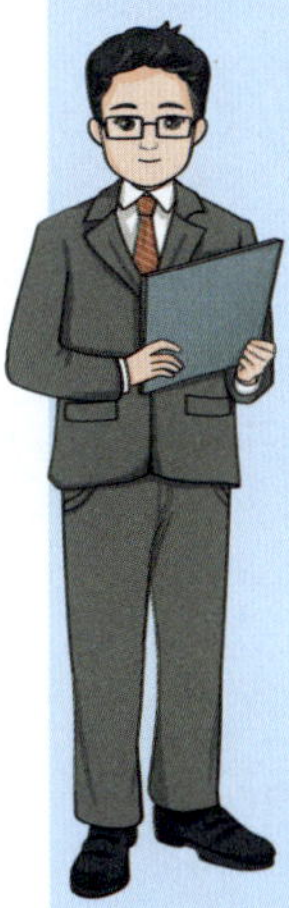

关于扩弓治疗，家长需要了解的基础知识

（1）扩弓治疗的原因：矫治牙弓狭窄，解决由此带来的问题。

1）缓解牙齿拥挤：扩弓可以为恒牙提供更多空间，使其正确萌出，避免成年后更复杂的正畸问题。

2）纠正后牙反殆：后牙反殆是一种上颌牙齿咬合在下颌牙齿内侧的情况，常由上颌牙弓狭窄引起。扩弓有助于调整上颌的宽度，纠正后牙反殆。

3）改善呼吸功能：扩弓可以增加鼻腔和气道的空间，对改善鼻呼吸、预防睡眠呼吸暂停等问题有一定作用。

4）协调颅颌面发育：上颌的发育与面部整体骨骼发育密切相关。通过扩弓，可以协调上下颌的宽度，为上下颌的颌骨、牙列的发育提供良好环境。

（2）扩弓治疗的原理：在儿童早期，上颌骨由左右两块骨板通过腭中缝连接。腭中缝在 7~12 岁之间尚未完全闭合，通过扩弓器施加持续的外力，可以逐渐将两侧的上颌骨向外扩展，腭中缝中的软组织会生成新的骨质，从而扩宽上颌（图 9-4）。

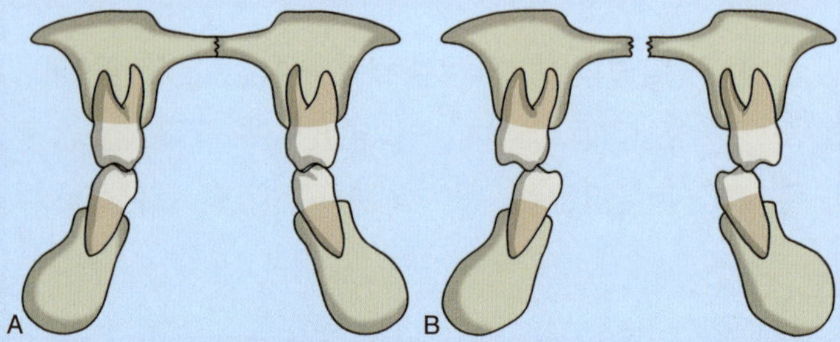

图 9-4　腭中缝扩展的示意图

A. 扩弓前；B. 扩弓后。

（3）扩弓治疗的适合年龄段：扩弓的最佳年龄通常在 7~12 岁之间，这一时期上颌骨具有很好的可塑性。尤其是在 9 岁前，腭中缝尚未完全骨化，扩弓的效果最佳。错过这一阶段，扩弓的难度会增加，甚至可能需要外科干预。因此，早期发现并干预至关重要。

（4）扩弓治疗的注意事项：在扩弓治疗期间，家长需要关注孩子的口腔卫生状况。由于扩弓器占据一定空间，容易积存食物残渣，建议使用含氟牙膏、牙线或冲牙器帮助孩子保持口腔清洁。此外，定期复诊也是确保扩弓顺利进行的关键。家长需要按照医生的指导，确保矫治器得到正确调整，及时监测进展。

（舒　睿）

9. 为什么有的孩子矫治牙齿需要拔牙

关键词

拔牙矫治　牙列拥挤

有一个很多家长和孩子都关心的话题：为什么有的孩子矫治牙齿需要拔牙？这个问题，其实涉及牙齿矫治的一些基本原理。

专家说

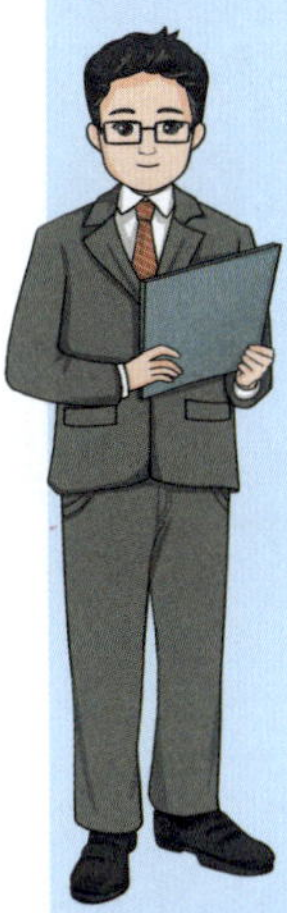

拔牙矫治的目的是什么，会有哪些影响

（1）拔牙矫治的目的：简单来说，就是让牙齿排列整齐，咬合正常，这样不仅美观，而且有利于口腔健康。但是，有时候牙齿拥挤，没有足够的空间让牙齿排列整齐，这时候，拔牙就成了一种解决方案。

想象一下，牙齿就像是一排排的小树苗，如果树苗太多，挤在一起，它们就长不直。为了让它们长得整齐，我们可能需要移走一些树苗，给其他树苗留出生长的空间。牙齿也是这样，拔掉一些牙齿，可以为其他牙齿的移动和排列提供空间。

那么，为什么偏偏是拔牙，而不是其他方法呢？这是因为每个人的口腔空间是有限的，而牙齿的大小和数量是固定的。如果牙齿数量多于口腔能提供的空间，牙齿就会拥挤不堪。拔牙可以减少牙齿的数量，从而为矫治牙齿创造条件。

但是，并不是所有的牙齿矫治都需要拔牙。这取决于多种因素，比如牙齿的拥挤程度、颌骨的大小、面部的形状等。牙医会根据每个人的具体情况来决定是否需要拔牙。有时候，通过扩大牙弓、推磨牙向后等方法，也可以为牙齿矫治提供空间，这样就不需要拔牙了。

(2) 拔牙矫治的影响：拔牙听起来可能有点吓人，但其实是一个非常常见的牙科手术，而且通常是安全的。牙医会使用局麻药，所以拔牙过程中不会感到疼痛。拔牙后，只要按照牙医的指导进行护理，比如注意口腔卫生，避免吃刺激性食物等，就可以很快恢复。

最后，拔牙矫治牙齿是一个需要耐心和时间的过程。牙齿的移动是缓慢的，需要几个月甚至几年的时间。但是，当看到牙齿变得整齐，所有的等待和努力都是值得的。

（舒　睿）

10. “钢牙套”和“隐形牙套”有什么区别

固定矫治器是指通过酸蚀粘接技术将托槽固定于牙面，配合弓丝及结扎装置构成的矫治体系，通常为金属材质，俗称“钢牙套”。无托槽隐形矫治器是基于数字化牙颌模型，通过三维虚拟排牙设计制作的一系列渐进式医用树脂膜片矫治器，俗称“隐形牙套”。

专家说

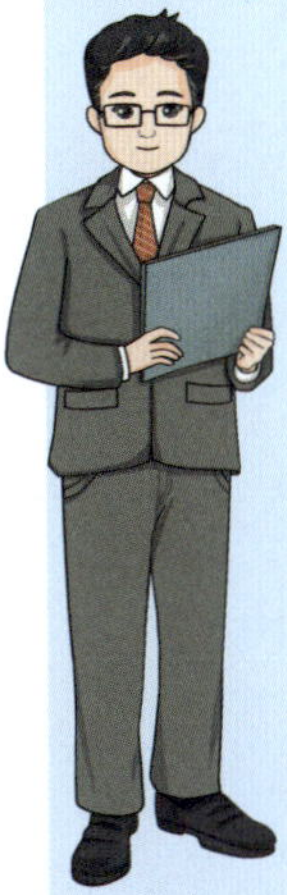

“钢牙套”和“隐形牙套”的具体区别

固定矫治器和透明矫治器虽然使用目的相同，都是矫治牙齿，但它们在外观、舒适度和使用体验上有很大的不同。

（1）外观上的差异：固定矫治器通常由金属制成，包括金属托槽和金属弓丝，固定在牙齿表面上，比较显眼，容易被人发觉（图 9-5）。

透明矫治器由透明的树脂材料制成，几乎看不出来，像隐形眼镜（专业术语为“接触镜”）一样贴合牙齿，让孩子在矫治牙齿的同时，保持自然的微笑（图 9-5）。

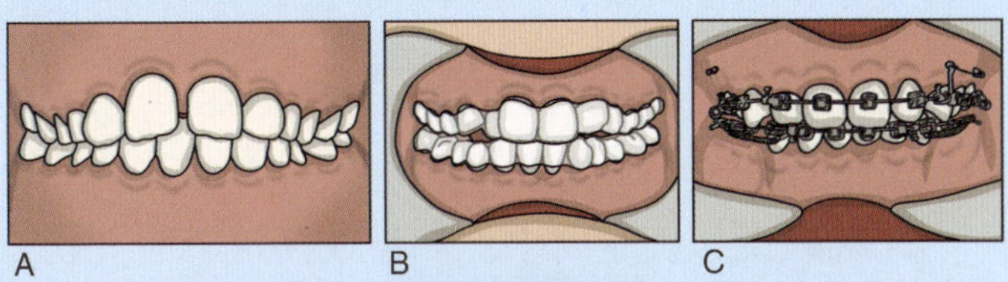

图 9-5 矫治器

A. 矫治前；B. 透明矫治器；C 金属固定矫治器。

（2）舒适度的比较：金属固定矫治器由于金属托槽和金属弓丝的存在，可能会刮伤口腔内部，尤其是在初期配戴时。吃东西也需要更加小心，避免牙面的托槽松动或脱落。

透明矫治器更加舒适，因为它们是定制的，贴合牙齿和牙龈的轮廓，通常不会引起口腔内部的不适，吃东西时也可以轻松取下，不会影响饮食。

（3）使用上的便利性：固定矫治器一旦安放，就固定在牙齿上，不需要患者自己取下，定期去医院复诊即可。

透明矫治器需要患者自己每天取下和戴上。它们通常需要每天配戴 20~22 小时，每 2 周更换一次新的透明矫治器，更适合自律性较强的孩子。

（4）清洁和维护：固定矫治器的清洁和维护需要特别注意，因为食物残渣容易嵌塞在金属弓丝和托槽之间，需要使用特殊的正畸牙刷和正畸牙线进行清洁。

透明矫治器可以取下，因此清洁起来相对容易，先用牙刷和牙膏清洁，然后用清水冲洗干净。

（5）治疗费用：固定矫治器的治疗费用相对较低，适合预算有限的患者。透明矫治器的治疗费用相对较高，但提供了更多的美观和舒适度。

总的来说，固定矫治器和透明矫治器各有优缺点。选择哪种矫治器，需要根据个人的牙齿状况、预算、生活方式和喜好来决定。最重要的是，无论选择哪种矫治器，都要确保定期去看牙医，按照医生的指导进行矫治，以获得最佳的矫治效果。

（舒　睿）

11.“钢牙套”矫治期间如何做好口腔清洁维护

关键词
固定矫治　口腔清洁

“钢牙套”这个词，对于很多正在矫治牙齿的朋友来说，可能既熟悉又有些头疼。熟悉的是它帮助我们矫治牙齿，头疼的是戴上它之后，口腔清洁似乎变得复杂起来。别担心，今天我们就来聊聊如何在戴固定矫治器期间，维护好口腔卫生。

专家说

如何在戴固定矫治器期间，做好口腔清洁

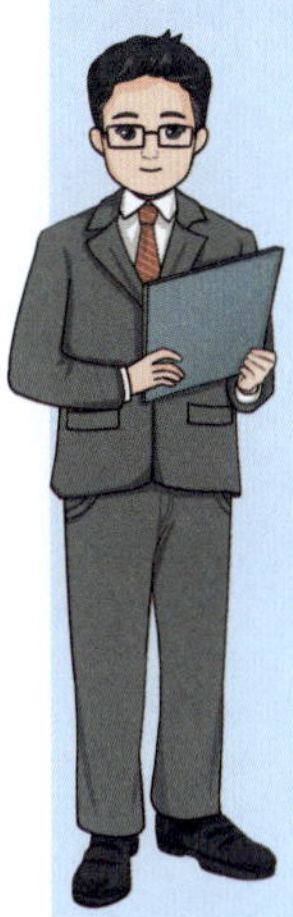

首先，我们要明白为什么矫治期间口腔清洁变得重要。戴上固定矫治器后，牙齿表面不再是光滑的，而是布满了托槽和钢丝，这些地方容易藏污纳垢，如果清洁不到位，食物残渣和细菌就会在这里安家，不仅会引起口腔异味，还可能导致牙齿脱矿、龋病、龈炎等问题。

那么，如何做好口腔清洁呢？以下是一些实用的建议。

（1）正确的刷牙方法：每天至少刷牙 2 次，每次至少 3 分钟。使用软毛牙刷，以 45° 角对准牙龈线，轻轻打圈刷牙，确保每个牙面都被清洁到。这里需要注意的是，托槽与牙龈之间的区域是最容易被忽略的地方，一定要确保清洁干净。对于固定矫治器上的托槽和钢丝，要特别留意，确保它们也被清洁干净。

（2）使用牙线：每天使用牙线清洁牙间隙，因为固定矫治器的存在可能会让牙线难以通过，这时可以使用专门的正畸牙线，它有较硬的尖端可以帮助穿过钢丝，或者也可以使用冲牙器清洁牙间隙。

（3）使用牙间隙刷：牙间隙刷是一种小刷头的牙刷，可以帮助清洁固定矫治器和牙齿之间的小缝隙，特别是那些普通牙刷难以触及的地方。

（4）饮食注意事项：避免吃太硬、太黏的食物，这些食物容易卡在固定矫治器上，增加清洁难度。同时，减少含糖食物的摄入，因为糖分是细菌的最爱，会增加龋齿的风险。

（5）使用漱口水：在刷牙和使用牙线之后，可以使用漱口水进一步清洁口腔，帮助减少细菌。

（6）定期复诊：矫治期间，定期去牙科诊所检查，医生会根据口腔卫生情况给出专业建议。

最后，记住口腔清洁不是一蹴而就的，而是一个持续的过程。只要孩子耐心、细心地维护，就能在矫治牙齿的同时，保持口腔的健康。

（舒　睿）

12. 为什么牙齿**矫治完**后需要**戴保持器**

关键词
保持器　牙齿矫治

牙齿矫治，对于许多孩子来说，是一段漫长而辛苦的旅程。当牙齿终于排列整齐，我们自然希望能够长久保持这份美丽。但摘下矫治器并不意味着治疗的结束，保持器的配戴同样重要。在这里，我们就来聊聊为什么牙齿矫治完后需要戴保持器。

健康术语

保持器

是在牙齿矫治完成后使用的一种辅助装置，主要作用是将牙齿维持在矫治后的新位置上，防止牙齿回到原来的位置，也就是防止复发。常见的保持器有透明保持器、哈雷保持器、固定舌侧保持器三类。

专家说

完成牙齿矫治后，为什么需要戴保持器

（1）复发的原理：矫治过程中，牙齿在牙槽骨中被移动到新的位置，但牙齿和牙槽骨之间有着一种“记忆”，它们倾向于回到原来的位置。这种倾向，就是我们所说的“复发”。为了防止这种情况发生，我们需要保持器帮助牙齿稳定在新的位置上，直到牙槽骨改建完成，牙齿在新位置上变得稳固。

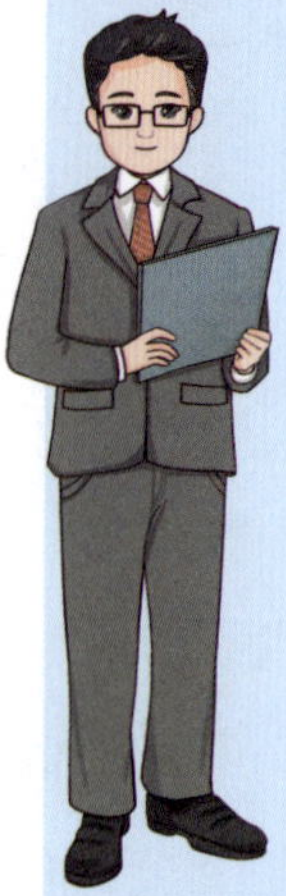

（2）**牙齿矫治不仅是移动牙齿：**它涉及整个口颌系统的平衡。矫治后，面部肌力平衡的最终改建尚未完成，牙齿周围肌纤维张力未恢复平衡，这些都是导致复发的原因。保持器的作用就是缓解这些应力和张力，消除其对组织的影响。

（3）牙齿矫治后，咬合的平衡尚未建立，口腔不良习惯尚未破除，这些都是可能导致牙齿回到矫治前位置的因素。保持器可以帮助维持牙齿的整齐排列，有利于保持良好的口腔卫生状况，减少龈炎、牙周炎的发生。

保持器需要戴多久呢？一般建议，在矫治结束后的第一年，除吃饭和刷牙外，需要全天配戴保持器。之后，可以逐渐减少配戴时间，改为夜间配戴。但具体时间应根据个人情况和医生的建议来确定。

不配戴保持器的后果是严重的。最直接的后果就是牙齿回到矫治前的位置，甚至可能变得比矫治前更糟糕。这不仅影响美观，还可能导致咬合问题，引起咀嚼困难、颞下颌关节不适等问题。

（舒　睿）

三

突面畸形

13. 为什么保持**牙列的完整**性对**颜面美**很重要

关键词

牙列完整　牙齿缺失　颜面美　突面畸形

健康且完整的牙列与颜面美观息息相关，特别是对儿童来讲，保持牙列的完整性尤为重要。

专家说

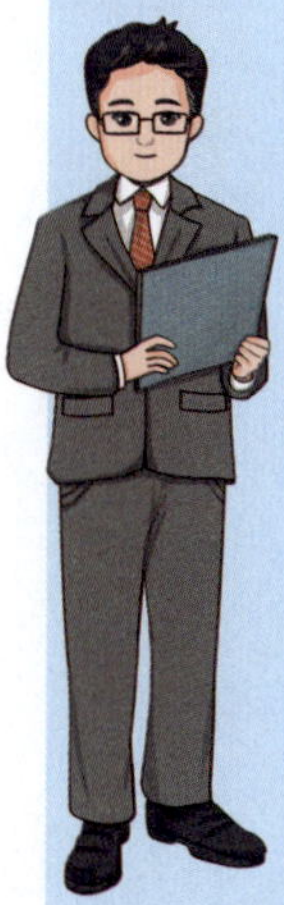

在儿童时期，影响牙列完整性的主要原因包括龋病、牙外伤、不恰当拔牙等导致的牙齿缺失。此外，先天性牙齿缺失也会造成牙列的不完整。

不完整的牙列会对孩子的颜值有哪些影响

（1）影响儿童颌骨发育，容易“嘴突”，即突面畸形：当牙列不完整时，孩子不方便咀嚼食物，颌骨得不到正常的生理刺激而发育不良，常表现为牙弓狭窄、牙齿拥挤。狭窄的牙弓及颌骨使口腔内舌的空间不足，舌位后坠，压缩上气道，易形成“口呼吸面容”，表现为突面畸形。

（2）替牙障碍，恒牙“东倒西歪”：若是乳牙早失，恒牙“迷失方向”，相邻的牙齿倾斜或移动到缺牙间隙，恒牙萌出通道混乱，导致牙齿拥挤、歪斜，甚至长不出来，影响功能。若拥挤发生于前牙区，前牙容易唇向倾斜，也会看起来“嘴突”，影响美观。

（3）小心“大小脸”和反𬌗：如果一侧牙齿缺失，孩子爱用另一边咀嚼，会引起该侧咀嚼肌发达，面部左右不对称，最终变成“大小脸”。有的孩子后牙严重龋损或缺失，为完成咀嚼活动，必须以下颌前伸的姿势咀嚼食物，造成前牙反𬌗。

（4）切牙缺失的痛：切牙是人们社交的“门面”，也是发音的关键；在咀嚼活动时，承担切割食物的作用。龋病、牙外伤导致切牙缺失，不但会直接影响孩子的美观，而且会导致说话“漏风”，也不能行使切割食物的功能。孩子羞于张口说话，露出笑容，还会影响心理健康。

为了避免牙列完整性遭到破坏，我们该如何做呢？首先，要养成良好的口腔卫生习惯，定期进行口腔检查。其次，发现龋齿，一定要及时治疗，同时防止牙外伤，谨慎选择拔牙。再次，一旦牙列完整性遭到破坏，就应及时到医院就诊，根据医生意见进行进一步诊疗。最后，关注孩子口腔的健康，保持牙列的完整性，让孩子美在起跑线上！

健康云课堂

为什么保持牙列的完整性对颜面美很重要

（刘月华）

14. 儿童出现突面畸形该怎么办

关键词

突面畸形 生长改良

小朋友“嘴突”怎么办？这是大部分儿童的家长在咨询正畸治疗时经常提到的问题。为了获得良好的矫治效果，医生需要评估突面畸形形成的机制，利用好生长发育高峰期这一优势，根据具体情况进行个性化设计。

健康术语

功能性矫治器

通过调节口面部肌肉功能，促进牙颌面正常生长发育，以达到矫治牙颌面畸形目的的矫治器。

专家说

关于儿童突面畸形，家长和孩子最关心的是，是不是只能拔牙解除“嘴突”

突面畸形通常是指上下唇在面部侧貌中相对前突位时的牙颌面畸形，儿童突面畸形矫治包括上颌骨突、下颌后缩、牙突等多种类型，加上生长发育因素的影响，更增加了治疗的难度。儿童生长发育高峰期是矫治骨性畸形的最佳阶段，在这一时期应充分利用青春发育期的生长潜力对颌骨进行生长改良矫治，对拔牙治疗应慎之又慎。刚进入恒牙期的青少年仍有一定的

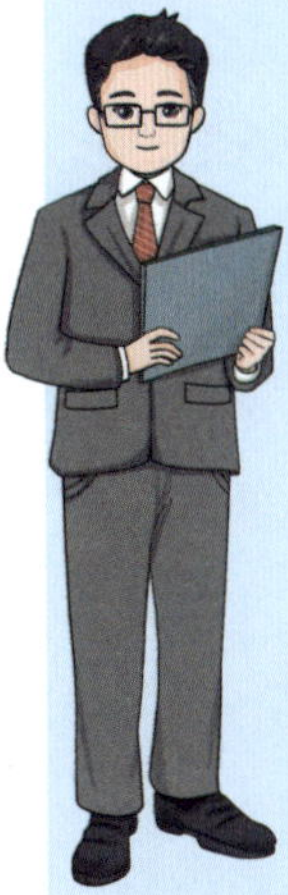

生长潜力，尤其是男孩，因此，伴随下颌后缩的突面畸形青少年仍可尝试功能矫治，促进下颌骨向前生长。对于已过生长发育高峰期的青少年，可根据病情采用拔牙矫治内收前牙，改善侧貌，过程中应加强垂直向控制，因势利导，引导下颌逆时针旋转，纠正突面畸形。

矫治突面畸形伴牙列拥挤时，选择拔牙的目的是什么

（1）解决牙列拥挤：当口腔内牙齿拥挤时，拔除某些牙齿可以为其他牙齿创造足够的排列空间，从而实现更好的排齐效果。

（2）改善咬合功能：对于某些咬合不佳的情况，通过拔牙可以使上下颌牙齿更好地对齐，形成尖窝交错关系，改善咬合功能，提高咀嚼效率。

（3）改善面部外观，如“龅牙”“嘴突”等：过度拥挤或前突的牙齿会导致面部轮廓不够协调。通过拔牙并重新排列牙齿，可以使面部线条更加流畅自然，提升面部美观度。

（4）有助于维护口腔卫生：过于拥挤的牙齿之间容易藏污纳垢，难以清洁，长期下去可能导致龋病和牙周病等问题。拔牙后，剩余牙齿排列整齐，便于日常清洁维护。

拔牙和不拔牙该怎么选择，各有哪些利弊

牙齿矫治需要综合考虑牙列拥挤度、牙周状况、颌骨大小位置及颜面美观等，制订个性化矫治方案。

（1）对于排齐牙齿，不拔牙是通过调整现有牙齿位置来达到整齐的效果。这种方式因不减少牙齿数量，更容易被接受。但是，如果牙齿过于拥挤，则建议拔牙，使得矫治过程更快捷有效。

（2）至于突面型的改善，不拔牙矫治通常不会对面部形态产生显著改变；而拔牙矫治则可通过改变切牙的突度来间接影响面部轮廓。

对大部分人来说，拔牙是带有“恐怖”滤镜的，如何正确看待拔牙与不拔牙

（1）拔牙须慎重，在不拔牙矫治能达到效果时，医生尽量不会选择拔牙。

（2）拔牙只是矫治的一种手段，不是唯一的选择。对于青少年，可以借助生长发育高峰期（男孩为 12~14 岁，女孩为 11~13 岁），利用功能性矫治器调整下颌位置，改善“嘴突”现象。

（3）选择拔牙后，患者最担心的是牙齿会不会变松动，目前拔牙矫治是非常成熟的治疗方式，在治疗中会将这些缝隙逐渐关闭起来，牙齿会在新的位置上稳固，不会变松动。

（4）矫治效果是首位的，拔牙其实没有那么痛苦，当前的麻醉技术可以做到无痛拔牙。所以，正确的拔牙是有益的，专业的口腔医生会根据具体情况，选择最适合的矫治方案。

健康云课堂

儿童出现突面畸形该怎么办

（刘月华）

关键词：下颌后缩 矫治

15. “小下巴”可以矫治吗

下颌后缩，俗称“小下巴”，是许多孩子面临的一种常见面部畸形——相比上颌骨，下颌骨长度偏短、位置靠后，上唇和上颌牙显得前突，从而出现“嘴突”的外观。下颌后缩不仅是一个美观问题，还可能对咬合、呼吸甚至生长发育产生严重影响，因此早期识别和治疗尤为重要。

专家说

如何辨别下颌后缩

可以通过简单的方法进行初步判断：让孩子挺直站立，目视正前方。家长站在孩子侧面观察面部轮廓，如果发现下唇的位置相对于鼻底和上唇明显偏后，则可能存在下颌后缩的情况（图 9-6）。不过，轻微的下颌后缩往往难以通过肉眼察觉，明确的诊断仍需要借助影像学检查，并由专业的口腔正畸医生进行评估。

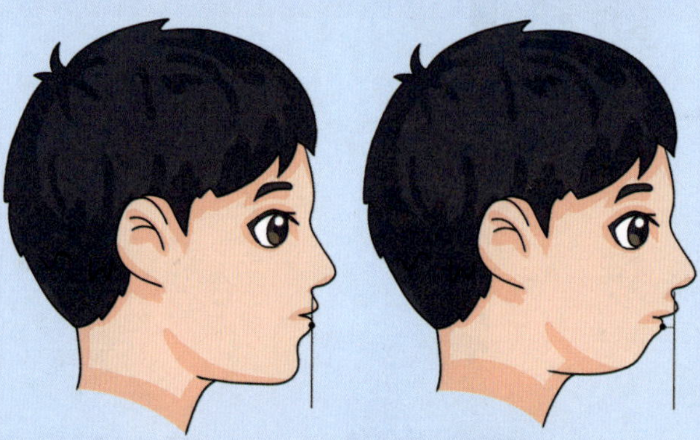

图 9-6　通过对比下唇最突点与线条的距离，判断下颌位置

下颌后缩有什么危害

下颌后缩导致上下颌骨差距偏大，上下颌前牙无法建立正常的咬合关系，严重影响口腔功能。下颌后缩使相当一部分患儿咀嚼食物时费力，甚至引发颞下颌关节疼痛。下颌后缩常伴上气道狭窄，影响呼吸功能，导致夜间打鼾，甚至出现睡眠呼吸暂停，这不仅影响患儿的睡眠质量，还对全身健康产生不良影响。更重要的是，下颌后缩造成的颜面异常还会影响心理健康，尤其对于青少年来说，可能会引发自卑情绪，形成内向性格。因此，如果发现孩子有下颌后缩的情况，应尽早到医院检查，及时干预，避免问题加重。

怎么治疗下颌后缩

下颌后缩的矫治方法因孩子的年龄和畸形严重程度而有所不同。在儿童和青少年阶段（9~12 岁），孩子的颌骨生长发育潜力大，正是治疗干预的好时机。应抓住颌骨发育黄金期，通过有效的矫治手段，促进下颌骨向前生长，改善面部轮廓。除改善外观外，这种治疗方法也对严重下颌后缩导致呼吸道狭窄的孩子有益处。如果错过了儿童和青少年矫治的黄金期，严重的下颌后缩只能在成年后进行正畸 - 正颌联合治疗才能获得满意的疗效，通过手术调整下颌骨的长度，将其向前移动到更合适位置，从而改善面部轮廓和咬合功能。

因此，家长们若发现孩子存在下颌后缩或突面畸形的问题，应尽早带孩子就诊。成长的路上，孩子的面容与身心健康息息相关。通过正畸医生适时、适度的干预，孩子的面部和骨骼发育可以得到有效引导，避免成年后更复杂的治疗。

（刘月华）

关键词

口呼吸　牙颌面畸形

16. 儿童长期口呼吸会造成哪些危害

孩子经常用嘴巴呼吸，这可能是家长眼中的“小问题”，但背后隐藏着对健康和发育的巨大威胁。长期口呼吸不仅可能反映出鼻咽部的疾病，还会对孩子的牙颌面发育造成不良影响，形成难以纠正的牙颌面畸形，严重者甚至影响全身健康。

专家说

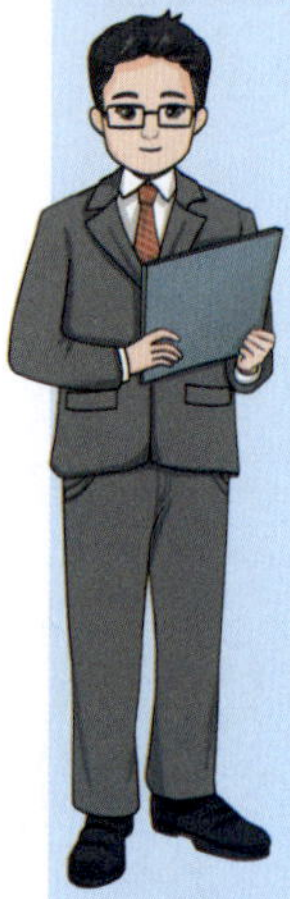

什么是口呼吸

正常情况下，我们通过鼻腔来呼吸。鼻腔有过滤、加湿和调节空气温度的功能，有助于维持呼吸道健康。空气通过口腔进入人体，就是一般意义上的“口呼吸”，日常生活中，偶尔出现的口呼吸，并不会对健康和面容造成负面影响。但一种情况是，某些疾病如慢性鼻炎等引起孩子鼻腔部分堵塞或完全堵塞，孩子只能通过口呼吸来满足自身需求，则属于“病理性口呼吸”。还有一种情况是，孩子因遗传或不良口腔习惯出现了突面畸形，也会出现习惯性口呼吸。

长期口呼吸有哪些危害

长期的病理性口呼吸，不仅会影响孩子的面容，还容易引起龋病和牙周病，甚至可能影响孩子的发育和心理健康。

（1）在孩子生长发育的阶段，长期口呼吸会影响孩子的颌骨和牙弓发育，造成上腭高高拱起，牙弓越来越狭窄，牙齿向前突出。同时，长期口呼吸会让下颌逐渐向下向后旋转，脸型也因此会变得又长又窄。这类畸形不仅严重影响颜面美观，也一直是正畸治疗的老大难。

（2）口呼吸时，寒冷、干燥甚至不洁净的空气直接接触牙齿和牙龈，导致口腔干燥、唾液分泌减少，口腔自我清洁的作用减弱，容易堆积食物残渣，造成细菌滋生，增加了孩子发生龋病和牙周病的风险。

（3）长期口呼吸可能导致上气道狭窄，甚至间歇性地阻塞上气道，如果不及时治疗会影响孩子的生长发育，可能出现不同程度的神经认知异常，比如精力不集中、记忆力减退、反应迟钝等。

口呼吸该怎么治疗

如果家长发现孩子存在口呼吸现象，应尽快就医，明确病因，针对病因治疗。若鼻炎、腺样体肥大、扁桃体肥大等引起了上气道堵塞或狭窄，一般需要耳鼻咽喉科、口腔科等多个科室医生会诊，根据病因制订包含药物、口腔正畸和手术等手段的综合治疗方法。若因牙颌面畸形而出现了口呼吸，则应尽快到口腔正畸科就诊，医生将针对牙颌面畸形制订相应的治疗计划。无论是否存在牙颌面畸形，都建议口呼吸患儿经去除阻塞因素的病因治疗后定期在口腔正畸科复查，进行针对性的肌功能训练。

（刘月华）

第十章

儿童口腔颌面外科疾病

1. 儿童**下颌摔伤**后如何**处理**

关键词

下颌骨骨折　咬合错乱　张口受限

在孩子的成长过程中，意外摔伤是常见的情况，特别是下颌部位的损伤可能会引发一系列问题。

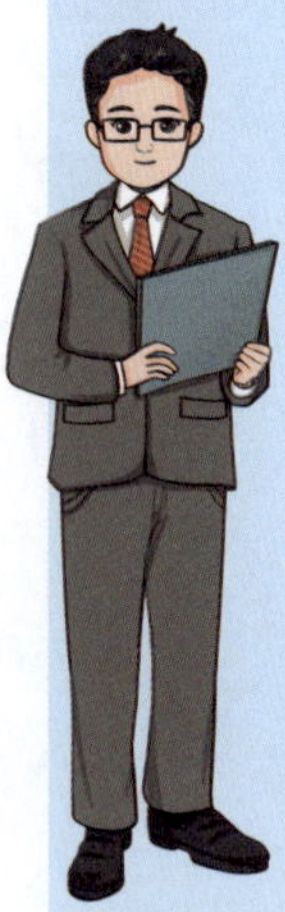

专家说

孩子下颌摔伤后该怎么办

孩子下颌摔伤后，应确认是否有牙外伤及颌骨骨折等。下颌骨占据面下 1/3 及两侧面中 1/3 的一部分，位置突出，易遭受损伤而骨折。下颌骨有些部位在结构和力学上属于薄弱区域，如正中联合、颏孔区、下颌角及髁突颈部都属于薄弱区域。当孩子下颌摔伤时，髁突几乎不会受到直接撞击，但下颌骨作为一个整体，正中处受力会通过力学传导至髁突处。髁突由于应力集中，容易形成间接骨折，临床上容易漏诊。对于髁突骨折的患儿，应注意防范关节强直的发生。家长应带孩子尽早进行治疗，但如果合并颅脑、重要脏器或肢体严重损伤，全身状况不佳时，应首先抢救患儿生命，待全身情况稳定或好转后，再行颌骨骨折的处理。应注意，在救治其他部位伤的同时，不能忽视骨折的治疗，以免骨折错位愈合，使后期处理复杂化。对于颌骨的复位，应恢复患者原有的咬合关系，并采用稳定可靠的固定方法保证骨折块复位后在正常位置上愈合。

孩子下颌骨骨折的表现

孩子下颌骨骨折往往表现为骨折段移位，常因不同部位骨折、不同方向的肌肉牵拉而出现不同情况的骨折段移位。咬合错乱是颌骨骨折最常见的体征，即使骨折段仅有轻度移位，也可出现咬合错乱而影响功能，如牙列早接触、反𬌗、开𬌗等情况。此外，由于疼痛和肌群痉挛，下颌骨骨折患者还会存在不同程度的张口受限。

（周　青）

关键词

颌骨骨折　保守治疗　坚固内固定

2. 儿童颌骨骨折应如何治疗

孩子处于生长发育期，而且活泼好动，进行户外活动时容易发生颌骨骨折。孩子颌骨骨折的治疗方法与成人一样吗？

专家说

孩子颌骨骨折的特点

孩子的骨质相对柔软而富有弹性，即使骨折，也多为青枝骨折，移位一般不大。由于孩子正值乳恒牙替换期，恒牙萌出后，咬合关系还可以自行调整，因此对复位和咬合关系恢复的要求不如成人高。但孩子

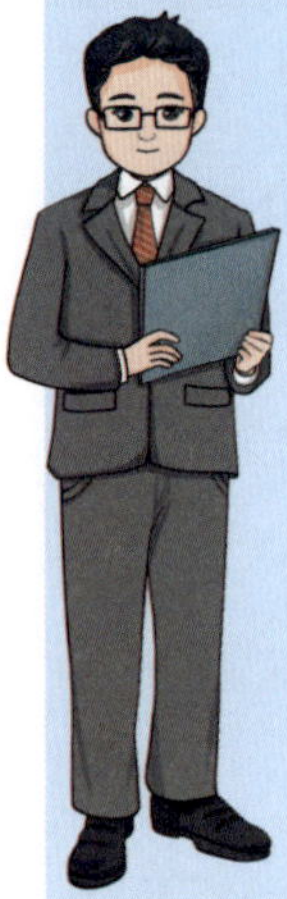

颌骨骨折的治疗也有难度，表现在乳牙列的牙冠较短，牙根吸收导致乳牙不稳固，难以做牙间结扎或颌间结扎固定；颌骨内有众多恒牙胚，而且骨皮质较薄，采用坚固内固定时容易损伤牙胚，也不易固定牢靠，因此孩子颌骨骨折多采用保守治疗，如颅颌绷带、牙面正畸带钩托槽粘接弹性牵引固定等。

对于骨折移位大或不合作的患儿，也可选择手术切开复位坚固内固定，考虑到影响颌骨发育的问题，可采用可吸收接骨板固定。钛接骨板固定时要远离牙胚，螺钉选用单皮质钉，防止损伤牙胚和下牙槽神经，骨折愈合后应及时拆除钛板。

健康术语

坚固内固定（RIF）

是近年发展起来的颌骨骨折内固定新技术。除钛的优异性能外，坚固内固定还具有理论研究基础支持。因为骨折在愈合中需要稳定的环境；固定物要能抵消影响愈合的各种不良应力，并将骨维持在正确的位置上直到愈合，所以称为坚固内固定。坚固内固定没有单纯颌间固定带来的诸多弊病，如口腔卫生状况不良，继发龋病、进食及语言障碍、影响社交活动等。实践证明，坚固内固定技术比以往许多固定方法效果好，使用方便，术后大大减少了颌间固定的时间，甚至可不用颌间固定。因而，目前在多数情况下已成为颌骨骨折治疗的首选方法。

（周　青）

3. 孩子**眉弓旁边**有**小鼓包**怎么办

关键词

眉弓鼓包　表皮样囊肿　手术摘除

有时候家长无意中发现孩子眉弓附近有一个小鼓包，摸着不疼也不痒，皮肤也不发红，观察了一段时间大小也没有变化，这是怎么回事呢？

专家说

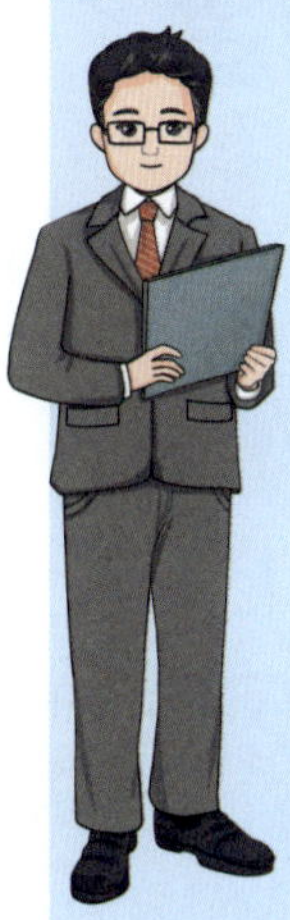

表皮样囊肿的表现及临床处置

出现上述类似的情况，有可能是表皮样囊肿。

表皮样囊肿是儿童常见的先天性眼眶良性肿物，是胚胎发育时期有上皮细胞遗留在组织中而发展形成的囊肿，有完整的囊壁，一般与皮样囊肿鉴别。皮样囊肿的囊壁包含皮肤和皮肤附件，囊腔内容物有脱落的上皮细胞、皮脂腺、毛发等，但表皮样囊肿的囊壁中无皮肤附件。表皮样囊肿发展缓慢，一般呈圆形，通常不会引起孩子的疼痛不适，因此容易被家长忽略。家长一般会在孩子的眼眶外上方或眼眶上缘，如眉弓、鼻根处，摸到球形小鼓包而就诊。表皮样囊肿大都边界清晰，和周围组织无粘连，触诊质地坚韧而有弹性，呈面团样，因此大部分表皮样囊肿可被推动。

当家长带孩子来就诊，医生通常在进行临床检查后，怀疑是表皮样囊肿时，进一步通过影像学检查来辅助判断肿物的大小、位置，与周围组织的粘连情况。如果进行穿刺检查，表皮样囊肿可抽出乳白色豆渣样分泌物。目前最推荐的表皮样囊肿的治疗方法是手术摘除肿块，并且进一步进行病理学检查，这样才能最终确诊。作为良性肿物，表皮样囊肿在手术切除后一般有良好的预后。

（周　青）

4. 婴幼儿面部血管瘤该怎么处理

有的家长发现刚出生的婴幼儿面部皮肤很白净，随着孩子的长大，皮肤开始有小红点，还突出于皮肤表面。这种情况很有可能是血管瘤的表现，应该怎么办呢？

专家说

婴幼儿血管瘤的表现和临床治疗

婴幼儿血管瘤是以血管内皮细胞异常增殖为特征的良性肿瘤，多见于出生 1 个月内的婴幼儿，部位

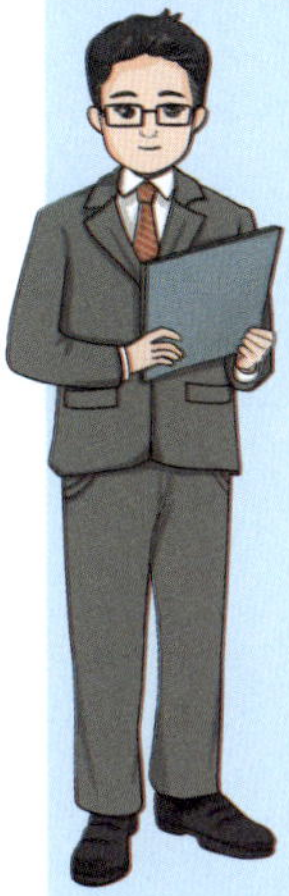

多为头面部（图 10-1）。病程分为 3 个阶段：增殖期（4~6 个月）、消退期（1~12 岁）和消退完成期（根据患者年龄延续）。通常婴幼儿 1 岁以内是家长迫切就诊的时期，因为在该时期面部血管瘤病灶迅速扩大，可高于皮肤表面，高低不平，呈杨梅状。并且由于最常见于颌面部、躯干和四肢，会影响皮肤的美观和宝宝的容貌，周围人群异样的眼光容易对家长造成较大的心理压力。婴幼儿血管瘤消退期较为漫长，随着宝宝的成长，也会造成宝宝的自卑心理。此外，部分婴幼儿血管瘤在增殖期生长迅速，如果生长于气管或大血管周围，可能会对气管或大血管造成压迫，严重时甚至危及生命。

因此，当发现婴幼儿具有以上特征表现时，家长一定要及时就诊治疗。目前婴幼儿血管瘤的治疗方法有口服药物治疗、硬化治疗、介入治疗、激光治疗、手术切除等，目的是控制病灶的生长，加速其消退，最大程度减少并发症的发生。

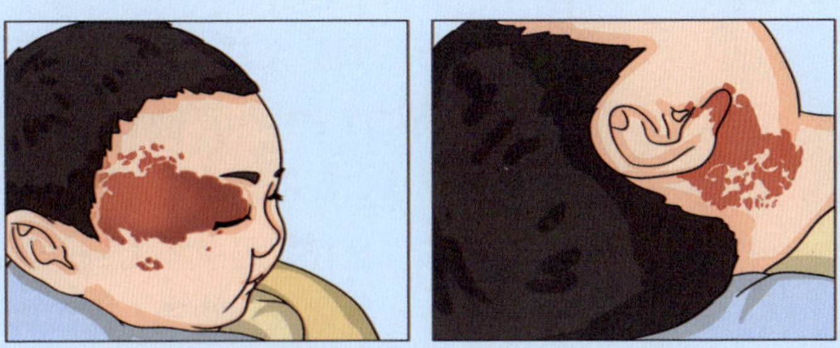

图 10-1　浅表血管瘤

（周　青）

5. 孩子腮腺肿胀怎么办

关键词

腮腺肿胀 流行性腮腺炎 复发性腮腺炎

冬春交替的时候，气温变化剧烈，孩子容易感冒发热。这时孩子如果出现发热伴腮腺区肿大的情况，应该怎么办呢？

专家说

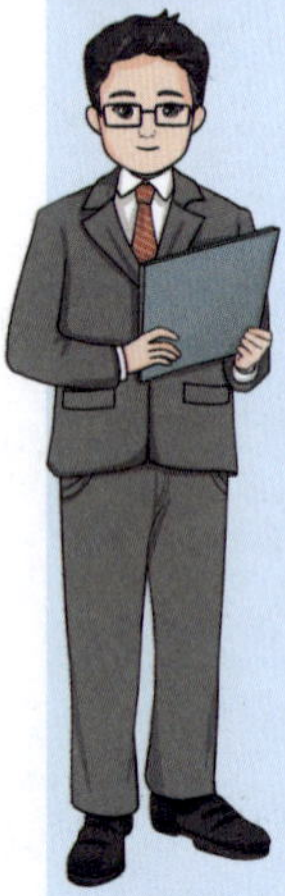

腮腺炎及其治疗方法

流行性腮腺炎：如果是感染了腮腺炎病毒，孩子会出现单侧或双侧以耳垂为中心的腮腺肿胀，同时伴有头痛、咽痛、腮腺部位疼痛等症状，并且在吃饭张口、言语、咀嚼食物、吞咽，尤其是吃酸性食物时疼痛加重，孩子易流口水，挤压腮腺管口，分泌唾液基本正常。流行性腮腺炎在孩子腮腺肿大前 7 天至肿大后 2 周时间内，具有高度传染性，可通过呼吸道和接触传播。因此如果孩子出现发热伴腮腺区肿大的情况，一定要尽快隔离，以免在学校或幼儿园传染给其他孩子。

目前，流行性腮腺炎并无特效抗病毒治疗药物，治疗原则主要是对症治疗和支持治疗。孩子应注意卧床休息，清淡饮食，保证饮水量和营养均衡；保持口腔清洁，不吃酸性食物；居家隔离到腮腺肿胀消退为止；发热时可行物理或药物降温，腮腺肿痛明显时可使用镇痛剂缓解。一般得过一次流行性腮腺炎，孩子会获得持久免疫力，以后就不会再得了。因此，最好的预防方法是按计划免疫时间和程序接种流行性腮腺炎活疫苗。建议各位家长在孩子达到接种起始年龄时，及时接种疫苗并完成全程免疫，从而获得更好的预防效果。

复发性腮腺炎：如果家长发现孩子的腮腺反复肿胀，有可能是复发性腮腺炎的表现。这也是一种临床上常见的唾液腺疾病，从婴幼儿到 15 岁的青少年都有可能发生，最常见于 5 岁左右的孩子。通常表现为腮腺反复肿胀，但不如流行性腮腺炎明显，肿胀大约持续 1 周，间隔期多无不适，挤压腺体可见腮腺管口脓液或胶冻状液体溢出。随着年龄增长，间隔时间会延长，肿胀持续时间缩短。

如果家长发现孩子患有复发性腮腺炎，不需要太过担心，因为复发性腮腺炎具有自愈性，目前的治疗主要是对症治疗，以增强免疫力、防止继发感染、减少发作为主要目标。注意多饮水，用淡盐水漱口，保持口腔卫生。可咀嚼无糖口香糖，刺激唾液分泌，同时反复按摩腺体，排空滞留分泌物。若有急性炎症表现，可给予抗生素治疗。

（周　青）

关键词

口底肿物　舌下腺囊肿　舌下腺摘除术

6. 孩子**舌下起疱**怎么办

有的时候家长会发现孩子舌下起疱，起初以为是溃疡没在意，但小疱却逐渐变大成淡蓝色小球，里面好像还有液体，这是怎么回事？

专家说

舌下腺囊肿及其治疗

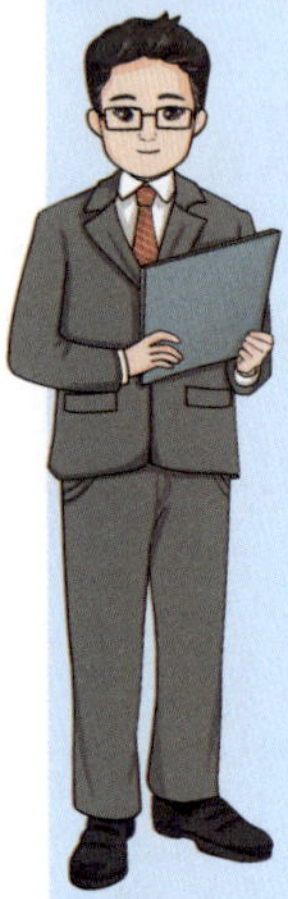

上述情况很有可能是舌下腺囊肿的表现，千万不可自己刺破，应该尽快到医院就诊。舌下腺囊肿好发于儿童和青少年，可分为位于口底的单纯型、突入颈部的口外型，以及前两种类型混合的哑铃型。其中，以单纯型更多见，为位于舌与下牙床之间的囊性肿物，表面光滑、囊壁菲薄，内含黏稠囊液，略带黄色，呈蛋清样。

对于体积较小的单纯型舌下腺囊肿，可先行密切观察，待其自行消退。长期不消退及口外型、哑铃型舌下腺囊肿，可行舌下腺切除术。

因此，当发现舌腹、口底出现肿物时，不要戳，不要拖，及时就医，听从专业医生的建议和治疗方案。

（周　青）

关键词

成釉细胞瘤　颌骨膨大　开窗减压术

7. 儿童**下颌骨隆起**是什么原因，该怎么**治疗**

当家长发现孩子的颌骨膨大、面部不对称时，应该怎么办呢？

专家说

成釉细胞瘤的临床表现及其治疗方法

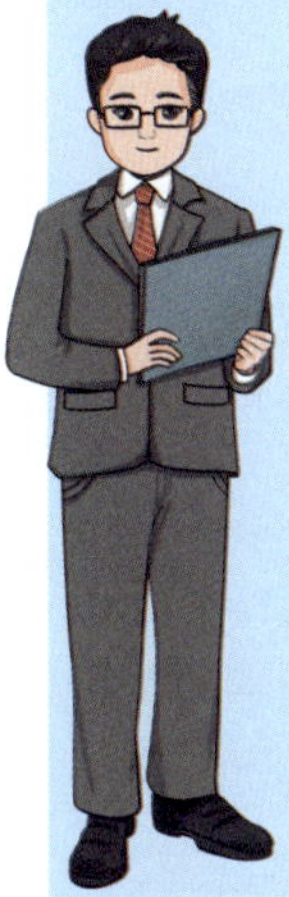

这种时候家长要及时带孩子到医院就诊，这可能是一种牙源性肿瘤——成釉细胞瘤的临床表现。成釉细胞瘤是常见的牙源性肿瘤，可发生于上下颌骨的各个部位，但多见于下颌骨，好发于下颌角和磨牙区。成釉细胞瘤生长缓慢，初期无自觉症状，逐渐发展常使颌骨膨大，造成面部畸形。如果肿瘤侵犯牙槽突，还会使牙松动、移位或脱落。当肿瘤压迫下牙槽神经，患侧下唇及颊部可能会感觉麻木不适。当肿瘤四周骨质被破坏时，可引起颌骨“病理性骨折”。

瘤体较小尤其是未突破骨板的成釉细胞瘤，临床上不易和牙源性颌骨囊肿区别，有时需要病理学检查才能确定。但是相较而言，颌骨囊肿只是一种囊性病变，成釉细胞瘤则是一种良性肿瘤，有浸润性破坏、膨胀性破坏的特性，因此成釉细胞瘤危害性更严重、类型更复杂。

由于成釉细胞瘤具有局部浸润周围骨组织的特点，治疗不彻底容易复发，多次复发又可能变为恶性，因此，治疗力求彻底，降低肿瘤复发率。目前的治疗手段主要为外科手术治疗，根据病变大小、部位、是否复发等因素决定术式。对于囊性成釉细胞瘤，可采用“开窗减压术”，宛如破开椰子取用椰汁一样，在口腔内和囊性病灶开窗并制作塞治器，使囊液流出，囊内压力减小。在生理的骨质修复再生下，囊腔会逐渐减小。开窗减压后，若病变完全消失，则不需要再次进行手术；未完全消失者，可以对缩小的囊性病变进行范围较小的手术。由于开窗减压术需要较长的“减压时间”，并且不是所有的成釉细胞瘤都可以采用这种治疗方法，在实际治疗中需要参考肿瘤的类型和患者的自身情况来选定最佳的治疗方案。除开窗减压术外还有下颌骨边缘性切除、颌骨节段性切除等方法，大部分情况下，缺损的颌骨在术后半年至数年逐渐愈合。对于较大的骨缺损，可在手术切除肿瘤的同时进行植骨，并使用钛板固定，防止骨折。

晚期的成釉细胞瘤常出现面部畸形、组织侵犯而严重影响生命健康和患者生活质量。因此，对于该疾病要注重早发现、早诊断、早治疗：发现面部存在肿胀、膨大时应尽快至医院接受治疗。对于确诊成釉细胞瘤的患者，术后更应该定期复查，在肿瘤有复发和恶变倾向时尽快干预。

（周　青）

第十一章

残疾儿童口腔常见病及处理

1. 残疾儿童常患哪些口腔疾病

关键词

残疾儿童 口腔疾病

健康术语

残疾儿童

又称特殊儿童，是与正常儿童在智力、感官、情绪、肢体、行为或言语等方面有显著差异的儿童。

专家说

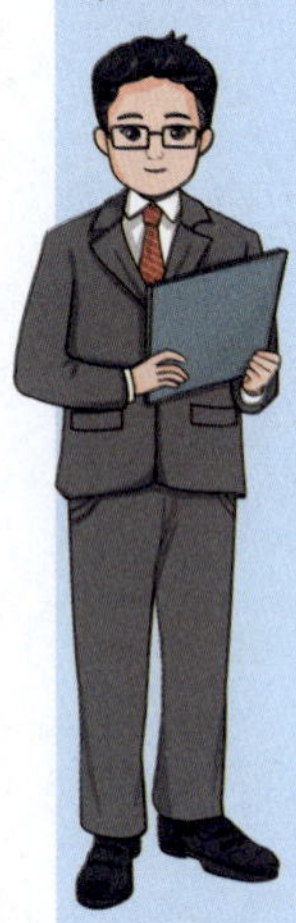

残疾儿童容易患哪些口腔疾病

残疾儿童由于部分或全部丧失自理能力，缺乏口腔自我保健能力，通常不能配合维护口腔卫生，所以口腔卫生差，口腔疾病多发，包括龋病、牙髓根尖周病、牙龈出血、牙周病、口腔黏膜病等。吐舌、口呼吸等习惯，是残疾儿童错𬌗畸形高发的原因之一。残疾儿童由于自身口腔疾病未能及时诊治，并发各种口腔损伤与障碍，或者由各种疾病引起功能障碍和残疾，以及缺乏口腔自我保健能力，造成口腔卫生状况恶化，进一步加重口腔疾病，导致咀嚼功能、语言交流、心理功能障碍。残疾儿童的口腔疾病与非残疾儿童的一样，是可以预防和控制的。然而，这需要预防保健工作者、口腔专业人员及医疗保健机构之间的紧密合作才能实现。

（周学东）

2. 为什么残疾儿童口腔保健非常重要

关键词

口腔保健　健康照护

健康术语

健康照护

是在家庭、社区、医院等场所，为照护对象提供疾病预防、治疗康复、健康管理等，强调个性化、综合化和协同化的服务模式。

专家说

怎样科学进行残疾儿童口腔保健

龋病、牙周病、错𬌗畸形、先天性缺陷、牙颌面外伤等是残疾儿童主要的口腔问题。残疾儿童是口腔健康管理的重点人群。维护口腔健康是减少残疾儿童口腔疾病的关键，家长、老师和社区医疗机构的口腔医生，应该经常性地开展针对残疾儿童的口腔健康管理。

保持残疾儿童良好的口腔卫生，最重要的是帮助儿童培养长期有效的维护口腔卫生的能力。家长要充分认识残疾儿童口腔健康的重要性，帮助并督促智力残疾儿童刷牙，检查刷牙效果，以降低患龋风险。肢体残疾儿童需要在家长的帮助下完成口腔卫生的维护。对于生活能自理的残疾儿童，从幼儿时期开始培养良好的口腔卫生习惯，鼓励自主开展口腔保健，坚持每天早晚刷牙，进食后漱口；保持良好的心情，适当运动，增强机体免疫力，减少疾病的发生。对于缺乏生活自理能力的残疾儿童，教会家长坚持在生活中帮助儿童做口腔保健，维护口腔健康。对于张嘴困难的残疾儿童，可以使用纱布缠住压舌板放在上下颌牙之间，以便于清洁口腔。

（周学东）

3. 残疾儿童龋病怎样预防

专家说

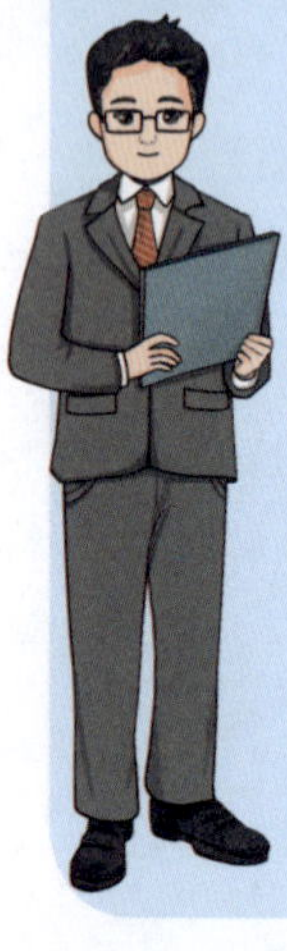

预防残疾儿童龋病，有哪些具体措施

龋病是最常见的口腔感染性疾病，残疾儿童的发病率高。牙发育、唾液流速流量、口腔卫生状况、菌斑生物膜、碳水化合物摄入等因素与龋病的发生发展有着密切的联系。因此，采用综合防治措施防治龋病，对残疾儿童的健康非常重要。通过饮水加氟、氟化食盐、口服氟片或氟化牛奶等全身用氟，以及使用含氟牙膏、氟水含漱和专业人员使用含氟凝胶等局部用氟，增强牙齿的抗龋能力。

窝沟封闭对残疾儿童来说尤为重要，牙齿萌出后应尽早进行窝沟封闭，预防龋病。残疾儿童的进食种类和次数多由家长和护理者决定。应加强饮食管理，严格限制糖与甜食的摄入，避免经常性摄入精加工的食物，进食这类食物后用清水漱口等。多选择富含膳食纤维的食物，减少酸的形成和对牙齿的破坏。

关键词

残疾儿童　牙周疾病

健康术语

龋病预防

是指采用综合防治措施控制龋病的发生发展。

（周学东）

4. 残疾儿童牙周病怎样预防

专家说

预防残疾儿童牙周病，有哪些具体措施

牙周病是最常见的口腔感染性疾病，可出现牙龈出血、牙周袋形成、牙槽骨吸收、牙松动脱落，是牙

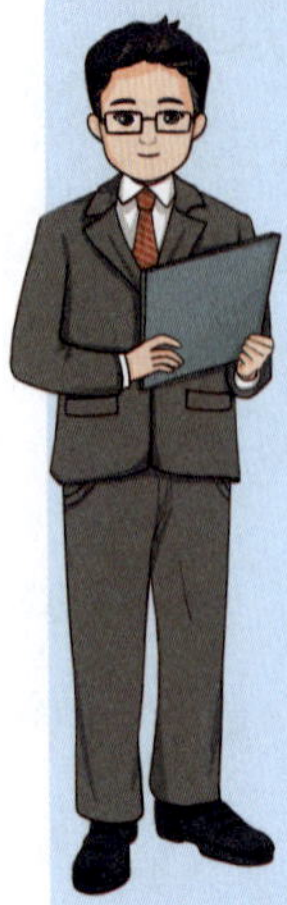

缺失的主要原因。残疾儿童由于口腔卫生状况比较差，口腔异味发生率较高。精神残疾儿童常需要服用抗精神病药，药物的不良反应导致唾液分泌减少、口腔黏膜干燥等，可促进牙周疾病的发生。牙周病是残疾儿童最多见的口腔疾病，发病率高，严重危害生存治疗。残疾儿童有必要定期进行口腔检查，通过口腔洁治消除菌斑，学会使用牙线、咀嚼口香糖等。在特殊口腔护理用品的选择上，可以根据残疾儿童的具体情况选择适合的用品，如改良牙刷、电动牙刷、冲牙器等，有效清洁牙齿和牙周。

健康术语

口腔异味

又称口臭，是指从口腔或其他充满空气的空腔如鼻、鼻窦、咽中散发出的臭气，可严重影响人们的社会交往和心理健康。

（周学东）

5. 残疾儿童的口腔管理怎么做

关键词

智力残疾　口腔管理

专家说

应如何对智力残疾儿童进行科学口腔管理

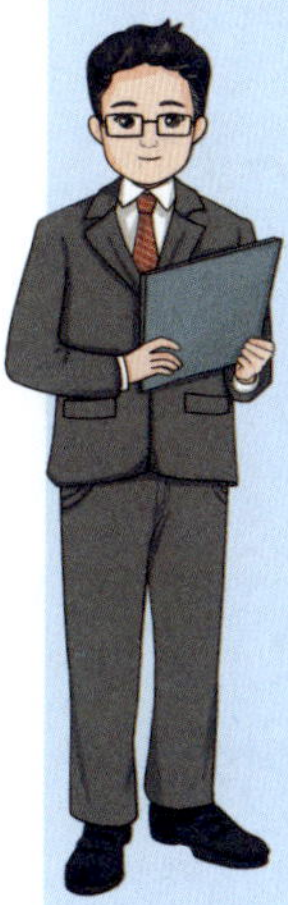

智力残疾儿童常伴有行为、理解能力受限，自我口腔保健能力低下，多不能配合刷牙，大部分儿童的口腔卫生状况较差。家长要注意多花时间和精力帮助儿童清洁口腔，经过正确刷牙，可有效清除菌斑，有效控制龋病、牙周病。

脑瘫是婴儿出生前到出生后 1 个月内脑发育早期，由多种原因导致的非进行性脑损伤综合征。口腔健康是脑瘫患儿生存与生活质量的重要影响因素。大多数脑瘫患儿丧失了生活自理能力，口腔护理困难较大，需要特殊的口腔保健。家长可以用压舌板压住脑瘫患儿嘴唇，进行口腔清洁，还要经常调整脑瘫患儿的姿势，活动肌肉，促进唾液分泌，有利于口腔清洁。

孤独症是儿童常见的精神和心理疾病，儿童精神发育迟滞、不愿与人交流、沉迷于自己的世界，生活自理能力差，对口腔敏感，抗拒牙刷、牙膏。口腔护理应关注考虑行为疗法、语言疗法、家庭参与等，选用软毛牙刷、儿童易接受的口味的牙膏。

家长或特殊教育学校老师应掌握口腔卫生知识，制订合理饮食习惯和个性化口腔卫生维护方法；相关机构应建立定期口腔卫生检查的就诊途径和临床指南等。

健康术语

智力残疾

是指人的智力活动能力明显低于一般人的水平，并有社会适应行为障碍。

（周学东）

6. 残疾儿童的口腔护理用品怎样选用

专家说

怎样选用适合残疾儿童的口腔护理用品

儿童牙膏主要成分应为食品级，如天然莓果复合提取物、木糖醇等，不含氟，对残疾儿童是安全的。残疾儿童可以选用可吞咽的牙膏，但牙膏毕竟不是食品，要控制用量，每次使用一颗绿豆或黄豆大小即

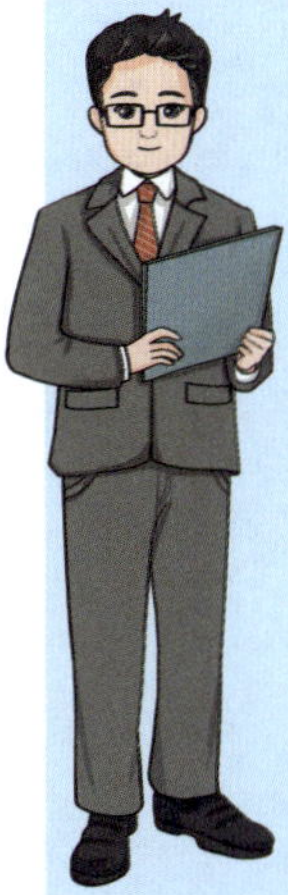

可，避免吞入过多的牙膏导致胃部不适、呕吐等不良反应。

一些行为受限的残疾儿童，可以选用电动牙刷或特殊制作的牙刷，方便对口腔各部位进行清洁。

漱口水是用来漱口后再吐掉的，因为其中可能包含了口腔中的细菌、食物残渣等，吞下漱口水可能会引起残疾儿童不适，所以漱口水是不能吞咽的。严重残疾的儿童无法完成漱口动作，漱口水易吞咽，引起全身不良反应；可以选择可吞咽的漱口水，如绿茶漱口水，益生菌漱口水，康复新液、治疗胃肠道疾病的漱口水，吞服也不会造成不良反应；可以使用牙刷、海绵、纱布等蘸取漱口水涂抹，清洁牙齿和牙龈。

健康术语

儿童牙膏

属于儿童化妆品，适用于 12 岁及以下的儿童，具有清洁、保湿等功效。

（周学东）

第十二章

儿童口腔健康维护

一

儿童口腔健康档案

1. 为什么要**建立**
儿童口腔健康档案

关键词

口腔健康档案　个性化口腔管理

家长们都知道产科、儿童保健要建档，是否知道孩子口腔健康也需要建档？这份小小档案能全程记录口腔健康，帮助医生制订个性化管理方案，让孩子远离口腔疾病。

专家说

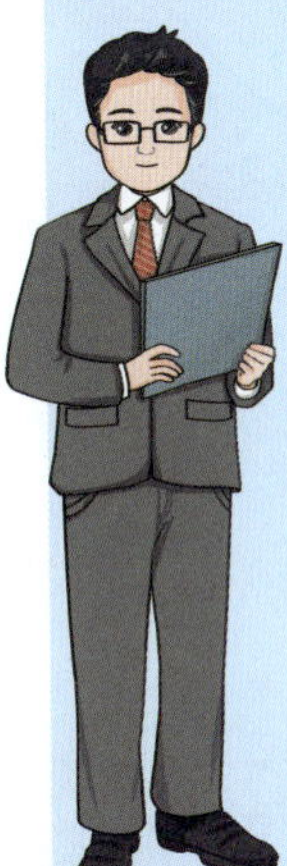

儿童口腔健康档案的作用

儿童口腔健康档案是儿童牙齿状况的健康日记，通常在第一颗牙萌出后建立，对维护孩子口腔健康具有重要作用。

（1）追踪孩子口腔发育，助力口腔疾病早防早治： 孩子的口腔发育就像一座成长中的小花园，从颜面部发育，到牙齿萌出、牙列形成，每一步都对成年后的口腔健康有深远影响。定期追踪检查，医生可评估孩子口腔状况，早发现、早防治口腔疾病。

（2）实践个性化口腔健康管理： 根据档案，医生可以像口腔健康管家一样，针对孩子的年龄、饮食、口腔卫生习惯和口腔健康状况，为孩子量身定制个性化口腔健康管理方案。

（3）全方位维护儿童健康： 完善的档案有助于提

高家长对儿童口腔健康管理的关注度；可作为“健康桥梁”，实现信息共享，推动儿科、营养、口腔等专科医生协同合作，为孩子提供全方位健康保障；还可帮助口腔医生制订最佳治疗方案，减少就诊次数与费用，节约医疗资源。

健康加油站

儿童口腔健康档案有哪些内容

（1）**基本信息**：姓名、年龄、性别、家庭联系方式等。

（2）**口腔健康史**：乳牙与恒牙萌出、龋齿、牙龈状况、唇舌系带位置、牙列与咬合关系等。

（3）**治疗记录**：窝沟封闭、涂氟等预防措施；龋病及并发症、牙外伤、错𬌗畸形等治疗情况。

（4）**口腔卫生习惯评估**：刷牙、牙线、含氟牙膏使用，以及家长对儿童口腔护理支持等情况。

（5）**饮食习惯**：糖类摄入频率、是否偏食等。

（6）**口腔健康维护建议**：医生根据检查结果提供的个性化口腔护理建议。

人工智能（AI）在儿童口腔健康档案中可能发挥的作用

（1）**高效采集整理**：与口腔医疗设备集成，自动采集图像、影像数据，按牙齿状况、疾病类型等分类整理，以便医生查阅分析。

（2）精准辅助诊断：深度学习分析影像，识别口腔问题，结合大数据和生活习惯等信息，预测口腔疾病风险。

（3）助力方案制订：参考临床案例和经验，辅助提供个性化治疗建议，模拟并预测治疗效果。

（4）优化健康管理：自动提醒家长定期检查和日常护理，远程监测，分析资料供医生参考。

（5）科普教育：根据儿童心智定制动画、游戏等科普内容，用自然语言处理技术实时答疑，提升儿童口腔健康意识和技能。

（李艳红）

关键词

定期口腔检查　第一次看牙时间　检查频率

2. 儿童为什么应定期进行专业的口腔健康检查

有家长认为，孩子牙齿不疼就不必看牙医，等出现问题再去也不迟，事实真的是这样吗？孩子何时开启“看牙之旅”？定期是指间隔多久？定期口腔检查有何益处呢？

健康术语

龋病风险评估

指对患者在一定时期内龋病发生的可能性进行评估，辨别出最有可能患龋的人群，为其提供合适的预防和治疗方法，从而阻止龋病的发生和发展。

专家说

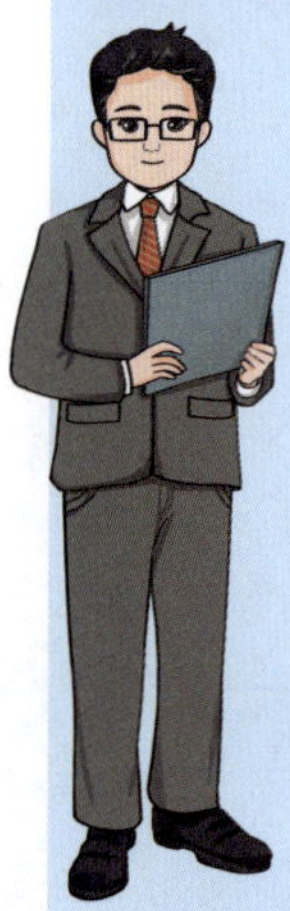

定期口腔检查对每位孩子至关重要。因为在孩子发育的每个阶段，好发的口腔疾病不同，许多口腔疾病的早期阶段并不会出现疼痛，等出现疼痛再就医，易错过最佳防治时机。而初次就诊就产生疼痛等不适，会影响孩子的就医体验，很容易引发牙科恐惧症。此外，不及时就医还可能导致治疗难度增大、治疗次数增多、费用高、效果差等问题。

孩子需要多久进行一次口腔检查

（1）建议孩子第一次口腔检查应该在牙齿萌出时，最迟不超过 1 岁。

（2）6 岁以下孩子需要每隔 3~6 个月进行一次口腔检查。

（3）大于 6 岁的孩子，应每隔 6 个月进行一次口腔检查。

（4）对于龋病风险评估结果为高风险的孩子，应缩短定期复查的时间间隔。

定期口腔检查有什么好处

（1）对孩子好：不仅能早发现、早防治孩子的口腔问题，而且口腔疾病的预防措施通常无痛，能让孩子有一个愉快的就医体验。经常接触口腔医生，不仅便于孩子熟悉诊疗环境，避免产生牙科恐惧症，还有利于孩子从小培养自我口腔保健意识和能力，实践儿童口腔疾病早防早治和个性化口腔健康管理。

（2）对家长好：家长不仅能监测孩子颌面部生长发育情况，了解孩子自我口腔保健效果，早期发现孩子口腔问题并采取干预措施，避免孩子严重口腔问题引发的焦虑和经济负担，还可获得喂养、饮食、口腔卫生维护等专业指导，做好孩子口腔健康的家庭维护。

（李艳红）

关键词

定期口腔检查　检查内容　不同年龄阶段

3. 儿童口腔健康检查包括哪些内容

儿童的口腔健康不仅关系到咀嚼功能和语言表达，更是全身健康和社交自信的基础，因此，定期进行儿童口腔健康检查，是每位家长都应重视的“健康投资”。那么，口腔健康检查包括哪些内容？不同年龄段的儿童口腔健康检查侧重点相同吗？

专家说

定期口腔检查的内容

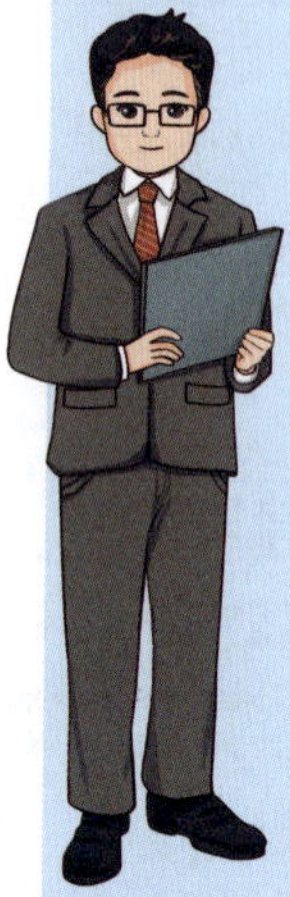

（1）**颜面部检查：**评估颜面外形是否对称，各部分比例是否协调，有无牙颌面畸形等。

（2）**口腔卫生状况评估：**了解儿童刷牙习惯，含氟牙膏、牙线的使用，饮食习惯和含糖食品摄入情况等。

（3）**牙齿检查：**评估牙齿的萌出、形态、数目和颜色，检查是否存在未治疗的龋齿并评估患龋风险。

（4）**咬合检查：**评估有无咬合异常，如反𬌗和“龅牙”等；有无口腔不良习惯，如咬唇、吐舌、吮指、口呼吸等。

（5）**口腔黏膜检查：**评估口腔黏膜有无红肿、发白、溃疡等，系带附着位置、长短是否正常等。

（6）**口腔治疗行为评估及管理：**根据孩子配合情况，医生会在就诊的不同阶段采取适合的行为管理方法帮助孩子建立对医生的信任，缓解就医恐惧。

（7）**口腔健康教育：**针对孩子的不同情况，医生将提供椅旁个性化口腔健康教育，帮助家长了解孩子情况、掌握儿童口腔保健知识和技能。

（8）**口腔疾病防治：**采用窝沟封闭、局部涂氟预防龋病，并对已患龋或其他疾病的牙齿进行治疗。

不同年龄段儿童口腔检查的侧重点

（1）0~3 岁婴幼儿：重点检查乳牙萌出情况、有无奶瓶龋、口腔黏膜是否正常。因孩子蹒跚学步时容易摔倒，还需要检查有无牙外伤导致的牙齿松动、变色等。

（2）3~6 岁儿童：乳牙患龋情况是检查的重点。还需要检查咬合关系是否正常、牙列有无拥挤、面型是否美观，有无吮指、吐舌、口呼吸等口腔不良习惯。

（3）6 岁以上儿童：乳牙开始替换，重点关注新萌恒牙是否需要窝沟封闭，有无畸形中央尖等牙齿发育异常，有无年轻恒牙外伤，有无牙列拥挤、上颌前突、下颌后缩等错𬌗畸形，有无口呼吸等口腔不良习惯。

（李艳红）

二

家庭口腔健康护理

4. 孩子还**没长牙**，需要**清洁口腔**吗

关键词：婴儿口腔清洁　纱布　指套牙刷　清洁时间

在孩子成长的早期阶段，新手父母可能会疑惑，孩子还没长牙，需要清洁口腔吗？这个问题看似简单，实则关乎孩子口腔健康和未来牙齿发育。维护孩子的口腔卫生至关重要，良好的口腔卫生习惯应从孩子诞生之日起就着手培养。

专家说

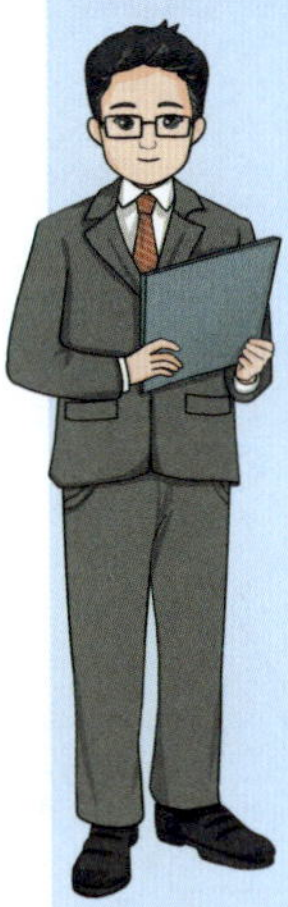

没有长牙的孩子，也需要进行口腔清洁

龋病是儿童最好发的口腔疾病，牙菌斑是罪魁祸首。清洁口腔、有效控制牙菌斑，可帮助孩子预防龋病。许多家长发现，大多数 2~3 岁孩子不喜欢刷牙，甚至刷牙时会恶心，从而导致刷牙时只刷前牙，不刷后牙。这可能是因为孩子难以接受嘴巴里突然出现的异物。因此，早期给孩子清洁口腔，有助于孩子从小适应口腔护理的过程，养成良好的刷牙习惯。

怎么为孩子清洁口腔呢

（1）长牙前，纱布来帮忙！当孩子还没长牙时，家长可在手指上缠上干净纱布，蘸清水，轻柔转圈擦拭孩子的牙龈等口腔的各个角落（图 12-1），动作务必轻柔，因为孩子的口腔黏膜要比大人的娇嫩许多。每

天至少清洁 1 次，尤其要保证睡前做到清洁口腔。尽量避免喂夜奶，特别是不能让孩子含着奶瓶入睡；喂完奶后应为孩子清洁口腔，或者给孩子喂温开水以达到冲洗口腔的作用。

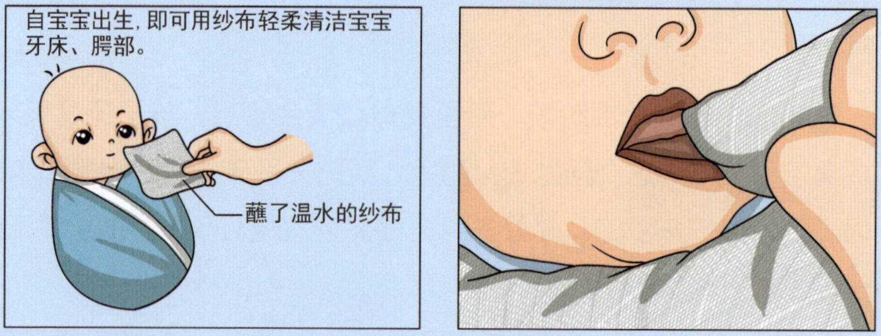

图 12-1　用纱布清洁

（2）初长牙，指套牙刷来助力！当孩子 6 个月左右，下颌切牙开始萌出时，家长就可以用指套牙刷帮忙清洁啦！将指套牙刷套在手指上，轻轻地、慢慢地在孩子的牙齿上画圈进行清洁（图 12-2）。

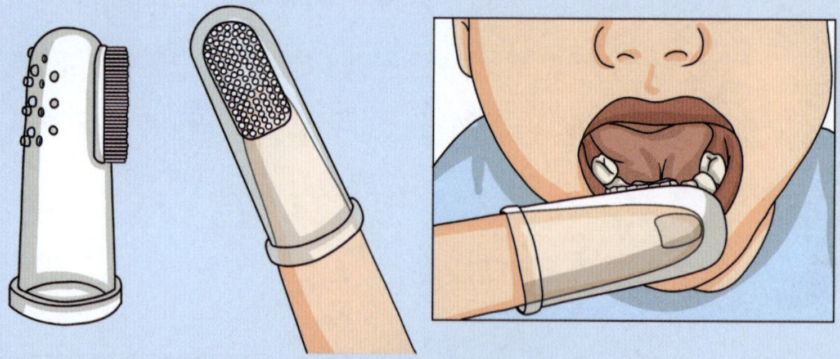

图 12-2　用指套牙刷清洁

（李艳红）

5. 孩子牙齿表面有黑黑的色素，可以“洗牙”吗

关键词

外源性着色牙 龈上洁治术

孩子牙齿表面黑黑的，刷不掉，家长或许会担心，是龋病吗？会不会影响孩子的口腔健康？如何让孩子的牙齿恢复洁白呢？让我们来聊聊孩子牙齿上的外源性色素沉着和龈上洁治术（俗称“洗牙”）这些事。

健康术语

内源性着色牙

牙髓坏死或色素沉积于牙齿深层组织而引起的牙齿变色。

外源性着色牙

因食物、饮料、口内细菌产生的色素沉积而改变了牙冠表面颜色的牙（图 12-3）。

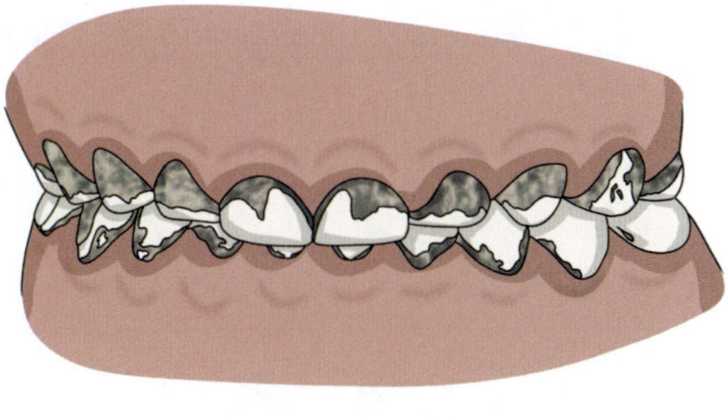

图 12-3 外源性着色牙

专家说

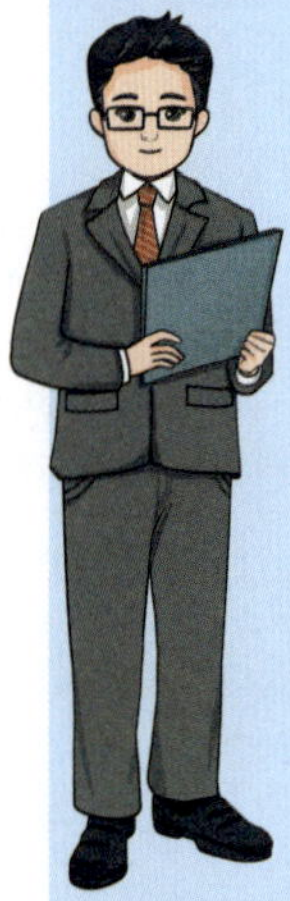

牙齿就像我们的皮肤，会因为各种原因“变脏”。孩子摄取的食物和饮料中会有“调皮”的色素悄悄在牙齿上“涂鸦”，口腔中有些细菌也会代谢出黑黑的物质，粘在牙面上形成外源性色素沉着，也就是家长看到的孩子牙齿表面的黄色、黑褐色斑纹或黑点。只有当口腔里的细菌在牙齿上定植，利用食物残渣提供的糖分产生酸性物质，并侵蚀牙齿时，才是我们常说的龋病。所以，色素不是龋病，通常不会对牙齿的功能造成影响，但会影响美观和孩子心理健康。

可以像清洁皮肤一样清洁牙齿

进食后漱口、刷牙、使用牙线等清洁方法可预防色素沉着。同时应避免摄入色素较重的食物和饮料。如果色素沉着较多，日常刷牙等措施无法清除，可带孩子就医进行专业的洁治来进行色素的大扫除。可能有家长会担心，成人常用的超声波龈上洁治吱吱作响，会吓着孩子。没有关系，目前还有噪声较小的抛光供孩子选择。但是洁治并非一劳永逸，保持良好的口腔卫生是预防牙齿外源性色素沉着的关键。此外，龋病也会使牙齿变黑，无法判断变黑的牙齿是龋病还是色素沉着，建议及时就医寻求专业的诊断和治疗。

健康加油站

儿童洁治的常用方法

（1）抛光：使用柔软的橡皮杯或矽粒子配合抛光膏，对牙齿表面进行抛光清洁，就像使用细腻的磨砂膏去除皮肤表层的灰尘和污垢一样。

（2）喷砂：利用压缩空气，经喷砂设备，将喷砂粉和水一同喷射于牙面，以清除牙齿表面的色素并抛光牙面。

（3）超声波龈上洁治：利用超声波振动去除牙齿表面的色素、牙菌斑、牙石等。

（李艳红）

关键词

窝沟封闭 窝沟 窝沟龋

6. 孩子什么时候可以做窝沟封闭

窝沟封闭是一种国际公认的有效预防儿童窝沟龋的方法。

健康术语

窝沟

是指牙冠表面牙尖和嵴之间不规则的凹陷和细长的沟裂。咬合面的窝沟是食物残渣、细菌滞留区，不易清洁，是龋病的好发部位。

窝沟龋

指前磨牙、磨牙咬合面，磨牙颊舌面沟和上颌前牙舌面的龋损。这些不规则的表面，由于先天性的特征，缺少自洁作用，对龋病更具敏感性。

专家说

窝沟易患龋的原因

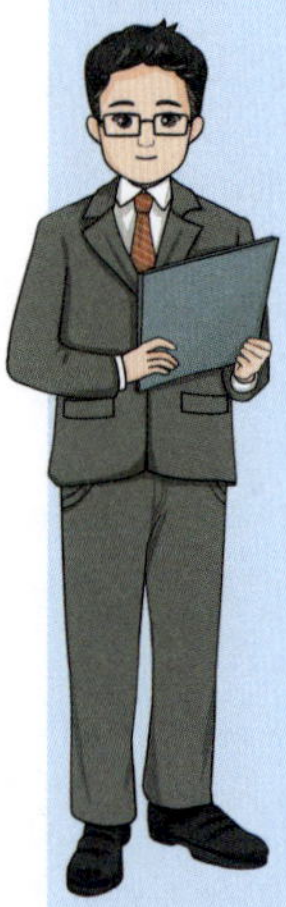

（1）窝沟的解剖形态易为细菌聚集定植。

（2）窝沟的深度不能直接为孩子与专业人员清洁所达到。

（3）窝沟口易被填塞物阻挡，阻止局部涂氟材料的进入。

（4）窝沟处牙釉质层较薄或缺如，龋易发生且进展迅速。

最适合进行窝沟封闭的时间取决于孩子牙齿的萌出情况，最佳时期是牙齿完全萌出，龋尚未发生时。

最适合窝沟封闭的年龄，一般乳磨牙在3~4岁，第一恒磨牙在6~7岁，第二恒磨牙在11~13岁。发育异常的恒前牙、牙釉质发育不全和牙齿有充填物但存在未做封闭的窝沟，可根据具体情况决定是否封闭及封闭时间。

健康加油站

窝沟封闭的步骤

窝沟封闭常用树脂基窝沟封闭剂，适用于能主动配合的儿童，而玻璃离子水门汀基窝沟封闭剂，一般用于配合差、可操作时间短的儿童。

树脂基窝沟封闭剂的操作步骤如下。

（1）清洁牙面：先用小毛刷清洁牙面的软垢、色素和食物残渣等。

（2）酸蚀：使用酸蚀剂对牙齿表面进行处理，以增强树脂材料的粘接力。

（3）冲洗和干燥：彻底冲洗掉酸蚀剂，并将牙面进行干燥。

（4）涂布封闭剂：在牙齿的窝沟处涂抹一层树脂材料，将窝沟完全覆盖。

（5）固化：使用特定光源对封闭剂进行光照，使其完全固化。

（6）检查：确保封闭剂完全固化并覆盖了所有窝沟。

玻璃离子水门汀基窝沟封闭剂的操作步骤如下。

（1）清洁需要封闭的牙齿窝沟面。

（2）隔湿并干燥即将封闭的牙齿。

（3）使用玻璃离子水门汀基窝沟封闭剂覆盖牙齿表面窝沟。

（4）待材料凝固后涂一层防水剂。

（5）检查：确保封闭剂完全固化并覆盖了所有窝沟。

（王　瑞）

关键词 脱矿 再矿化

7. 为什么口腔医生会建议有的孩子**定期涂氟**

定期涂氟可以有效抑制孩子口腔中致龋菌的代谢，对牙齿有保护作用，可预防龋病发生。

健康术语

脱矿

指牙齿在酸的作用下，表层矿物质发生溶解，钙和磷酸盐等无机离子从牙齿表面脱出。

再矿化

指钙、磷和其他矿物离子重新沉积于正常或部分脱矿的牙釉质中或牙釉质表面的过程。

专家说

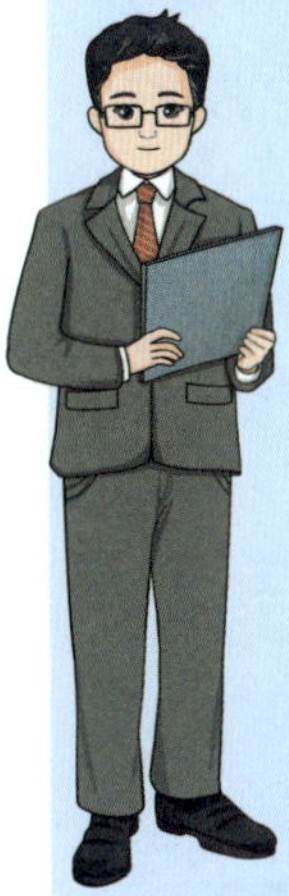

定期涂氟可以预防龋病的原因

（1）增强牙齿抵抗力： 氟化物在牙齿表面形成一层“保护膜”，持续释放氟离子，降低牙齿表面的溶解度，增强对酸的抵抗力，促进牙齿的再矿化。

（2）抑制有害细菌： 氟可以直接抑制口腔中细菌生长所需要的能量代谢，从而抑制细菌的黏附和代谢，使细菌生长、代谢紊乱或停止。

（3）坚固牙齿和修复龋损： 氟化物可以使牙齿加强矿化。如果牙齿已经发生微小龋损或早期龋，涂氟有促进牙齿再矿化的作用，从而修复早期龋。

（4）降低敏感度： 涂氟后可以减少牙齿敏感，特别是对冷、热、酸等食物感到敏感的孩子。

定期涂氟为什么不能替代刷牙

定期涂氟可有效降低儿童龋病的发生率，但并不是说涂了氟以后就不会发生龋病。涂氟只是增加了牙釉质的强度，使牙齿变得更坚固以抵抗细菌侵蚀，但并不能代替日常正确的口腔清洁措施。教会孩子每天正确有效刷牙、使用牙线，养成良好的口腔卫生习惯，才是最重要的预防龋病的手段。

健康加油站

孩子几岁可以开始涂氟

涂氟没有年龄限制，一般从孩子的第一颗牙萌出就可由专业人士给孩子进行个性化牙齿局部涂氟了。一般每半年进行 1 次涂氟即可达到有效的预防效果；患龋风险高的孩子可以缩短间隔时间，每 3 个月涂 1 次。

（王　瑞）

关键词

含氟牙膏　圆弧刷牙法

8. 儿童应如何正确刷牙

刷牙是维护口腔健康的重要环节，掌握正确的刷牙方法，才能在不伤害口腔的基础上做到彻底清洁。

健康术语

含氟牙膏

是指含有氟化物的牙膏。用于含氟牙膏的氟化物有氟化钠、单氟磷酸钠及氟化亚锡等。使用含氟牙膏能有效预防龋病。

手动牙刷

由刷头、刷颈和刷柄构成，刷头处植入刷毛，刷毛呈束状排列。

电动牙刷

是以电力方式驱动牙刷头运动，用于清洁口腔。常用的电动牙刷主要有机械电动牙刷和声波电动牙刷。刷头和刷毛的基本运动形式有旋转运动、往复运动、振动。电动牙刷的设计常将几种运动形式相结合，通过内部的芯片连同无线传输技术实现多种刷牙模式的转换、刷牙时间和刷牙压力的提醒、刷牙方法的指导等辅助功能。

专家说

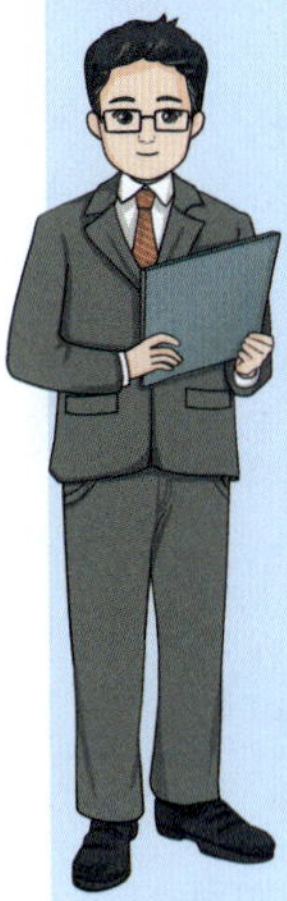

儿童如何刷牙才正确

（1）选择适合的牙刷和牙膏： 牙刷的大小应适合儿童生长发育不同阶段的口腔大小，建议使用小头、软毛的儿童牙刷。一些临床试验表明，电动牙刷在降低菌斑数量和龈炎方面优于手动牙刷。但是，婴幼儿通常害怕牙刷振动的感觉，如果对电动牙刷比较抵触，就最好不要使用。值得注意的是，无论使用电动还是手动牙刷，如果刷牙的方法不对，都难以达到清洁口腔的目的。家长应充分认识到含氟牙膏对于儿童牙齿健康的重要性，刷牙时应选择儿童专用含氟牙膏，氟浓度在 500~1 100mg/kg 之间。

（2）刷牙的顺序、时间和频率： 刷牙前让孩子洗净双手，刷柄的把握不要太紧，轻松自如就好。为保证刷牙时不遗漏某些部位，建议按照一定的顺序刷牙，每个牙面都应刷到。重点清洁牙间隙、牙面的窝沟、牙颈部靠近龈缘的部位及最后一颗牙的远中面。每天至少刷牙 2 次，早晚各一次，每次刷牙时间至少 2 分钟。

（3）刷牙的方法：推荐使用圆弧刷牙法。刷后牙时，上下颌牙齿呈闭合状态，牙刷进入颊间隙，刷毛轻度接触上颌最后磨牙的牙龈区，用较宽的圆弧动作从上颌牙牙龈拖拉至下颌牙牙龈，再从下颌牙到上颌牙牙龈，依次前行至前牙区；刷前牙外侧面时，上下颌前牙相对，刷头同样做连续圆弧形刷牙动作；刷后牙内侧面时，将刷头水平放置于最后一颗牙内侧面，用轻微压力往返颤动 1~2mm，依次前行至尖牙；刷上下颌前牙内侧面时，将刷头竖起放置于内侧面，轻微压力上上下下往返颤动；刷牙齿咬合面时，将刷毛指向咬合面，稍用力，前后短距离来回刷。最后一颗牙的远中面，经常容易遗漏，刷毛可以沿着该牙的内侧面，转过该牙的最后面，到达外侧面，来回往复圆弧转动。

（4）儿童刷牙需要家长的协助和引导：在儿童还无法独立刷干净牙齿前，家长应随着孩子年龄的增长依次使用棉签、纱布、指套牙刷和儿童牙刷等帮助孩子清洁口腔。2 岁左右的孩子手部精细运动能力尚未形成，家长可以先让孩子自行刷牙以锻炼动手能力，最后家长再进行查漏补缺，帮助他们进行二次刷牙。孩子相邻牙齿萌出后，家长需要使用牙线清洁孩子牙齿的邻面。需要注意的是，即使孩子年龄增长，因其自律性较差，也需要家长监督帮助刷牙，甚至到 10 岁以上。哪怕使用电动牙刷，也需要加强监督。

（王　瑞）

9. 婴幼儿用氟安全吗

龋病是儿童最常见的疾病之一，也对其日常生活、心理发育及生长等多方面产生很大影响。氟化物的应用是预防龋病的重要有效手段，但是“氟牙症”“氟骨症”“氟中毒”等词不时唤起家长的担忧，婴幼儿用氟的安全性一直是家长们关心的问题。该怎么使用氟化物，才是安全有效的呢？

健康术语

含氟涂料

是一种加入了氟化物的有机溶液，将其涂布于牙齿表面，可预防龋病。

关键词

氟化物 防龋 安全性

专家说

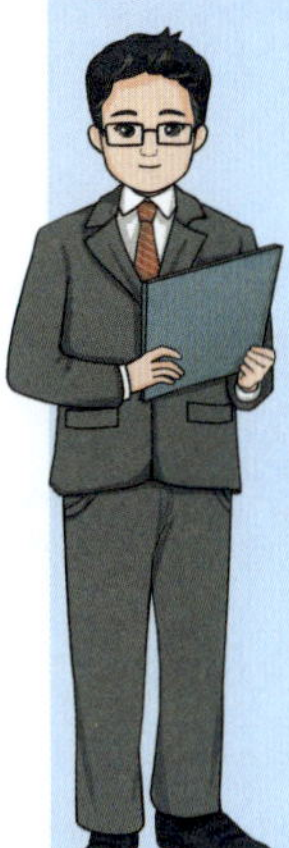

孩子涂氟的用量和时机

孩子涂氟应由专业医生进行，医生会根据孩子的具体情况，制订个性化的涂氟方案、选择涂氟的用量和时机。自第一颗牙齿萌出起，即可由专业人员进行个性化的婴幼儿牙齿局部涂氟，预防龋病。根据婴幼儿龋病风险评估结果，建议对于患龋中、低风险的婴幼儿，每年使用含氟涂料（含氟浓度为 0.10%~2.26%）2 次；对于患龋高风险的婴幼儿，建议每年涂氟 4 次。涂氟的量则根据萌出牙齿的数量、产品的浓度来决定。

幼儿使用含氟牙膏的安全性

儿童使用含氟牙膏的安全性，主要取决于正确选用牙膏、依据幼儿的年龄合理控制牙膏的用量，以及监护人的有效监督。

在选择牙膏时，应选用专为儿童设计的含氟牙膏，这些牙膏通常含有较低的氟浓度，儿童含氟牙膏氟浓度范围为 500~1 100mg/kg，远低于成年人最高 1 500mg/kg 的标准。在幼儿使用含氟牙膏时，家长应全程监督和指导，尤其是在 6 岁前，因为幼儿可能无法完全掌握正确的刷牙方法，也可能会误吞牙膏。对于 0~3 岁的婴幼儿，建议每次使用米粒大小的含氟牙膏；3~6 岁的儿童，每次使用豌豆大小的含氟牙膏。这样即使幼儿在刷牙过程中误吞了牙膏，也不会达到引起氟中毒的剂量。随着幼儿年龄增长和口腔发育完善，他们对牙膏的使用会逐渐熟练，误吞的风险也会降低。

健康加油站

除了氟化物，还有其他防龋制剂可供选择吗

有。例如，酪蛋白磷酸肽 - 无定形磷酸钙（casein phosphopeptide-amorphous calcium phosphate，CPP-ACP）是一种以乳制品为基础的生物活性剂，具有很强的固定钙离子和磷离子的作用。目前市面上已有以 CPP-ACP 为主要成分的护牙产品，临床研究表明其具有良好的防龋效果，并且无须担心氟中毒等安全问题，相对含氟制剂更为安全。然而，CPP-ACP 并不能完全替代氟化物在防龋上的作用，家长们应根据牙医的建议，为孩子选择最适合的防龋措施。

（尹　伟）

10. 儿童如何正确使用牙线

关键词

牙线　牙间隙清洁

牙线是维护儿童口腔健康的重要工具，尤其是在预防邻面龋方面发挥着重要作用。但是使用起来总是有些困难，用不好，不但起不到清洁作用，甚至还引起疼痛，牙龈出血，牙间隙看起来也越来越大。怎么才能用得好，用得正确呢？

健康术语

牙间隙

牙与牙之间的间隙称为邻间隙或牙间隙，俗称“牙缝”。牙间隙在日常刷牙时很难被清洁到，容易成为牙菌斑和软垢的滞留区。

专家说

牙线的正确使用

当儿童的牙齿开始紧密排列，建立邻接关系后，即当切牙间隙逐渐出现时，就需要使用牙线。需要注意的是，在早期阶段，儿童不宜独立使用牙线，需要家长的示范和帮助。过早独立使用牙线可能因孩子难以掌握技巧而使牙龈受伤。

家长在协助儿童使用牙线时，应采用正确的方法。家长应和孩子面朝一个方向，以便更清楚地观察孩子

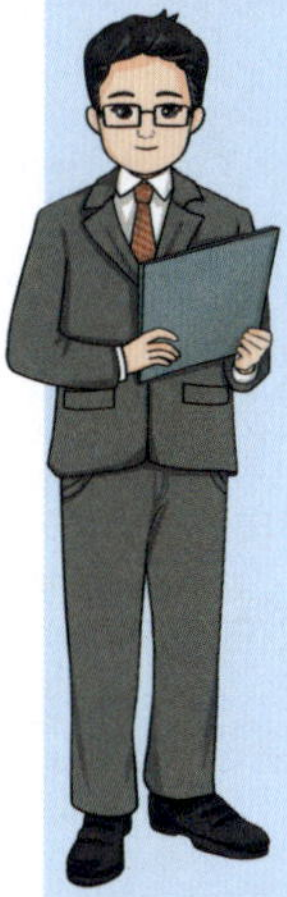

的情况；指导孩子将牙线呈“C”形绕拢牙齿侧面，确保牙线完全贴合牙齿表面。当牙线进入很紧的牙间隙时，不要急着拉动牙线，以免伤及牙龈，而应该前后轻轻来回拖动，逐渐进入牙间隙中。进入后上下来回擦拭，而不是前后摩擦。此外，牙线应深入到龈沟中，清洁牙龈包裹的牙冠颈部边缘，而不只是在牙间隙中摩擦。家长应亲自示范并教导孩子如何正确使用牙线。切记，儿童使用牙线时，应避免用力过大损伤牙龈，引起疼痛不适，从而影响儿童的协作性。在孩子逐渐学习独立使用牙线时，家长可在一旁监督，确保他们采取正确的手法，并给予适当的鼓励，以增强孩子的自信心和坚持性。

儿童如何安全有效使用牙线

（1）选择合适的牙线：为儿童选择牙线时，应优先考虑无蜡或低蜡、细薄且易滑动的牙线。这样的牙线更易于穿过儿童细小的牙间隙，同时减少对牙龈的刺激。如果选择牙线棒，在前牙区可使用“F”形牙线棒，在后牙区使用“Y”形牙线棒，更为方便。

（2）注意频率：建议每天至少使用一次牙线，特别是在晚餐后或睡前，以清除一天中积累的食物残渣和牙菌斑。

（3）及时更换牙线：每次使用后，应及时丢弃旧牙线，避免重复使用，以减少细菌污染的风险。同时，牙线盒应保持清洁干燥，避免滋生细菌。

(4)必要时寻求牙医帮助：定期带孩子进行口腔检查，了解他们的牙齿和牙龈状况。如有必要，可向牙医咨询关于儿童使用牙线的具体建议。如果孩子有牙齿排列不齐、牙间隙过大或牙齿敏感等问题，家长应特别关注他们在使用牙线时的感受，必要时寻求牙医的帮助。

(5)安全教育：应向孩子强调牙线不是玩具，避免他们在玩耍时使用，以免发生意外伤害。同时，使用牙线时不要奔跑，以免造成不必要的伤害。

健康加油站

儿童可以使用牙间隙刷吗

牙间隙刷是一种专门清洁牙间隙和其他常规牙刷、牙线难以到达的区域的口腔护理工具，在牙间隙较大的情况下清洁效果更好。儿童如果存在牙间隙变大的情况，可以使用牙间隙刷进行清洁。比如，在儿童的3~6岁，颌骨会不断发育，而牙齿本身的大小并没有变化，所以牙间隙会变大，此时可以使用小号的牙间隙刷提高清洁效率；邻面龋导致牙间隙变大时，也可以使用牙间隙刷进行清洁。配戴间隙保持器或其他类型固定矫治附件时，也可以使用牙间隙刷清洁。

（尹　伟）

11. 为什么餐后漱口对儿童口腔健康非常重要

关键词

餐后漱口 口腔健康

每天 2 次刷牙是维护口腔卫生的必要手段，但随时随地把牙刷、牙膏带在身边有些困难，漱口则更加方便。对于多数时间在学校度过的儿童青少年，强调餐后漱口更有意义。

专家说

餐后漱口对儿童口腔健康有着重要的益处

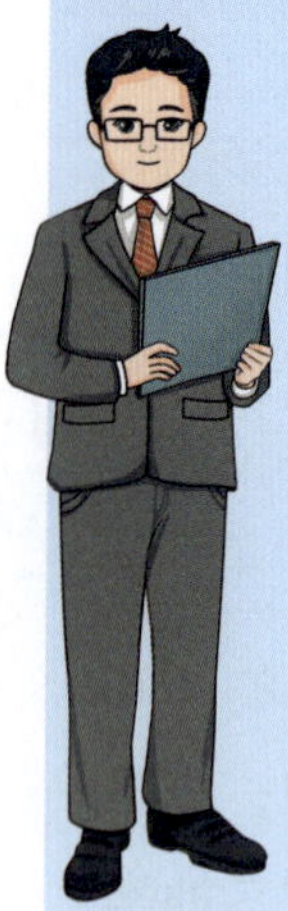

（1）餐后漱口可以保持口腔清洁，预防口腔疾病：饭后食物残渣遗留在口腔中会滋生细菌，形成牙菌斑和软垢，导致龋病、龈炎等口腔疾病。及时漱口可以清除这些食物残渣，防止口腔细菌过度滋生。

（2）漱口可及时清除堆积在牙面上的酸性物质：食物中的酸性成分或高糖分会被致龋细菌代谢生成酸堆积在牙齿表面，漱口可以及时清除或降低酸的浓度，减轻对牙齿组织的侵蚀。

（3）漱口可保持口气清新：漱口可以去除口腔中的异味，保持口气清新，增强孩子的自信心。

（4）饭后漱口可减少口腔细菌：口腔中的一些细菌会通过吞咽进入肠道，引发肠道感染。饭后漱口可以减少口腔细菌的数量，降低肠道感染的风险。

因此，家长和老师应共同重视孩子餐后漱口的习惯培养，通过正确引导和监督，帮助孩子养成良好的口腔卫生习惯。

健康加油站

如何正确引导幼儿园儿童饭后漱口

（1）教授正确的漱口方法： 指导孩子将少量漱口液含入口内，紧闭嘴唇，上下颌牙稍微张开，使液体通过牙间隙区，轻轻加压，然后鼓动两颊及唇部，使溶液能在口腔内充分地接触牙面、牙龈及黏膜表面，同时运动舌，使漱口水自由地接触牙面与牙间隙区。利用水的力量前后左右，反复几次冲洗滞留在口腔各处的碎屑和食物残渣，然后将漱口水吐出。需要时，漱口后漱喉咙，把水含入口中，把头仰起漱 15 秒左右，然后吐出，重复一遍即可。若戴有活动矫治器，应先取下矫治器，再漱口。

（2）选择合适的漱口时间： 饭后 3 分钟内进行漱口效果最好。

（3）选择合适的漱口水： 使用清水漱口是最方便的方式。也可以使用专为儿童设计的漱口水，不含酒精（专业术语为“乙醇”）或其他刺激性成分。

（4）要多监督和鼓励： 对于低龄儿童，需要老师或家长监督并鼓励他们正确漱口，必要时提供示范。

家长和老师也要明确，漱口不能替代刷牙，因为漱口不能有效地清除已经形成的牙菌斑。

（尹　伟）

12. 如何**做好饮食管理**让孩子的口腔更健康

关键词

饮食习惯　健康管理

做好饮食管理对保护孩子的口腔健康至关重要。合理的饮食不仅能为孩子提供生长所需的营养，还能有效预防口腔问题。

专家说

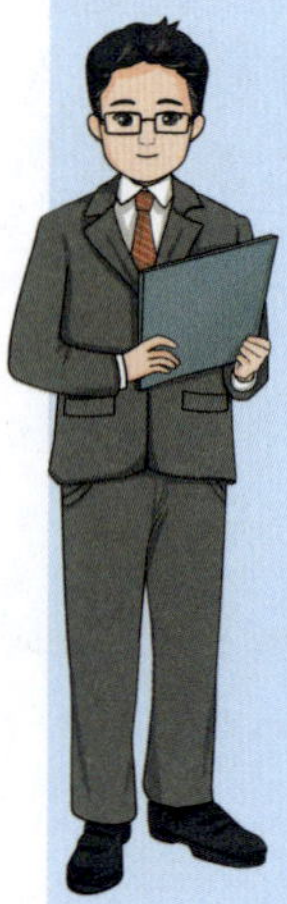

孩子的饮食管理

（1）保证营养的丰富和多样性：首先，要确保孩子摄入足够的富含蛋白质的食物，如肉类、蛋类和豆类等。蛋白质是牙齿和牙龈组织的重要组成部分，可以为牙齿和牙龈的生长发育提供必要的营养支持。其次，新鲜的水果和蔬菜富含维生素 C、维生素 D 等多种维生素和膳食纤维，有助于牙龈的健康和牙齿的矿化。

（2）控制甜食摄入：甜食是龋病的主要危险因素之一。糖果、蛋糕、甜饮料等含糖量高的食品饮料容易在口腔内残留，为细菌的滋生和破坏提供丰富的“养料”。家长应该充分认识“甜食”，走出“不吃糖，就是不吃甜食”的误区。甜食不仅仅是糖果、巧克力、可乐、甜面包等大家熟知的食物，也包含酸奶、奶茶、饼干、配方奶粉、果汁，甚至米饭、面条等日常生活中常见但往往容易被忽视的食物，它们也含有很高的糖分。不合理地食用这些食物也会对口腔健康造成影响。

（3）鼓励孩子养成细嚼慢咽的习惯：充分的咀嚼将发挥食物膳食纤维成分对牙面的生理清洁作用，以及刺激唾液的大量分泌，发挥唾液的口腔健康维护作用。一般建议一口饭菜咀嚼 20 次以上，一顿饭的进餐时间持续 20 分钟以上。

（4）食物选择和制备应尽量避免过度精细化：馒头、面条、粥、面包、牛奶、肉丸、果酱、菜泥等均属于精细化食物，而坚果、蔬菜、粗粮、肉片等传统食物形态则含有更多的膳食纤维成分。应合理搭配这两种类型的食物，既促进细嚼慢咽，也避免细软食物粘在牙齿上形成软垢，从而有益于口腔健康。

（5）控制餐间饮食和睡前加餐：现代生活中，食物中含糖成分的比重越来越高。应合理安排孩子进食的频率，尽量减少正餐外的“零食”。正餐时由于咀嚼作用和唾液的缓冲作用，可有效降低甜食的潜在风险；正餐外吃“零食”时，一方面很少咀嚼，食物残渣在牙面附着机会更大，另一方面唾液分泌减少，缓冲保护更弱，甜食引起的破坏作用更大。特别是晚上睡觉前进食甜食，又不刷牙，则面临更大的口腔健康风险。如果孩子在睡前感到饥饿，可以喝一杯温牛奶，但喝完后要记得用清水漱口。

家长应认识到，儿童的咀嚼问题如偏侧咀嚼、狼吞虎咽，可能不单纯是个人习惯问题，也可能提示龋病、牙髓根尖周病、乳牙滞留等问题，导致进食咀嚼时疼痛不适。从这个角度看来，及时进行口腔检查，发现问题接受有效的治疗也是非常重要的。

（尹　伟）

三

学校和社区口腔健康维护

13. 孩子可以通过**幼儿园**或**学校**获得哪些方面的**口腔保健服务**

关键词
学校　口腔保健

家长把孩子送到学校，不仅期待学到有用的知识，也期望他们健康成长，拥有强壮的体魄。口腔健康逐渐成为其中重要部分。在口腔保健方面，学校能够起到哪些作用呢？

专家说

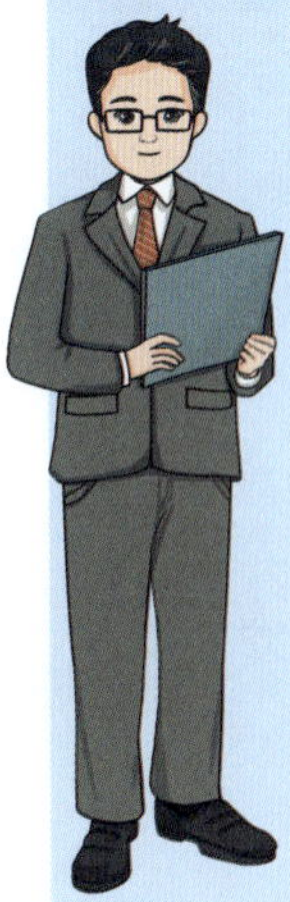

学校在儿童的口腔健康中起怎样的重要作用

为促进儿童口腔健康，学校通常开展以下工作。

（1）开展口腔健康教育：定期邀请口腔医生或专家为学生和家长讲解口腔健康知识；进行课程融入，将口腔健康知识纳入生命与健康教育课程，教导学生正确的刷牙方法、饮食习惯等。

（2）进行口腔健康检查：与社区卫生服务中心、乡镇卫生院、妇幼保健院或口腔医院合作，每学期为学生组织口腔健康检查，并且将发现的口腔问题及时通知家长，建议进一步治疗。通过定期检查，为每位学生建立口腔健康档案，记录检查结果和干预措施，跟踪口腔健康状况。

（3）**开展窝沟封闭和涂氟：**为适龄儿童组织开展窝沟封闭和涂氟防龋的服务，增强牙齿抗龋能力，预防龋病。

（4）**营造促进口腔健康的环境：**学校食堂提供健康饮食，减少高糖食品的供应，鼓励学生多吃水果和蔬菜；学校小卖部限制含糖饮料和零食的售卖；寄宿制学校确保卫生间配备足够的洗手池和镜子，方便学生刷牙。

（5）**增强学生的口腔保健意识：**学校通常组织口腔健康主题日或周活动，通过游戏、竞赛等形式增强学生的口腔健康意识；发放口腔健康宣传册、海报等，营造良好的口腔健康氛围。

（6）**增进家校合作促进口腔健康：**通过家长会等平台，向家长传递口腔健康知识，鼓励家长监督孩子的口腔卫生习惯；布置与口腔健康相关的家庭作业，如记录刷牙情况、制作健康饮食计划等。

通过以上措施，学校可以有效促进儿童口腔健康，帮助学生养成良好的口腔卫生习惯，预防口腔疾病。

（王　瑞　尹　伟）

14. 在学校现场进行口腔预防保健服务，质量和安全有保障吗

关键词

窝沟封闭 局部涂氟 龋病预防 学校保健

收到学校通知，告知孩子可以在学校接受窝沟封闭防龋，家长们心里难免会有疑问，学校能够做窝沟封闭和局部涂氟防龋吗？有质量保证吗？安全吗？

专家说

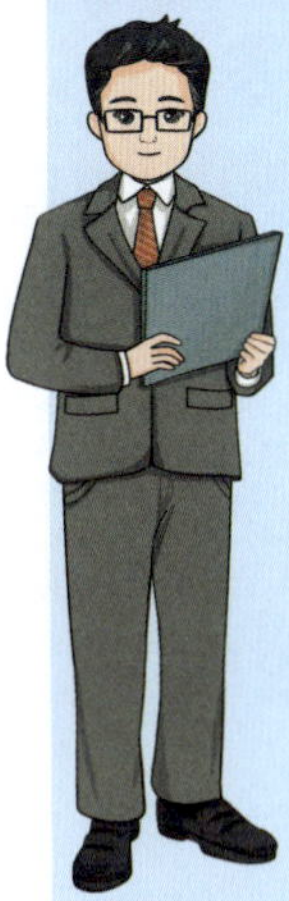

学校口腔卫生保健

学校的口腔卫生保健项目通常是政府支持的公共卫生项目，例如 2008 年起，中央财政投入专项经费，开展了中西部地区儿童口腔疾病综合干预试点项目。除承担这些工作的学校和医疗机构本身重视外，卫生部门也在履行监管职责，确保服务质量和安全。

学校口腔卫生保健项目需要由培训合格的专业口腔医生和护士团队协作执行。他们通常来自社区卫生服务中心、妇幼保健院及其他口腔医疗机构，具备相应的资质和经验，能够确保操作规范和安全。即便是在学校里面操作，医护团队也是使用合格的移动式医疗器械与设备，保证能够按照国家标准严格执行窝沟封闭和局部涂氟的操作流程，确保龋病预防效果。

项目使用的牙科专用材料，如窝沟封闭剂、氟化物等是经过国家认证的医用材料，安全无害，且具有良好的防龋效果。现场操作环境经过精心布置，符合卫生标准，确保操作过程清洁卫生。操作过程中严格遵守感染控制规范，使用一次性器械或经过严格消毒的器械，防止交叉感染。

进行窝沟封闭和局部涂氟前，学校会向家长发放知情同意书，家长可以根据孩子的具体情况决定是否参与。并非所有儿童都适合局部涂氟，需要进行事先评估。过敏体质和哮喘儿童，感冒、胃肠不适儿童，口腔溃疡、疱疹儿童等不适合局部涂氟。无论到临床医疗机构还是在学校现场进行窝沟封闭，封闭剂都有脱落的可能。按照国家相应的工作规范，在实施窝沟封闭后 3 个月，应进行复查；复查发现脱落封闭的窝沟，应再次进行封闭。

总之，学校现场实施口腔预防是质量可靠、有安全保障的，是预防儿童龋齿的有效措施。当然，龋病是多因素疾病。除窝沟封闭和局部涂氟外，也需要加强其他方面的防治工作，否则也有失败的可能。

健康加油站

为什么我的孩子没有在学校进行窝沟封闭

并非所有儿童，所有的牙齿都适合窝沟封闭，需要由专业医生评估。窝沟封闭要求牙齿完全萌出，也就是牙冠的每个面都没有龈瓣覆盖，否则牙面容易被龈沟液污染。同时，还要求窝沟没有发生龋病。因为发生龋病的窝沟，已经错过封闭的时机，只能进行充填修复（也就是“补牙”）了。由于紧张害怕，咽反射严重等因素，个别孩子也暂时没有做窝沟封闭。如果家长得到孩子没有做窝沟封闭的反馈，请不必焦虑，医疗机构已经登记备案，是可以择期补充完成的。

（王　瑞　尹　伟）

关键词

社区卫生服务中心　口腔保健服务　国家基本公共卫生服务

15. 如何利用社区卫生服务中心的**基本公共卫生口腔保健服务**

很多家长感受到，去大医院的口腔专科看病，挂号难，等待时间久，很不方便。现在家门口的社区卫生服务中心，逐渐建立起完善的基础健康服务，成为居民的健康守门人。

专家说

社区卫生服务中心提供的公共卫生口腔保健服务

家长可充分利用社区卫生服务中心提供的公共卫生口腔保健服务，有效维护孩子的口腔健康，具体建议如下。

（1）家长前往或致电社区卫生服务中心，了解其能够提供的口腔保健服务内容，如口腔检查、简单治

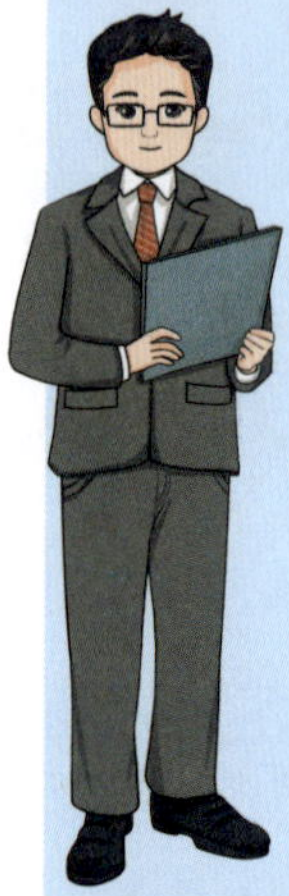

疗、健康教育等。同时关注政策，了解当地政府是否有免费或优惠的口腔保健项目，如儿童局部涂氟、窝沟封闭等。

（2）定期向社区卫生服务中心预约口腔检查，及时带孩子进行口腔检查，早期发现和预防口腔问题。

（3）积极参与社区卫生服务中心组织的口腔健康讲座和活动，学习正确的刷牙方法、饮食习惯等。领取口腔健康宣传册、海报等资料，在家学习，增强口腔健康意识。向社区卫生服务中心的医生咨询日常口腔护理方法，如正确刷牙、使用牙线等。并根据医生的建议，选择合适的口腔护理产品和工具。

（4）如果社区卫生服务中心提供儿童局部涂氟服务，可定期带孩子进行涂氟，预防龋病。如果社区卫生服务中心提供窝沟封闭服务，则按医生要求，及时为适龄儿童进行窝沟封闭，保护牙齿免受龋病侵害。

（5）家长如发现孩子有龋病、龈炎等简单口腔问题，可以前往社区卫生服务中心的口腔诊室进行处理，防止问题恶化。对于复杂的口腔问题，社区卫生服务中心通常可以提供转诊服务，推荐到专业口腔医院进一步治疗。

（6）家庭成员可以一起参与社区卫生服务中心提供的口腔保健服务，如定期洁治，共同维护口腔健康。家长也有义务向社区卫生服务中心反馈服务体验和建议，帮助改进服务质量。

通过以上步骤，可以有效利用社区卫生服务中心的基本公共卫生口腔保健服务，维护自己和家人的口腔健康。

健康加油站

什么是国家基本公共卫生服务项目

国家基本公共卫生服务项目是促进基本公共卫生服务逐步均等化的重要内容，是深化医药卫生体制改革的重要工作，是我国政府针对当前城乡居民存在的主要健康问题，以儿童、孕产妇、老年人、慢性疾病患者为重点人群，面向全体居民免费提供的最基本的公共卫生服务。开展服务项目所需资金主要由政府承担，城乡居民可直接受益。

国家基本公共卫生服务项目中包含口腔保健内容。根据国家卫生健康委员会的相关政策，国家基本公共卫生服务项目中有一项是针对儿童的口腔保健服务，具体为0~6岁儿童健康管理中的口腔保健指导，主要包括以下三点。

（1）口腔健康检查：在儿童定期口腔健康检查中，医生会进行口腔健康状况的评估。

（2）口腔健康教育：向家长提供儿童口腔保健知识，包括正确的刷牙方法、饮食习惯对口腔健康的影响等。

（3）龋病预防：部分地区会为儿童提供免费局部涂氟或窝沟封闭等预防龋病的服务。

（王　瑞　尹　伟）

相约健康百科丛书

人物关系介绍

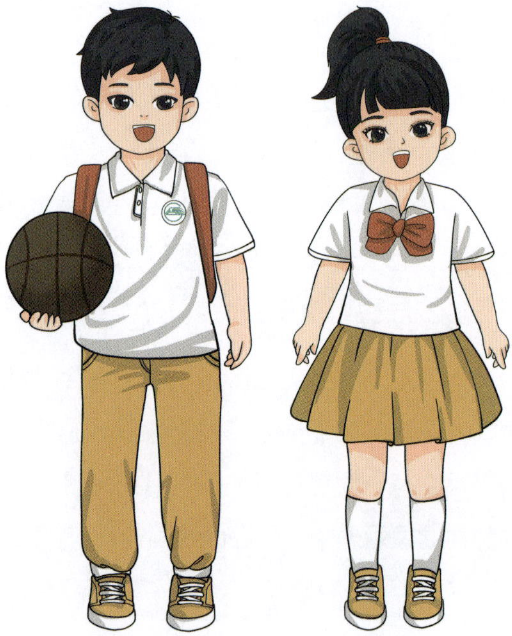

健健　　康康

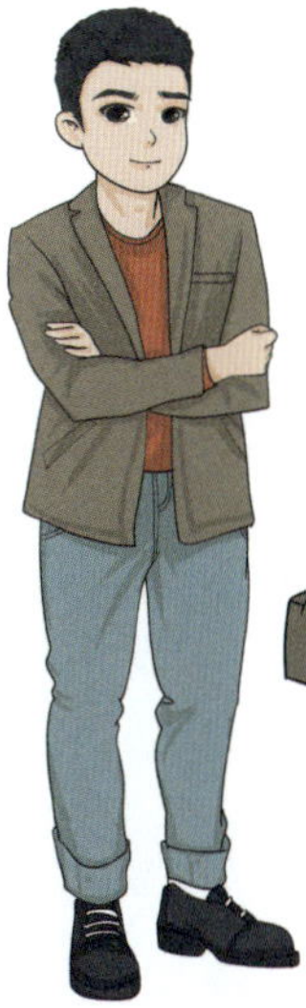

爸爸　妈妈

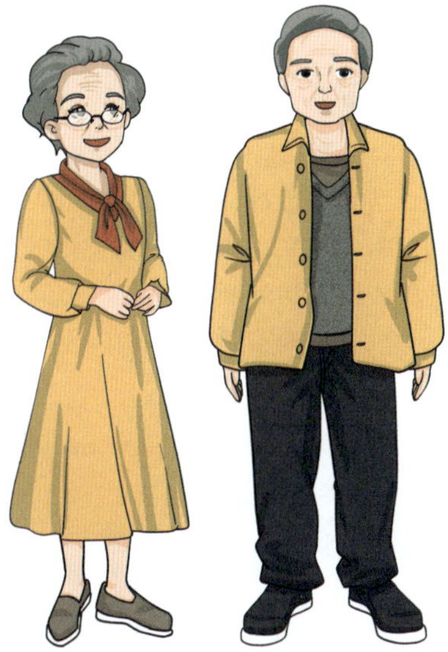

奶奶　爷爷

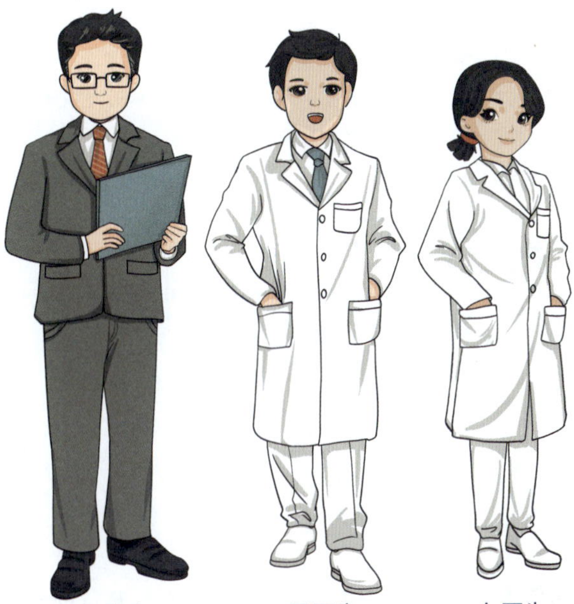

专家　男医生　女医生

图书在版编目（CIP）数据

儿童口腔保健 / 周学东，邹静主编 . -- 北京 ：人民卫生出版社，2025. 10. --（相约健康百科丛书）.
ISBN 978-7-117-38406-3

Ⅰ. R788

中国国家版本馆 CIP 数据核字第 2025KD9971 号

相约健康百科丛书

儿童口腔保健

Xiangyue Jiankang Baike Congshu

Ertong Kouqiang Baojian

主　　编： 周学东　邹　静
出版发行： 人民卫生出版社（中继线 010-59780011）
地　　址： 北京市朝阳区潘家园南里 19 号
邮　　编： 100021
E - mail： pmph @ pmph.com
购书热线： 010-59787592　010-59787584　010-65264830
印　　刷： 北京盛通印刷股份有限公司
经　　销： 新华书店
开　　本： 710 × 1000　1/16　**印张：** 23
字　　数： 298 千字
版　　次： 2025 年 10 月第 1 版
印　　次： 2025 年 10 月第 1 次印刷
标准书号： ISBN 978-7-117-38406-3
定　　价： 75.00 元

打击盗版举报电话：010-59787491　E-mail：WQ @ pmph.com
质量问题联系电话：010-59787234　E-mail：zhiliang @ pmph.com
数字融合服务电话：4001118166　E-mail：zengzhi @ pmph.com

52检